KB265813

균형 잡힌 얼굴이 예쁘다

한 그루의 나무가 모여 푸른 숲을 이루듯이
청림의 책들은 삶을 풍요롭게 합니다.

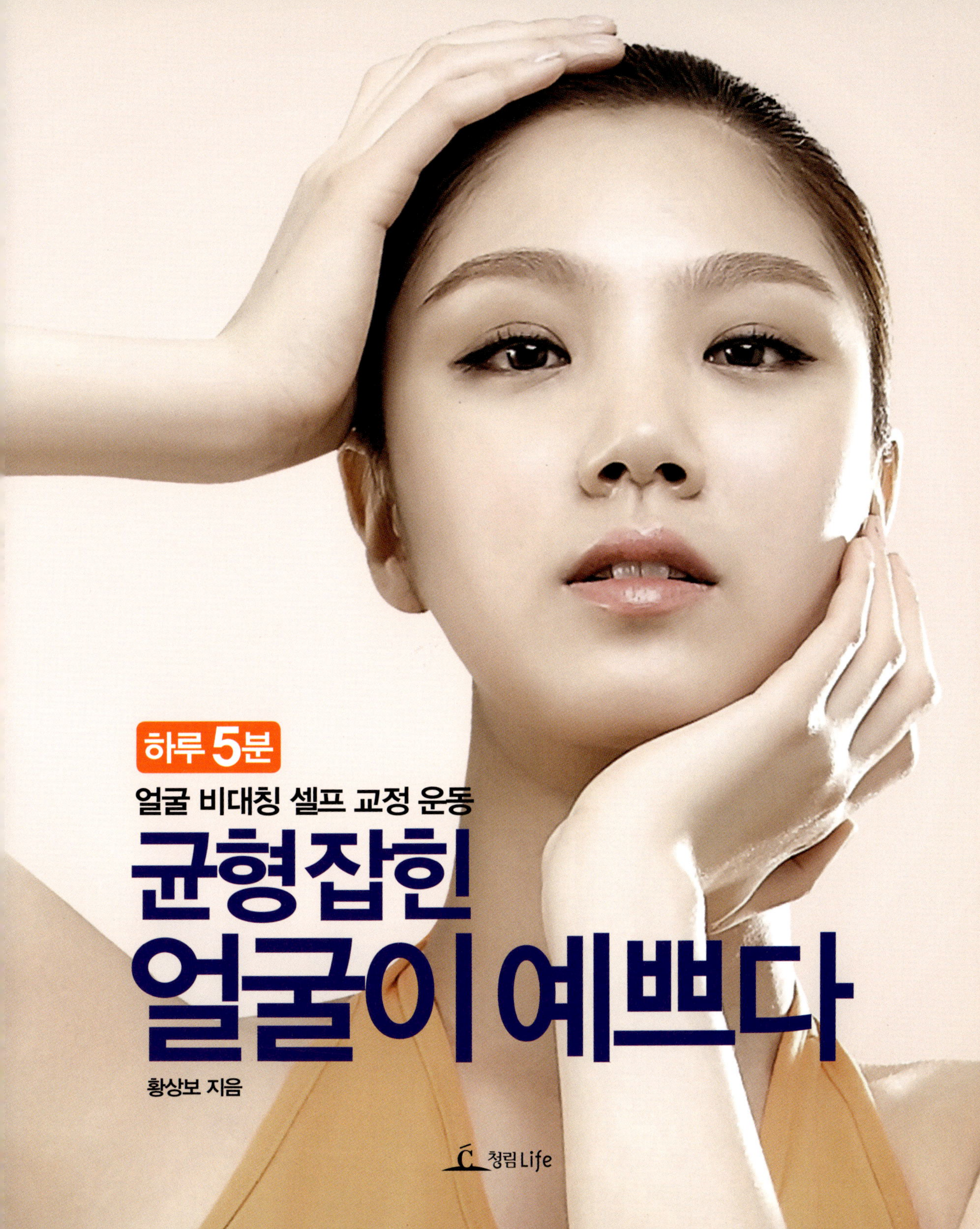
하루 5분
얼굴 비대칭 셀프 교정 운동
균형 잡힌
얼굴이 예쁘다
황상보 지음
청림 Life

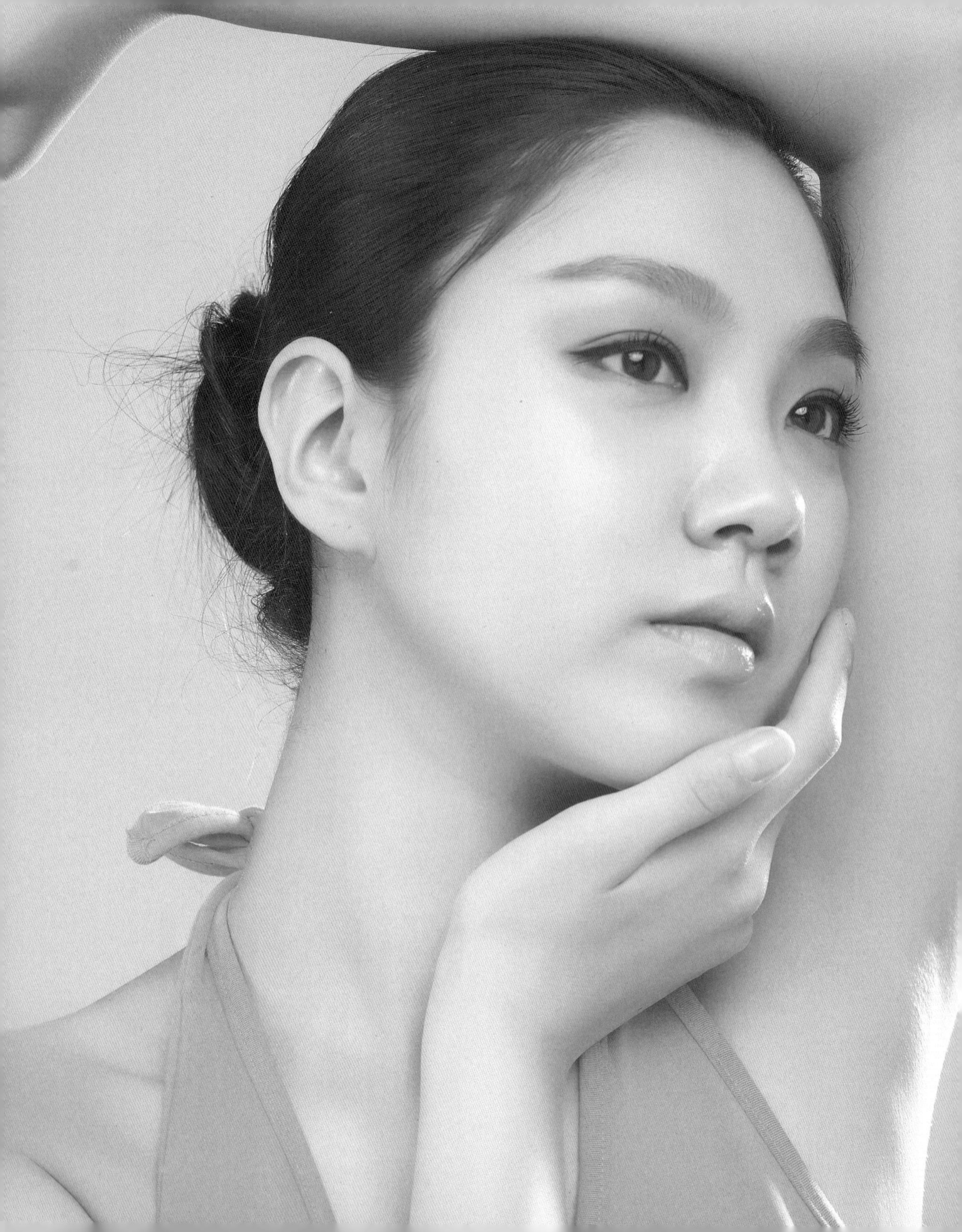

요즘처럼 자신의 얼굴 사진을 많이 찍는 시절이 또 있었을까? SNS의 확산으로 일명 '셀카'를 찍어서 공유하는 것이 유행이다. 최근엔 셀카봉이라는 것이 생겨나 카페나 음식점에서는 물론이고 심지어 운전을 하면서도 다른 사람의 도움 없이 자신의 얼굴을 찍을 수 있다.

그래서인지 과거와 달리 얼굴 교정에 관심 있는 분들이 정말 많아졌다. 체형 교정 센터를 운영하는 나로서는 이를 매일 실감한다.

사람들이 사진 속 자신의 비뚤어진 얼굴에 대해 인지하고 심각하게 고민을 하기 시작하였다. 그러다 보니 얼굴 교정에 대한 관심도 급증하고 있는 추세이다. 심지어 외국인들(특히 중국인들)까지 얼굴 비대칭 교정에 많은 관심을 보이고 있다. 이제 얼굴 교정은 국경을 초월한 전 세계 여성들의 관심사가 된 듯하다.

사람들의 외모를 보는 나의 관점은 일반인들과 많이 다르다. 직업이 직업인지라 처음 사람을 볼 때 몸이 비뚤어져 있는지를 먼저 살펴본다. 가끔 의심 아닌 의심을 받기도 하지만, 머리부터 어깨, 척추, 골반, 다리 라인과 마지막 발가락 모양을 보면 현재의 골격 비틀림 상태가 나의 머릿속에 파노라마처럼 그려지기 때문이다.

TV에 나오는 연예인이나 유명인들의 예쁜 외모를 볼 때도 일반 사람들과는 다른 관점에서 바라보게 된다. 놀라운 사실은 유명 연예인들 중에도 비뚤어진 얼굴과 뒤틀어진 비대칭 체형을 갖고 있는 경우가 생각 외로 많다는 것이다.

많은 사람들의 관심을 받는 유명 연예인들조차도 좌우 짝짝이 눈, 휘어진 코, 입꼬리 비대칭, 얼굴 비대칭, 좌우 어깨 비대칭, 굽은 등, 비뚤어진 골반, 한 쪽 고관절 돌출, 휜 다리와 발가락 휘어짐 등 좌우 전신 비대칭이 참 많다는 것을 발견하게 된다. 심지어 한류를 이끄는 톱 가수나 배우들 중에도 이러한 경우가 있다는 점은 놀라울 따름이다.

외모에 아낌없이 투자하는 연예인들이 이러할 정도니, 스마트폰과 컴퓨터를 구부정한 자세로 장시간 사용하며 몸을 혹사시키는 일반 사람들의 경우에는 그 정도가 훨씬 심각하다. 실제로 요즘엔 얼굴을 비롯한 척추와 골반이 제대로 균형 잡힌 사람을 찾기 힘들 정도다. 자세만이라도 곧은 사람조차 많지 않다.

이러한 상황이다 보니 SNS에서 예쁘다고 한껏 자랑하려고 올린 사진들을 보고 있으면 답답해진다. 좌우 짝짝이 눈매, 휘어진 콧대, 비뚤어진 입 모양, 좌우 광대뼈 비대칭, 턱 라인 비대칭, 목 휘어짐, 어깨 비대칭에 O자형 다리까지. 전신 균형을 다루는 내 눈에는 오히려 이러한 비대칭 체형이 먼저 들어온다. 더불어 걱정스러운 마음과 동시에 손쉽게 고칠 수 있는 방법을 서둘러 알려주고 싶은 마음이 앞선다.

척추와 골반이 뒤틀어졌기 때문이라고?

구부정한 거북목 자세와 함께 척추가 휘어지고 골반이 뒤틀어지면 턱관절도 틀어진다. 결국 턱관절 비대칭의 원인은 전신 비대칭인 것이다. 이를 교정해야 얼굴 비대칭 상태에서 근본적으로 벗어날 수 있다. 심지어 양악 수술, 치아 교정을 해도 턱은 계속 틀어진다.

비뚤어진 얼굴로 고민을 하는 사람들에게 공통적으로 발견하는 증상이 있다. 척추가 구부정해지면서 좌우로 휘어지고 골반이 심하게 뒤틀어져 있다는 점이다. 특히 입과 눈이 심하게 비대칭 상태로 비뚤어진 사람들일수록 공통적으로 자세가 구부정하고 골반이 비틀어져, 심한 경우 척추마저도 휘어지는 척추측만증을 발견할 수 있었다.

심지어 양악 수술과 치아 교정을 받았음에도 다시 얼굴이 비뚤어지거나 턱 비대칭으로 인해 턱 통증이 재발되는 경우도 많이 봐왔다. 턱 교정을 위해 아무리 노력해도 다시 재발되는 이유는 휘어지고 뒤틀어진 척추와 골반 구조가 연결 관절인 턱과 안면이 균형된 상태로 제 위치에 고정되는 것을 방해하기 때문이다.

수술 없이도 턱관절 교정이 가능하다고?

이 책은 수술이 필요한 심각한 얼굴 비대칭을 다루는 책이 아니다. 심각한 턱관절 뼈마디의 연골(턱 디스크)이 닳아 없어질 만큼 얼굴 비대칭이 심각한 경우에는 반드시 수술을 받아야 한다.

하지만 대부분의 사람들이 겪고 있는 얼굴 비대칭과 동시에 유발되는 일자목, 거북목, 굽은 등과 척추, 골반 뒤틀림 등의 전신 비대칭 증상의 경우에는 이 책이 확실한 효과를 발휘할 것이라 약속한다. 수많은 분들이 체험하고 효과를 검증한 운동법들이기 때문이다. 위험한 수술이 아닌 목부터 발끝까지 안전한 전신 교정을 통해 얼굴 비대칭이 근본적으로 교정 가능하고 재발되지 않도록 한다.

구글, 유투브를 검색하면 스스로 해볼 수 있는 간단한 턱관절 교정 운동법이 많이 나와 있다. 필자도 평소 간단한 부위별 체형 교정 운동과 철저한 바른 자세 습관 관리로 뒤틀어진 척추, 골반과 턱관절이 곧고 바르게 교정된다는 점을 널리 인식시키고 있는 중이다.

'얼굴은 사람의 인생을 말해준다'는 말이 있다. 진정 이 말이 사실이라는 것을 매일 느끼면서 산다. 비뚤어진 얼굴은 그만큼 잘못된 자세 습관을 어릴 때부터 고치지 않고 방치했기 때문이다(선천적 얼굴 기형 제외).

얼굴과 외모에 자신을 가지고 싶다면, 지금 당장 꼬았던 다리를 풀고 잘 때는 옆으로 눕지 말고, 가방은 한쪽으로만 들지 말고, 서 있을 때 기대지 말기 바란다. 이것만 해도 최소한 보기 싫을 정도의 얼굴 비대칭은 되지 않는다.

가족이나 친구들에게 가장 강조하는 소중한 조언이니 불편해도 믿고 지금 당장 시행해보기 바란다. 무엇보다 이 책을 읽는 독자분들이 늙어서도 자신의 얼굴에 만족하는 그런 삶을 살았으면 하는 바람이다.

2015년 5월

황상보

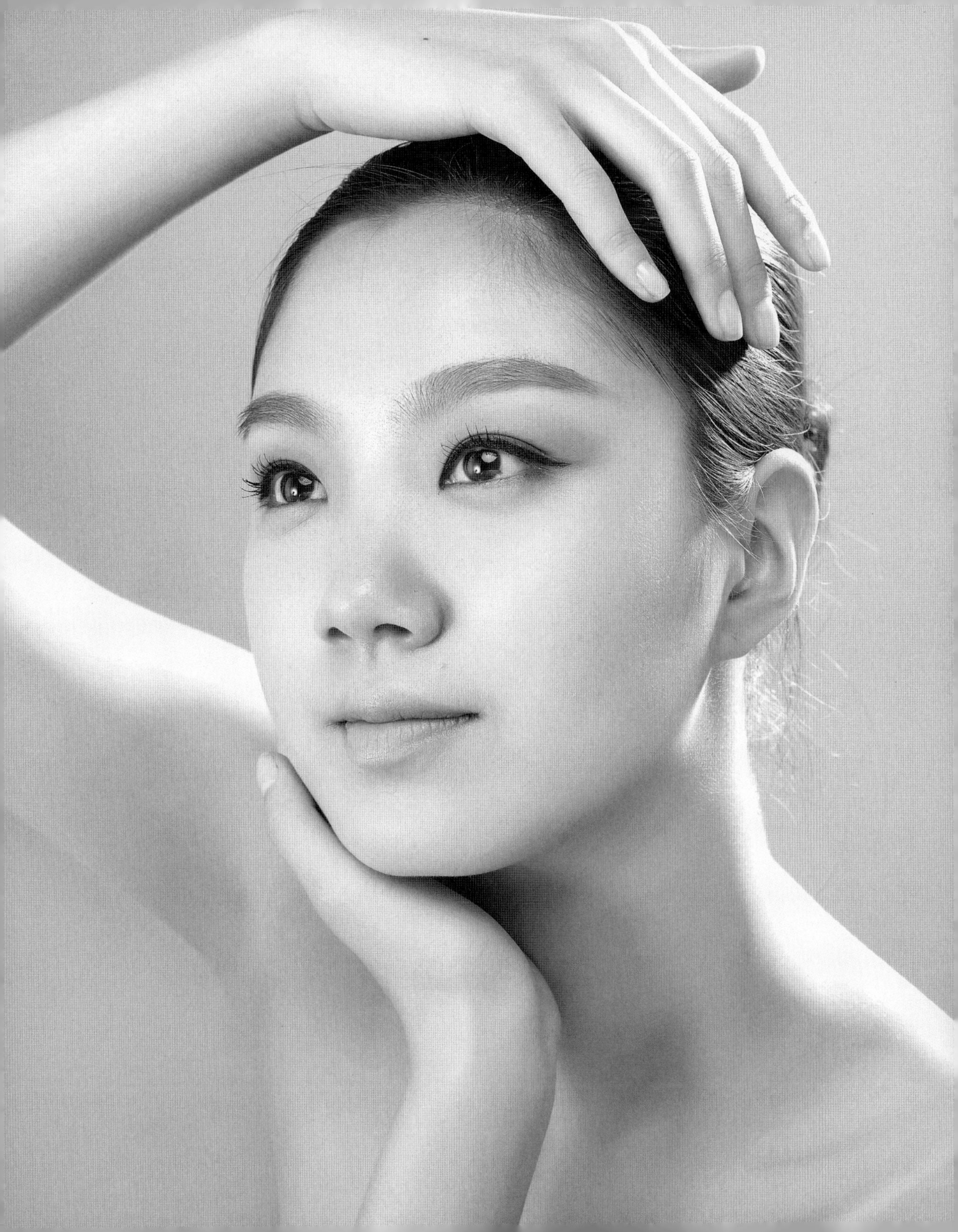

운동 명칭
주요 동작의 움직임을
운동명으로 적었다.

운동 부위
운동 집중 부위를 얼굴
에 표시하였다.

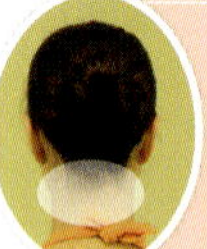

목 젖혀 목덜미 꾹 주물러주기

목 뒤의 혈액 순환이 개선되며, 경직된 목 근육을 개운하게 풀어준다.

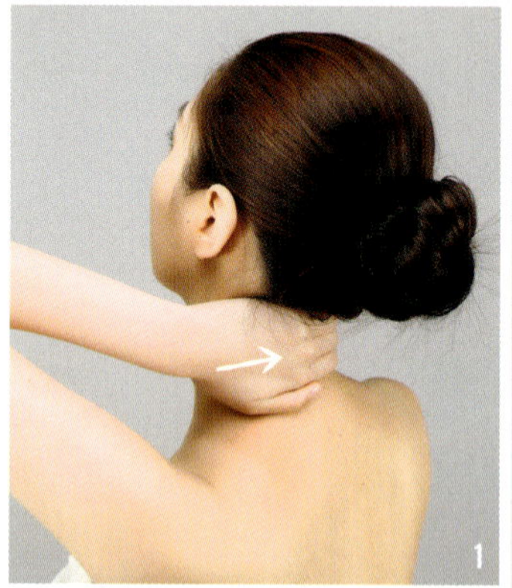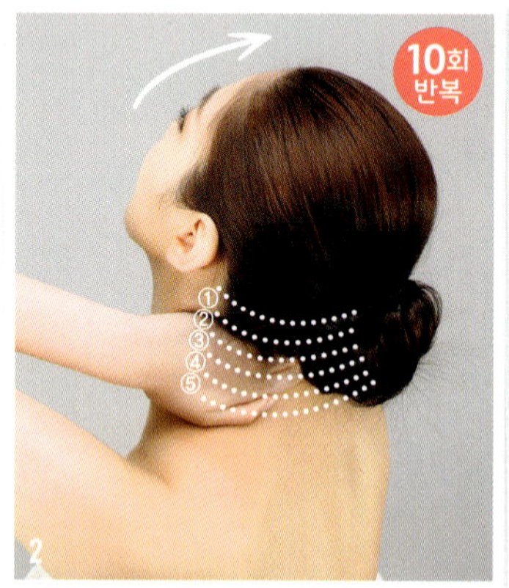

운동 설명
어떻게 동작을 따라 하
면 되는지 설명하였다.

1 척추의 정렬을 바로잡고 허리를 펴고 앉는다. 목을 천천히 뒤로 젖혀준다. 한쪽 손을 목과 뒤통수(후두골)가 만나는 경계
선에 갖다 대고 지그시 쥐어 잡는다.

2 목 뒷부분을 5개 부위로 나눠 1~2cm씩 아래로 손바닥을 이동시킨다. 목을 뒤로 젖힌 채 3~5초 동안 지그시 쥐어 잡으
면서 목 근육을 풀어준다. 1회 5초씩, 10회 반복한다. 손을 바꿔 똑같이 해준다.

포인트
운동 중에 명심해야 할
부분을 설명하였다.

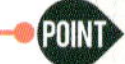 **POINT** 중간에 손을 떼지 말고 같은 강도로 끝까지 눌러준다.

균형 잡힌 얼굴이 예쁘다

목 젖혀 어깨 끝까지 주물러주기

목과 어깨의 혈액 순환이 개선되고, 뻣뻣한 어깨 근육을 개운하게 풀어준다.

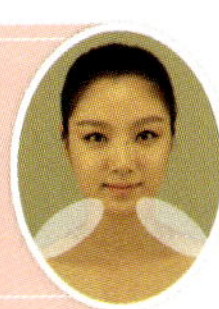

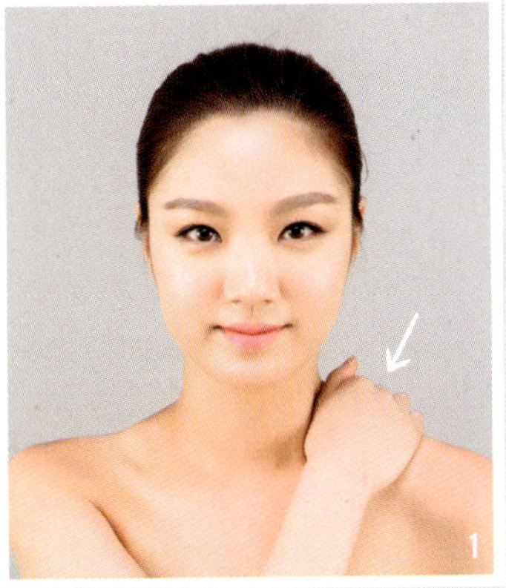

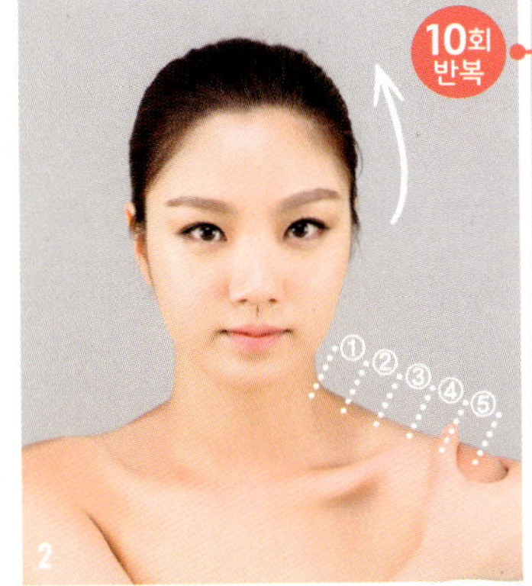

1 척추의 정렬을 바로잡고 허리를 펴고 앉는다. 목을 천천히 뒤로 젖혀준다. 한쪽 손을 목과 어깨가 만나는 경계선 부위 (승모근)에 갖다 대고 지그시 쥐어 잡는다.

2 마사지할 어깨를 5개 부위로 나눠 1~2cm씩 목에서 어깨 부위로 손바닥을 이동시킨다. 목을 뒤로 지그시 젖힌 채 3~5초 동안 쥐어 잡으면서 어깨 근육을 풀어준다. 1회 5초씩, 10회 반복한다. 반대쪽에도 똑같이 해준다.

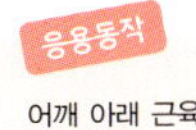

어깨 아래 근육까지
풀어줘도 좋다.

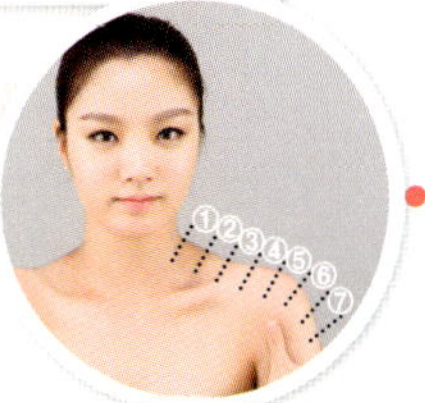

 **POINT** 중간에 손을 떼지 말고 같은 강도로 끝까지 눌러준다.

운동 횟수는 잘 안 되는 방향과 잘되는 방향을 2:1의 비율로 실시한다. 예를 들면, 오른쪽 턱을 마사지할 때는 부드럽게 풀리는데 왼쪽 턱을 마사지할 때는 뻣뻣하게 굳어 있거나 아프다면, 왼쪽은 30회 오른쪽은 15회를 한다. 잘 안 되는 방향은 문제가 있다는 표시이므로 운동을 더 많이 해줘야 교정이 되기 때문이다. 그리고 전체적으로 운동이 쉬운 사람은 책에 적혀 있는 운동 횟수나 시간을 기본(하)으로 해서 상·중·하 단계로 나눠서 실시한다. 예를 들면 운동 강도를 세게 하고 싶으면(상) 운동 횟수를 3배로 늘려서 실시한다. 중간 정도 강도로 하고 싶으면(중) 2배의 횟수로 늘린다. 약하게 하고 싶으면(하) 책에서 정한 횟수대로 따라 하면 된다.

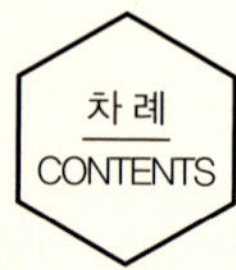

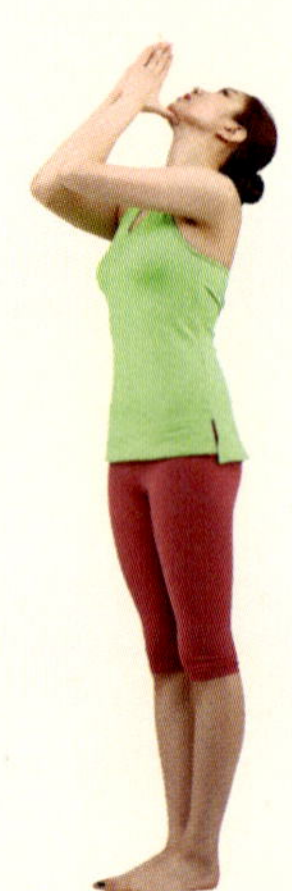

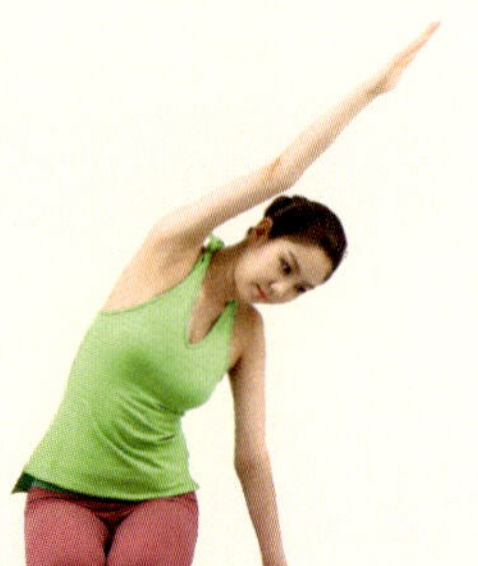

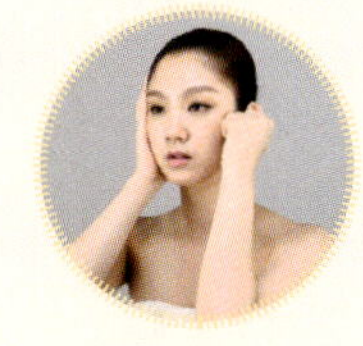
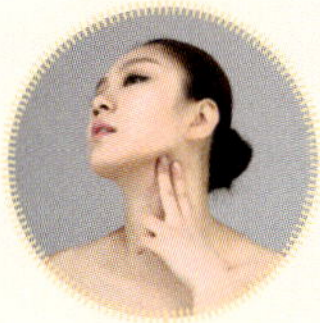

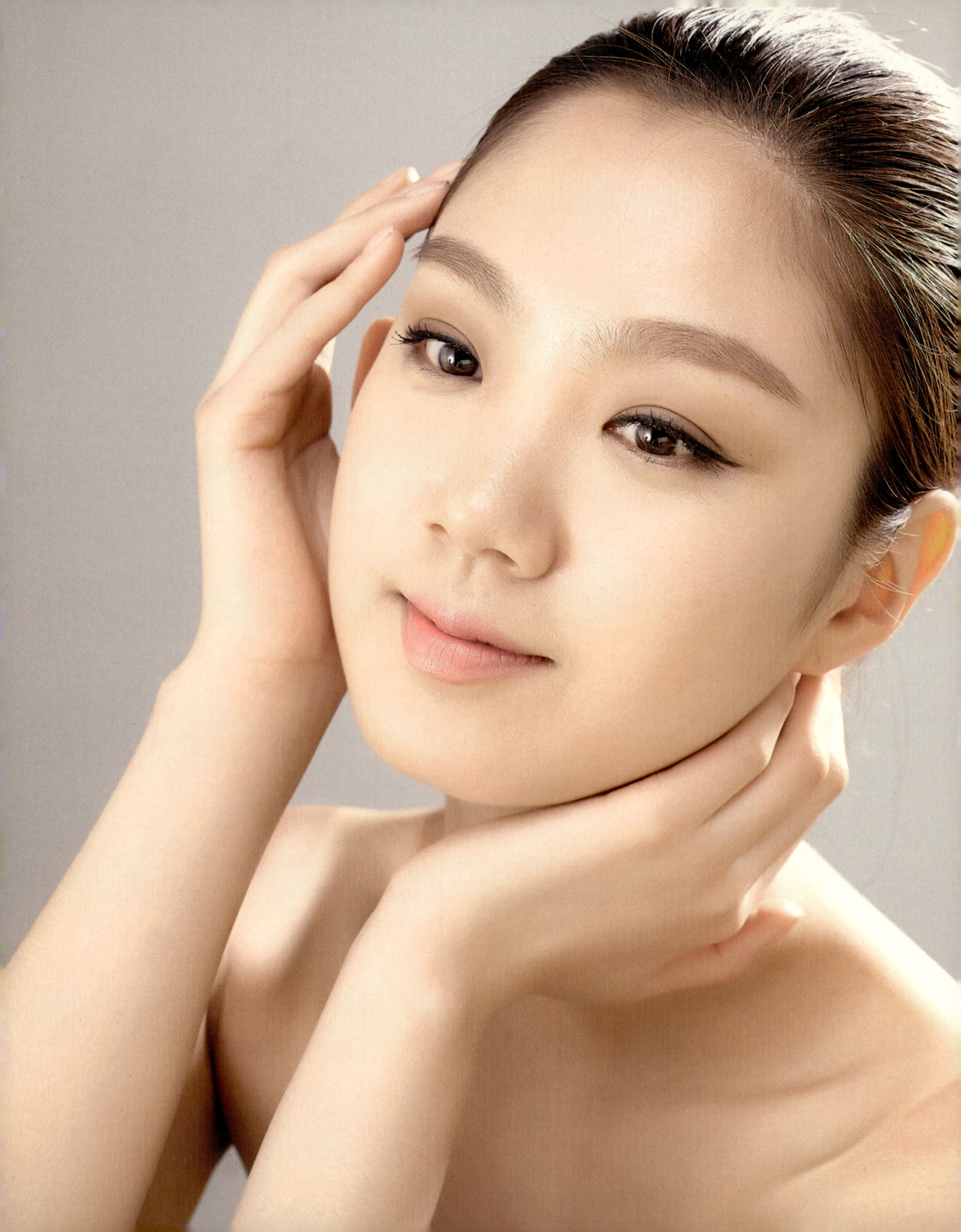

1
얼굴 비대칭
바로 알기

얼굴 비대칭이란 얼굴이 비뚤어지면서 전체적인 눈, 코, 입이 비대칭으로 변형되는 증상을 말한다. 동시에 턱관절이 비뚤어져 각종 턱 부위의 통증과 이상 증상, 기타 부위의 이상 증상을 유발시키는 것이 특징이다.

얼굴 비대칭이란?

얼굴 비대칭이란, 얼굴이 비뚤어지면서 전체적으로 눈, 코, 입이 비대칭으로 변형되는 증상을 말한다. 동시에 턱관절이 비뚤어져 각종 턱 부위의 통증과 이 부위와 기타 부위의 이상 증상을 유발시키는 것이 특징이다.

자세하게 설명하면, 턱관절(하악)이 두개골(상악) 부위에서 튀어나와 한쪽으로 비뚤어지면서 연결된 두개골을 동시에 비뚤어지게 만들어, 한쪽 눈과 눈썹 라인이 점점 처지면서 내려가고, 코(콧대)가 휘어지고, 입술의 중심선이 한쪽으로 비뚤어져 결국 전체적인 얼굴(상악)의 모양이 보기 안 좋은 좌우 비대칭 상태로 변형되는 것을 얼굴 비대칭(턱관절 비대칭)이라 말한다.

얼굴 비대칭의 특징

턱관절이 한쪽으로 비뚤어지면 틀어진 방향 앞쪽으로 얼굴뼈가 튀어나오고 반대 방향은 갸름하게 된다. 마치 움푹 파인 모습이다. 동시에 틀어진 방향의 얼굴 근육은 굳고 경직되며 반대쪽 근육은 약해져 퇴행되어 있다.

얼굴 비대칭 증상

1. 좌우 눈 크기가 다르다. 한쪽 눈이 반대쪽 눈에 비해 더 크다.

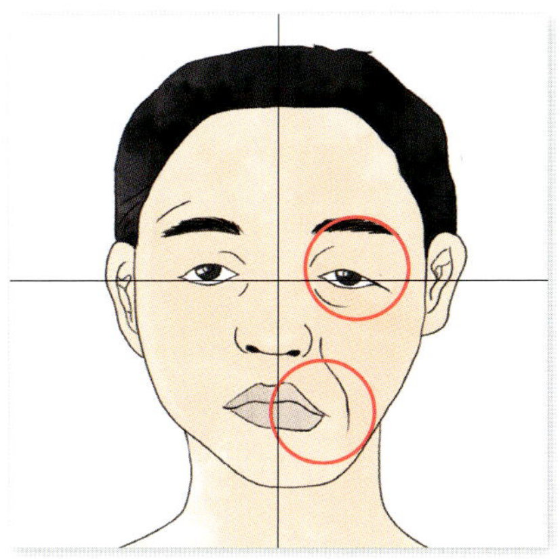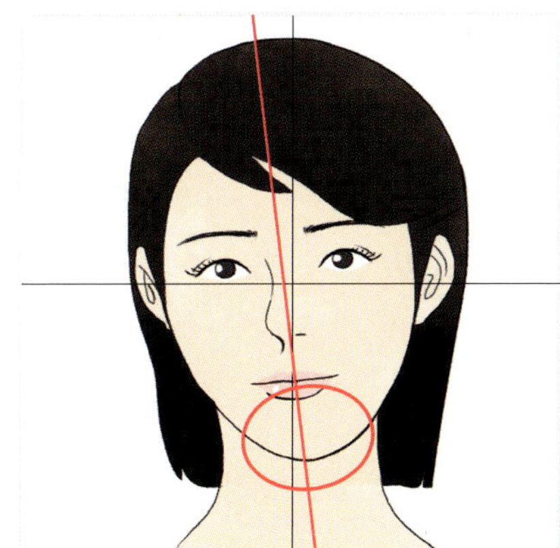

2. 눈썹의 위치와 모양이 다르다. 한쪽 눈썹이 반대쪽 눈썹에 비해 높이 있거나 얇다.

3. 콧대가 한쪽으로 휘어져 있고 콧구멍 크기가 다르다.

4. 좌우 광대뼈 크기가 다르다. 한쪽 광대뼈가 더욱 앞으로 튀어나왔다.

5. 팔자 주름이 한쪽 방향으로 더욱 심하게 파여 있다.

6. 턱관절(하악)이 이마, 코, 입술을 관통하는 중심선에서 한쪽으로 비뚤어져 있다.

7. 위아래 입술 중앙이 맞지 않는다. 위아래 입술이 비뚤어져 어긋나 있다.

8. 한쪽 입꼬리가 위로 올라가 있다. 심하면 입에 사탕을 물고 있는 것처럼 보인다.

9. 입을 벌리고 닫을 때, 동그라미가 아닌 지그재그 모양이 된다. 심하면 입이 지그재

   그로 열리면서 턱에서 뚝 소리가 난다.

10. 갸우뚱한 얼굴처럼 목이 한쪽으로 기울어져 있다.

비뚤어진 얼굴의 문제점

비뚤어진 얼굴은 누구에게나 심각한 콤플렉스로 작용하여 자신감을 잃게 만
든다. 외모상으로 보기에 안 좋을 뿐 아니라, 턱관절 비대칭과 함께 턱 신경을

눌러 통증을 일으키는 턱관절 장애(턱관절 디스크 돌출로 인한 턱 신경 압박과 턱, 얼굴 삼차 신경 통증)를 유발시키는 것이 더욱 심각한 문제이다. 인간이 느낄 수 있는 가장 아픈 통증이 턱관절 통증이라는 말이 있을 정도로 턱관절 장애로 인한 고통은 말로 표현하기 힘들 정도다.

특히 요즘은 스마트폰과 컴퓨터를 구부정한 자세로 장시간 들여다보게 되면서 턱관절과 연결된 목뼈(경추), 척추와 골반이 동시에 휘어지고 비틀어지기 쉽다. 결국 전신의 자세와 비대칭 체형으로 고생하는 것이 얼굴 비대칭 증상의 심각성이다.

실제로 얼굴이 비뚤어진 사람들의 자세와 체형을 조금 멀리서 자세하게 들여다보면 한결같이 거북목, 좌우 어깨 비대칭, 척추측만증(척추 휘어짐), 골반 비틀림으로 인한 걸음걸이 불균형(팔자걸음, 안장걸음)을 쉽게 확인하게 된다.

얼굴 비대칭 교정은 단순히 예쁜 얼굴을 위한 교정의 목적 외에도 노후까지 이어지는 전신의 관절 건강과 균형 잡힌 체형 교정을 목표로 하는 것이 중요한 포인트라 할 수 있다.

아쉽게도 우리나라에서는 아직까지도 얼굴뼈를 깎아내는 수술을 받아야만 교정이 가능하다 생각하는 경우가 많다. 하지만 해외의 경우 구글, 유투브 등을 검색해보면 비뚤어진 얼굴을 균형 잡히도록 교정하는 비수술적인 근육 요법과 전신 교정 운동법들이 수없이 공개되어 있다는 것을 쉽게 확인할 수 있다. 이제 얼굴 비대칭을 그대로 방치하지 말고 서둘러 벗어나기 바란다.

균형 잡힌 얼굴이 예쁘다

턱관절의 구조

턱관절은 8개 두개골 부위 중 하나이다. 아래 그림을 보면 1~7번 두개골 부위와 달리 8번 턱관절(하악)은 시계추와 같이 상악에 동시에 수평으로 끼워져 연결된 것을 알 수 있다. 즉 좌우가 하나로 연결된 하나의 뼈라는 점이 다른 두개골 뼈와 다르다.

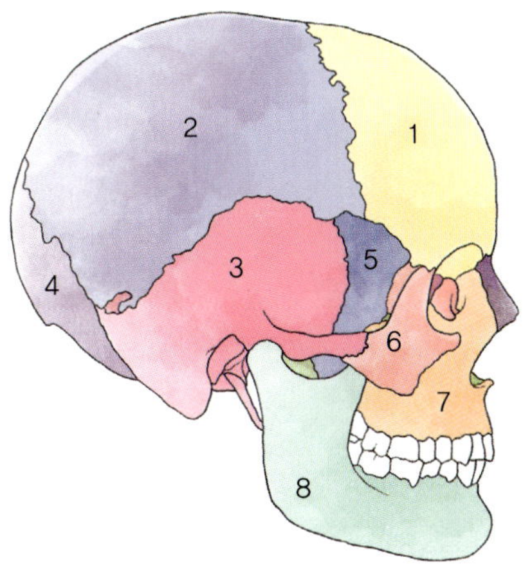

두개골(측면상)

**두개골 메인 관절
: 8부위, 좌우 총 12개**

1번 - 전두골 1개

2번 - 두정골 2개

3번 - 측두골 2개

4번 - 후두골(일명 뒤통수) 1개

5번 - 접형골(일명 나비뼈) 1개

6번 - 관골(일명 광대뼈) 2개

7번 - 상악골 2개

8번 - 하악골(일명 턱관절) 1개

그림에서와 같이 8개 메인 부위 두개골 뼈는 톱니바퀴처럼 각각의 관절이 촘촘히 연결되어 있다. 이 톱니바퀴 중 하나가 느슨해진다면 어떻게 될까? 또는 톱니바퀴 사이로 모래알 같은 알갱이가 끼어 들어가면 어떻게 될까? 시계 전체가 하나의 느슨해진 톱니바퀴와 작은 모래알만으로도 망가지게 된다. 그만큼 전체가 촘촘히 연결된 유기적인 구조이다.

두개골, 특히 균형 잡혀야 할 얼굴도 마찬가지다. 비뚤어진 얼굴로 인한 턱 통증과 턱 이상 증상인 턱관절 장애도 마찬가지라 할 수 있다. 톱니바퀴 나사처럼 턱관절(하악)이 느슨해지면서 점점 비뚤어지면, 결국 나머지 뼈도 동시에 영향을 받아 얼굴뼈 전체가 비틀어진다. 또 턱관절 주변의 근육과 인대에 조그마한 염증이라도 생기기 시작하면 얼굴 전체, 심지어 몸 전체에 문제가 생기는 것이 얼굴 비대칭 증상의 패턴이라 할 수 있다.

턱이 비뚤어지면서 연결된 얼굴뼈 전체가 비틀어지는 과정은 다음과 같다. 비뚤어진 얼굴 상태를 방치하면 하악골(8번) → 측두골(3번) → 후두골(4번) → 상악골(7번) → 전두골(1번) → 두정골(2번)의 톱니바퀴 연결 고리가 어긋나게 되면서, 전체적인 얼굴이 한쪽으로 뒤틀어진 구조가 되는 것이다.

실제로 얼굴이 비뚤어진 상태에서는 한쪽 귀 옆 측두근과 한쪽 뒤통수(후두골) 부분만 불룩하게 튀어나오는 것을 만져보면 알 수 있다. 심한 경우 두개골과 연결된 척추와 골반까지 한쪽으로 휘어지고 비틀어지게 되는데 이 내용은 턱관절 비대칭으로 인한 전신 불균형 부분에서 자세하게 설명하려고 한다.

두개골(전면상)

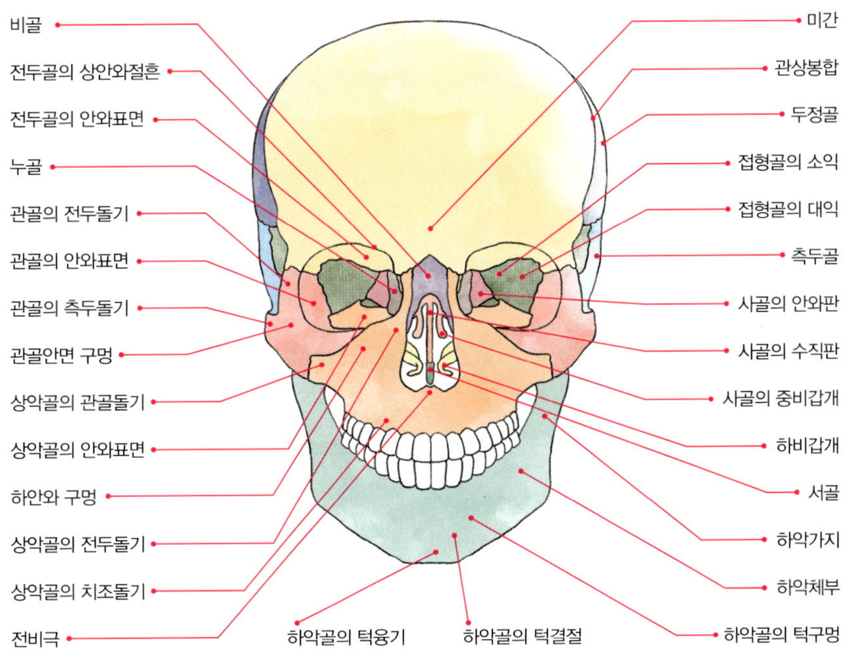

두개골 비 메인 관절: 7부위, 좌우 총 11개

1. 비골(일명 코뼈) 2개   5. 서골 1개
2. 사골 1개   6. 구개골 2개
3. 하비갑개 2개   7. 설골 1개
4. 누골 2개

코뼈, 눈 속 뼈, 콧속 뼈

왜 얼굴이 비뚤어질까?

얼굴이 비뚤어지는 원인은 크게 선천적인 원인과 후천적인 원인으로 나누어 생각해볼 수 있다. 아래의 5가지가 턱관절과 얼굴뼈를 비뚤어지게 만드는 선천적인 원인이라 할 수 있다. 하지만 대부분의 얼굴 비대칭, 턱관절 비대칭은 후천적인 원인으로 발생된다.

선천적인 원인

선천적인 뼈 기형으로 인한 증상이므로, 수술에 의한 치료가 필수적이다.

1. 선천적으로 좌우 턱뼈 길이가 다른 경우: 좌우 턱뼈(턱관절 연결 부위) 길이 비대칭으로 인한 심각한 얼굴 비대칭

2. 선천적 사각 턱: 선천적으로 광대뼈, 턱 근육이 과도하게 발달된 사각 턱 증상(각진 턱뼈는 선천적인 원인이 많지만, 씹는 근육인 저작근의 과도한 발달은 후천적인 경우가 대부분이다)

3. 선천적인 돌출 입: 턱관절(하악)이 선천적으로 과도하게 뒤로 빠진 경우

4. 선천적인 주걱턱: 턱관절(하악)이 선천적으로 과도하게 앞으로 빠진 경우

5. 선천적 뼈 기형: 선천성 뼈 기형(예: 선천적으로 영구치가 없는 경우, 선천적 얼굴뼈 기

형, 선천적 안면 근육 기형, 선천적 척추뼈 기형), 선천적 척추 근육 질환(예: 구루병 등)

후천적인 원인

정상적인 뼈와 균형 잡힌 체형으로 태어났지만, 한쪽으로만 체중을 싣거나 턱뼈, 척추와 골반 등을 뒤틀어 꼬이게 만드는 불량 자세 습관으로 턱관절이 비뚤어지는 경우이다.

편측 저작 습관

턱관절(하악)을 가장 심하게 비틀어지게 만드는 대표적인 원인은 바로 한쪽으로만 턱관절을 사용하는 편측 저작 습관이다(예: 오른쪽으로만 음식을 씹는 경우).

하루에 수천 번가량 음식을 씹을 때, 심지어 말을 할 때, 잠을 잘 때도 턱관절은 미세한 진동으로 쉬지 않고 작동한다. 따라서 한 번 중심축에서 턱관절(하악골)이 어긋나거나 빠져 틀어지기 시작하면, 결국 얼굴뼈 전체의 대칭이 깨지면서 안면이 계속 틀어지는 것이 증상의 패턴이라 할 수 있다.

일반인들이 오이, 상추 등 야채와 채소를 씹을 때 턱관절에 약 15~30kg가량의 힘을 가하게 된다. 또 당근, 고구마와 같은 다소 딱딱한 채소는 30~40kg 정도의 힘을 가하게 된다. 하지만 오징어, 문어, 쥐포와 같은 질기고 단단한 탄성의 음식물을 씹을 때는 끊어질 때까지 오래 씹어야 하므로 턱관절에 약 40~65kg가량의 힘을 가해야 한다.

놀라운 점은 잠들어서 이갈이를 하는 사람의 경우이다. 옆 사람이 잠에서 깰 정도로 빠드득빠드득 소리가 나는 경우, 턱관절에 약 100~130kg가량의 힘을 가하고 있다는 것이다. 따라서 평소 음식을 씹을 때 턱관절 양방향을 골고루 사용하는 것이 균형 잡힌 얼굴을 유지시키는 데 대단히 중요하다 할 수 있다.

불량 자세 습관

턱관절과 동시에 연결된 관절인 척추와 골반을 뒤틀어지게 만드는 불량 자세 습관들은 얼굴뼈와 턱관절을 계속 비뚤어지게 만든다.

**얼굴 비대칭 및 턱관절 비틀림과
전신 뒤틀림을 유발하는 최악의 불량 자세**

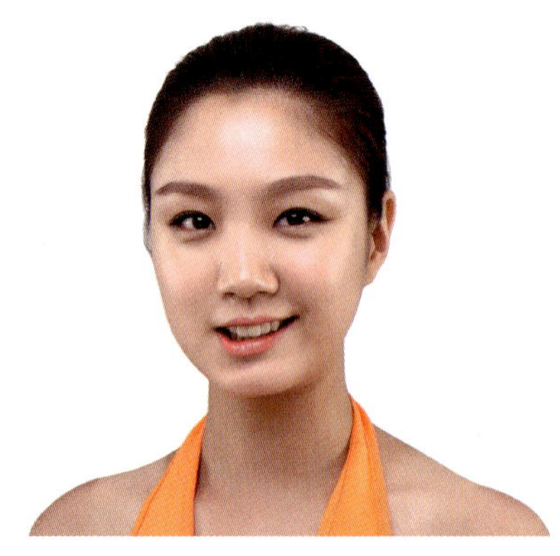

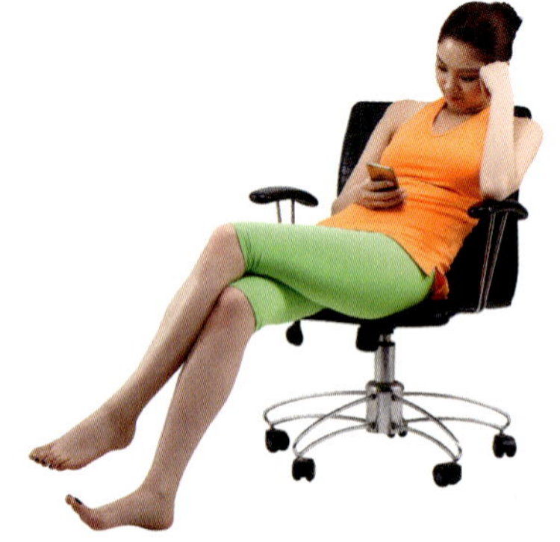

1. 딱딱하고 질긴 음식을 한쪽으로만 오래 씹기
   (가장 안 좋음: 턱관절 장애, 사각 턱, 턱 비틀림 유발)

2. 엉덩이 앞으로 쭉 빼고, 다리 꼬고 팔걸이에 기대 머리 숙여 스마트폰을 들여다보는 자세(최악의 경우: 턱, 척추, 골반 모두 틀어짐. 성장기인 경우에는 키가 안 자람)

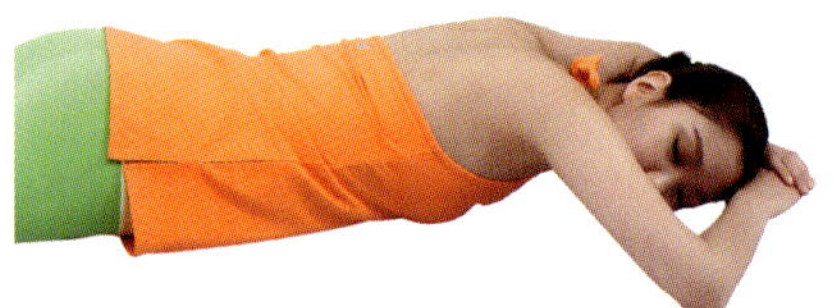

3. 엎어져서 턱 옆으로 틀어 잠자기(최악의 경우: 턱, 척추, 골반이 모두 틀어짐. 성장기 아이들의 경우에는 키가 안 자람)

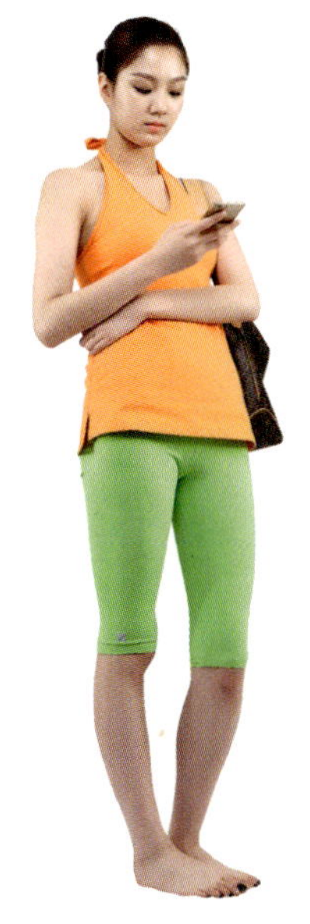

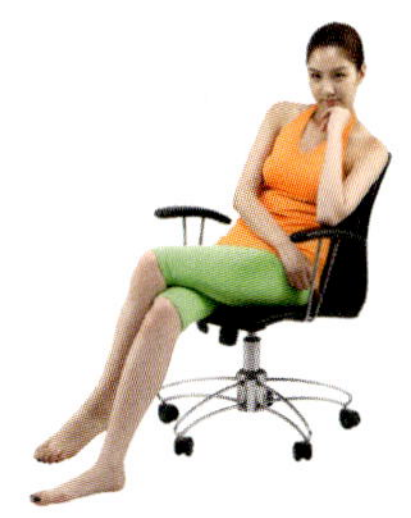

4. 스마트폰, 컴퓨터 모니터를 앞으로 목을 쭉 뺀 채 구부정하게 들여다보기(가장 심각함: 턱 긴장 유발과 동시에 일자목, 거북목 유발)

5. 하이힐 신고 어깨에 가방 메고 스마트폰을 머리 숙여 들여다보면서 한쪽으로 기대고 짝다리로 서 있기

대부분 심각한 통증을 느끼지 못하기 때문에 불량 자세가 습관이 되어 몸에 익숙해지면 오히려 더 편한 자세라는 착각을 하게 된다. 예를 들면 다리 꼬는 습관을 오래 할수록 다리 꼬는 동작이 가장 편해진다. 하지만 실제는 골반이 심각하게 뒤틀어지며 요추 신경(허리)이 눌려 허리 디스크의 원인이 된다.

턱 충격

초등학교 때 친구들과 싸우다 얻어맞은 턱관절은 평생 비뚤어진 얼굴, 심각한 얼굴 비대칭의 원인이 된다.

1. 턱 충격: 싸움으로 인한 턱 충격, 교통사고로 뒤나 옆에서 들이받혀 목이 꺾이고 턱 충격이 가해지는 경우

2. 머리 충격: 높은 데서 떨어짐

3. 이마 충격: 벽에 부딪힘

4. 후두부, 측두부 충격: 뒤통수, 옆통수 부딪힘(예: 공에 강하게 맞음)

"왜 제 몸이 이렇게 비뚤어져 있나요? 특별한 원인을 모르겠어요. 자세도 바르게 하는 편입니다." 스튜어디스 지망생인데 얼굴이 비대칭인 여성을 만나서 받은 질문이다. 그래서 나는 그녀에게 되물었다. 어릴 때 얼굴이나 턱관절 부위를 심하게 부딪친 적이 있는지. 이런 경우 턱 충격의 경험이 예외 없이 있다. 따라서 어린 자녀를 키우는 엄마들은 반드시 어린 시절 자녀들이 턱 충격이나 두개골 충격을 받지 않도록 주의하고 조심시켜야 한다. 실제로 두개골 충격은 뇌세포를 파괴해 세포 수를 줄어들게 만든다. 결국 중추신경의 역할에 문제가 생기면서 전신에 영향을 끼치기 때문에 체형 비대칭 증상이 생기는 것이다. 5세 이하 아이들이 있는 집에서는 지금 즉시 곳곳 모서리에 머리 충격을 흡수하는 쿠션을 붙여놓아야 한다.

턱관절과 두개골 부위에 충격이 가해지면, 턱관절 면이 서로 어긋나는 동시에 전신의 좌우 밸런스에 심각한 영향을 주게 된다. 증상은 대부분 충격 당시보다는 5~10년 이후에 본격적으로 나타나는데, 몸이 전체적으로 비뚤어지게 된다. 심지어 유치원 및 초등학교 시기의 싸움이나 부딪힘으로 인한 턱이나 머리 충격이 성인이 되어 심한 얼굴 비대칭의 원인이 되는 경우를 나는 매일같이 경험한다. 이런 경우일수록 본인도 왜 얼굴이 비뚤어졌는지 원인을 모르고 있는 경우가 대부분이다.

나쁜 턱 버릇을 방치한 경우

귀엽고 섹시하게 보이려고 아랫입술을 깨물거나 입술을 삐죽 내미는 모습은

여배우나 해야 할 모습이다. 무심코 입술 깨물기, 입술 삐죽 내밀기, 공부할 때 턱 괴기 등의 버릇은 모두 얼굴뼈 전체를 비뚤어지게 한다. 한 번 하면 관절이 느슨해지고 편해서(뇌가 기분 좋고 편하다고 인식해서) 할머니, 할아버지가 될 때까지 하게 되므로 지금 즉시 중지해야 한다.

1. 이갈이 습관

2. 턱을 꽉 깨무는 습관

3. 한쪽 입술 깨물기

4. 한쪽 입술만 계속 깨물기

5. 턱을 습관적으로 좌우로 뒤트는 습관

6. 입술 삐죽 내밀기

7. 턱 앞으로 내밀기

8. 턱 옆으로 비틀기

치아가 건강하지 않은 경우

치아가 건강하지 않은 사람은 얼굴이 비뚤어진다. 주변에 치아가 고르고 관리를 잘하는 사람들과 치아 관리를 부실하게 하는 사람의 얼굴을 찬찬히 들여다봐라. 놀랍게도 바로 깨닫게 될 것이다.

치아 건강은 얼굴 비대칭의 주요 원인이 된다. 잇몸 질환, 충치로 인한 균들이 주변 턱 신경을 건드려 결국 턱관절 주변의 염증과 통증, 그로 인한 좌우 턱 근육의 비대칭을 더욱 악화시키기 때문이다. 특히 전체적인 치아 배열이 올바르지 않고 부정교합이 심한 경우 연결된 턱관절까지 비대칭으로 변형된다.

1. 잇몸 질환, 충치 방치: 오랜 기간 치과 질환을 방치할 때, 턱관절 장애 및 턱 근육

   비대칭이 심해져 결국 얼굴 모양이 비뚤어진다.

2. 치아 부정교합: 입을 벌리고 다물 때 위와 아래의 치아 교합이 비뚤어진 경우, 결국

   얼굴 모양이 비뚤어지면서 턱관절 장애를 유발한다.

3. 치아 유실: 치아가 부러지거나 임플란트를 위해 치아를 뽑아놓고 그냥 방치했을 때

   얼굴이 비뚤어질 가능성이 있다.

목, 어깨, 허리 통증을 방치한 경우

스마트폰이나 컴퓨터 모니터를 구부정하게 들여다보면 얼굴뼈와 턱뼈 모두 비뚤어질 수 있다. 또 턱, 목(경추), 어깨 근육이 돌처럼 굳을 정도로 뻣뻣해지는 경우도 있다. 스마트폰과 컴퓨터를 장시간 사용하면 목 뒤의 어깨, 허리, 골반(심지어 종아리, 발바닥까지) 근육과 근막을 팽팽하게 긴장시키기 때문이다.

항상 묵직하고 뻐근한 턱, 목, 어깨, 허리 부위에서 동시에 참을 수 없이 욱신대는 근육통으로 고생하게 된다. 자연히 근육과 인대, 혈관 내 각종 노폐물이 축적되어 만성피로와 무기력증을 동시에 겪게 되는 것이 이런 증상의 패턴이다. 특히 요즘 사람들은 대부분 다리를 꼬거나 비뚤어진 자세로 스마트폰이나 컴퓨터를 과도하게 사용하다 보니, 한쪽 관절 방향(편측 관절)만 더욱 욱신거리는 편측 통증을 느끼는 경우가 대부분이다(편두통, 오른쪽 목, 왼쪽 어깨, 오른쪽 허리 등의 통증).

1. 두통 방치: 만성 편두통으로 악화

2. 뻣뻣한 목, 어깨, 턱 통증 방치: 일자목, 거북목 구조로 변형

3. 불량 자세: 척추측만, 골반 뒤틀림 유발

얼굴 비대칭의 유형

턱관절(하악)이 제 위치에서 좌우 방향과 앞뒤 방향으로 빠지면서 한쪽으로 뒤틀어지게 되면 3가지 모양의 비대칭 얼굴을 유발시키게 된다. 턱관절(하악)의 비틀림 방향을 기준으로 얼굴 비대칭 유형을 3가지로 요약할 수 있다.

턱관절 불균형과 얼굴 비대칭의 유형별 특징

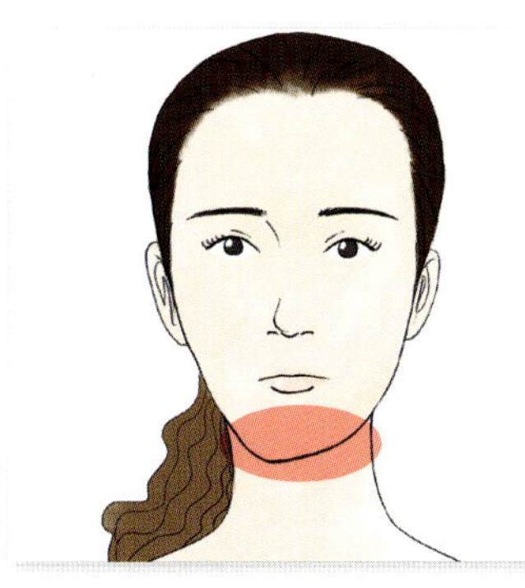

1. 얼굴 비대칭
턱관절(하악) 좌우 비틀림, 어긋남

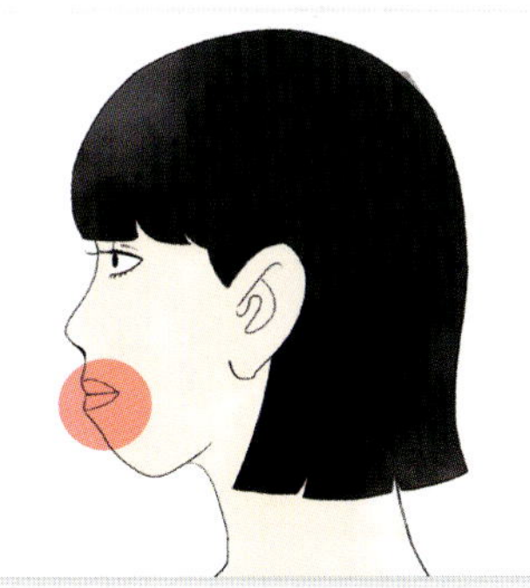

2. 돌출 입
턱관절(하악) 후방(뒤) 어긋남
두개골(상악) 전방(앞) 돌출

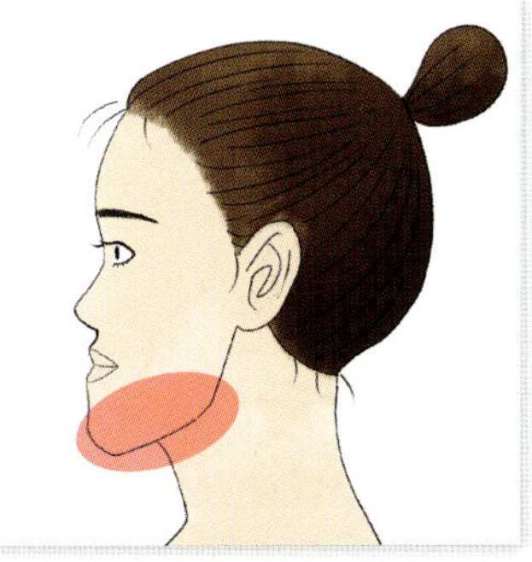

3. 사각 턱(주걱턱)
귀밑 부위 턱 근육의 과도한 발달

위와 같은 턱관절 불균형, 얼굴 비대칭 증상은 각각 발생되기도 하지만 좌우,

CHAPTER 01 얼굴 비대칭 바로 알기

앞뒤 등 복합적인 3차원 방향으로 동시에 유발되는 경우가 대부분이다. 특히 좌우 턱의 비대칭, 비틀림이 먼저 유발되면서 앞뒤로 턱관절 주걱턱, 돌출 입 증상이 나타나게 된다. 이러한 턱관절 비대칭 상태에서는 저작근(씹는 근육)에 과도하게 힘이 쏠리게 되어 턱관절 모양이 사각 턱으로 변형된다.

얼굴 비대칭

· 턱관절(하악)과 두개골(상악)의 연결이 어긋나 턱관절이 좌우로 비틀린 상태이다.

· 턱관절을 관통하는 신경, 혈관이 압박되면서 턱관절 주변을 감싸는 인대, 근육이 약해지고 손상돼 턱관절 장애(턱 통증 및 이상 증상, 예: 두통, 이명증, 턱 소리)를 유발시킨다.

· 비대칭 턱관절과 턱 근육, 얼굴 근육의 비대칭 상태가 균형 잡히도록 교정 운동과 자가 마사지를 해주면 확실하게 호전이 된다.

· 한쪽 턱관절 뼈가 선천적으로 짧거나 길어 점점 턱의 비대칭이 심해진 경우, 이미 턱관절의 관절 조합이 심각하게 어긋나 턱 디스크 증상으로 악화된 경우는 턱관절 수술을 받아야 한다.

돌출 입

· 아래턱이 위턱보다 작은 상태로 일명 무 턱을 동반하면서 턱관절이 앞으로 덜 나온 경우이다.

· 상악이 앞으로 밀려나와 입 주변이 뭉툭하게 튀어나온 모양으로 변형된 상태이다.

· 성형외과의 필러 등으로 무 턱 부분에 보형제를 넣어 모양을 잡아주는 것이

균형 잡힌 얼굴이 예쁘다

일반적이다.

· 앞으로 덜 밀려나간 턱관절을 뒤에서 앞으로 자극을 해주는 교정 운동으로
호전될 가능성이 있다.

사각 턱

· 선천적으로는 턱관절 모서리 부분이 과도하게 사각형으로 잡힌 상태이다.

· 후천적으로는 턱관절 주변 근육이 과도하게 발달된 경우이다.

· 과도하게 발달된 광대뼈와 턱관절 주변 근육을 개운하게 풀어주는 자가 교정
마사지를 규칙적으로 시행하면 확실한 효과를 얻게 된다.

주걱턱

· 후천적으로 턱관절(하악)이 앞으로 밀려나와 턱 모양이 아래가 튀어나온 변형
상태이다.

· 앞으로 밀려나온 턱관절(하악)을 지그시 뒤로 밀어주는 주걱턱 교정 운동을
지속적으로 해주면 확실한 효과를 얻는다.

· 만일 심각한 주걱턱 상태, 즉 턱관절의 심각한 정면 돌출로 인한 턱관절 디스
크 손상을 동반한 경우이거나 선천적으로 아래턱이 뽀족하게 주걱 모양을 갖
고 있는 상태 등은 수술을 받아야 한다.

거울과 스마트폰으로 촬영한 얼굴 사진을 찬찬히 확인해본다. 좌우 눈높이는 수평인지, 눈 크기는 대칭인지, 콧대는 휘어지지 않았는지, 한쪽 입꼬리가 유독 올라가지 않았는지, 특히 한쪽 광대뼈만 더욱 돌출되어 튀어나왔거나, 팔자 주름이 한쪽만 유독 심하지는 않은지 확인해보자. 지금까지 매일같이 무심코 보아온 얼굴이 얼마나 비대칭 상태로 되어 있는지 알게 되면 다소 놀랄 수 있다.

얼굴 비대칭 자가 테스트1 : 거울 활용하기

귀에 손가락 넣고 턱 벌리고 다물기 　응용 동작　양손을 동시에 사용 가능

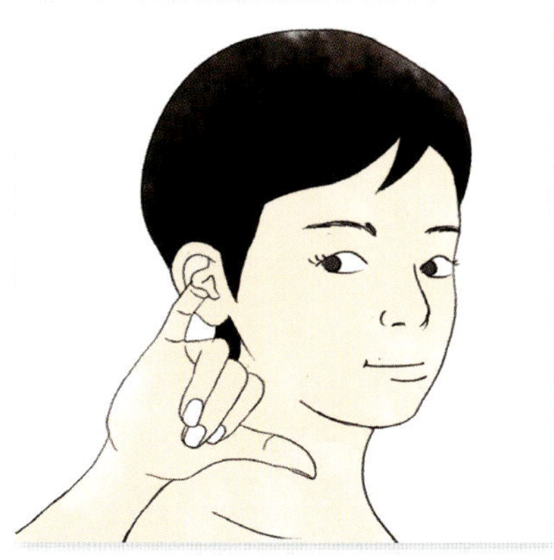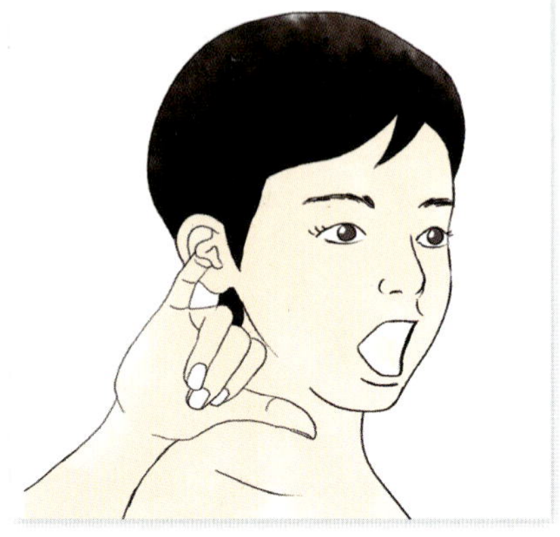

엄지손가락이 6시 방향으로, 새끼손가락의 지문이 있는 부분이 정면이 되도록 세워 새끼손가락을 귓구멍에 지그시 집어넣는다. 입을 벌리고 다물 때, 한쪽 새끼손가락 지문 부분에 턱관절의 뼈가 더 먼저 닿는지, 더욱 많이 닿는지를 확인한다.

어느 한쪽 새끼손가락에 턱관절 뼈가 먼저 닿는 느낌이 들거나 더욱 많이 닿는 느낌이 든다면 턱관절이 틀어져 있는 것이다. 보다 정확한 테스트를 위해서 여러 번 입을 벌리고 다물며, 좀 더 지그시 새끼손가락 지문 부분을 귓구멍 벽에 갖다 댄다.

목 뒤로 젖혀 턱 밑 라인 비대칭 확인하기

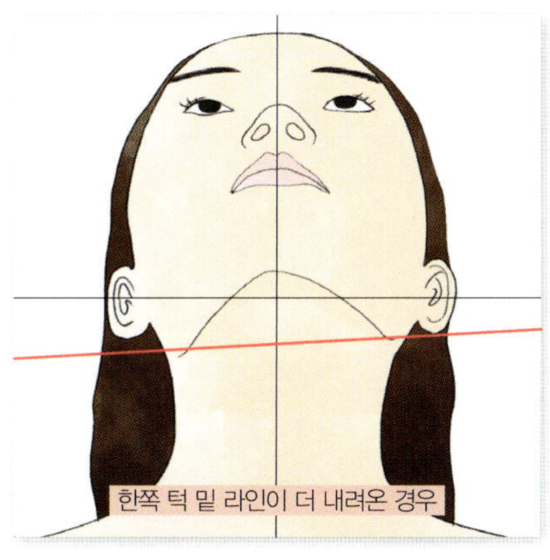

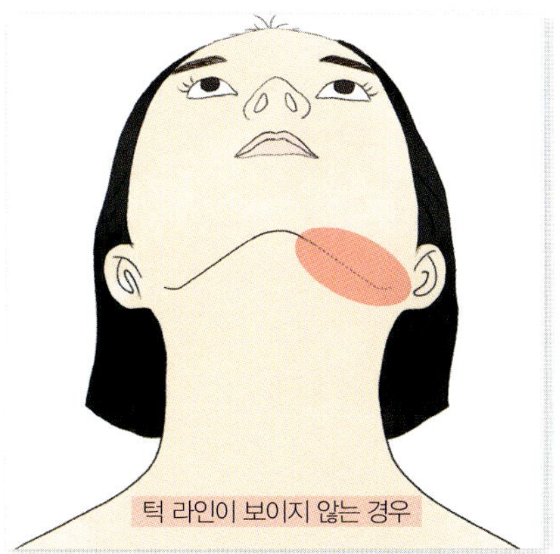

머리를 뒤로 젖혀서 좌우 턱 라인이 수평인지, 한쪽이 더욱 내려왔는지를 확인한다. 만일 한쪽 턱 밑 라인이 더 내려오거나 함몰되어 라인이 보이지 않을 경우 심한 턱관절(하악) 비대칭을 의심해야 한다.

귀밑 턱 라인에 손가락 갖다 대기

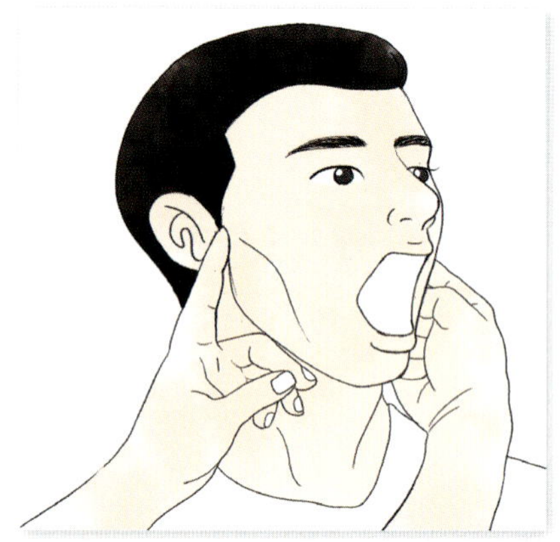

세 손가락을 턱 라인에 지그시 갖다 대고 입을 벌렸다가 다문다. 이때 검지, 중지, 약지 세 개의 손가락을 턱관절 뒤쪽 세로 라인에 갖다 댄다. 턱관절 한쪽 이 좀 더 앞으로 틀어지거나 뒤로 틀어진 경우 세 개의 손가락에 닿는 느낌이 다른 것을 느낀다.

입 벌리기

손가락을 세로로 넣기

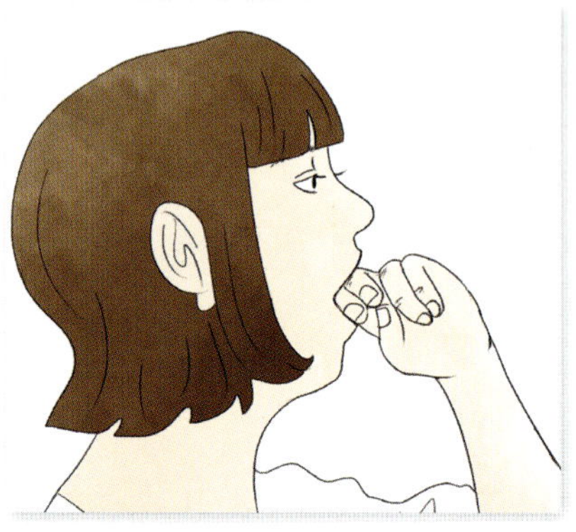

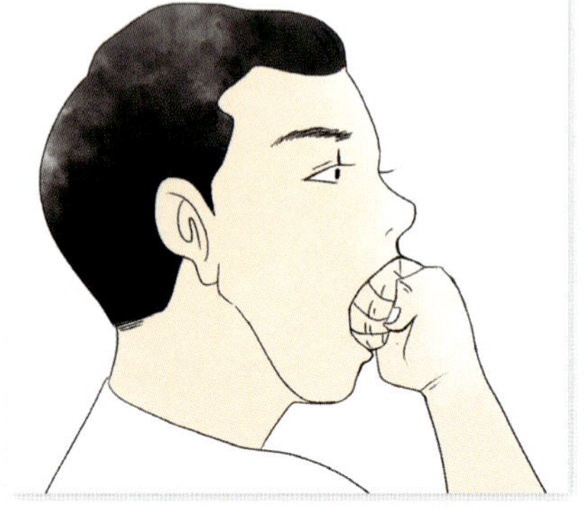

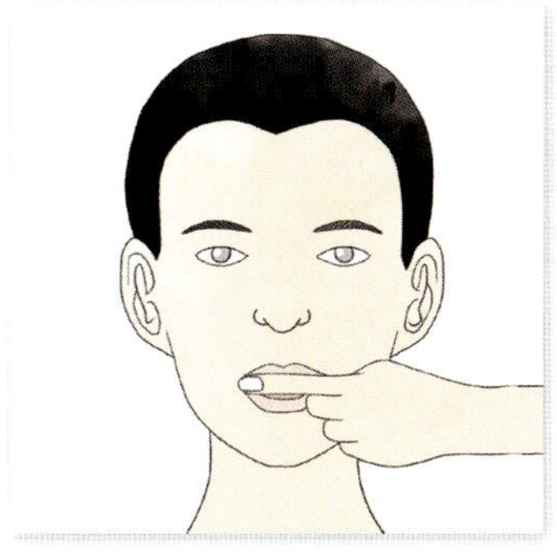 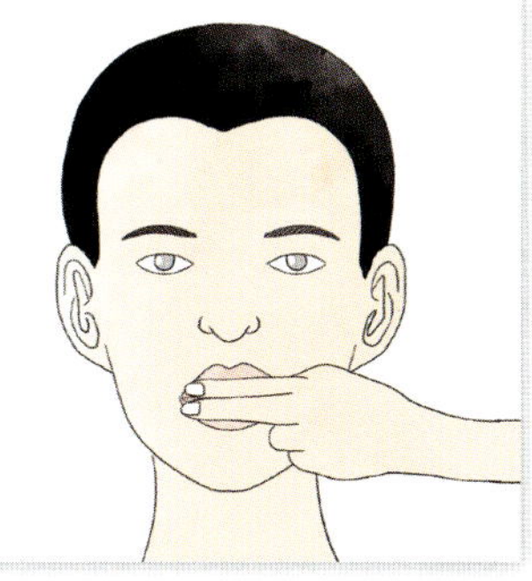 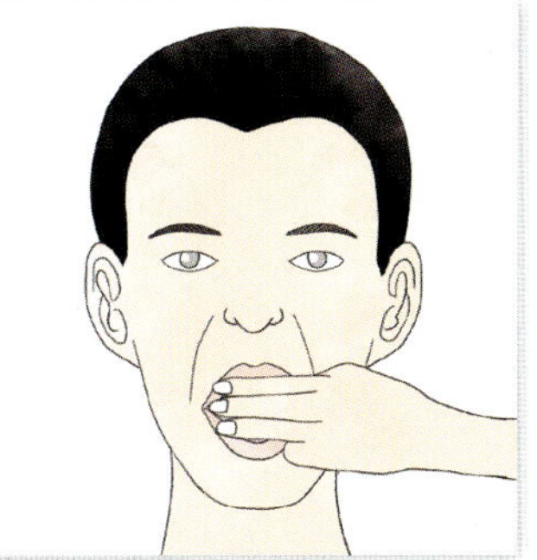

세 손가락을 세로(또는 가로로)로 입에 갖다 넣는다. 간혹 턱관절이 과도하게 벌려지는 경우 주먹을 쥐고 자가 테스트하기도 한다. 얼마나 벌려지는지를 확인한다. 만일 손가락 2개 미만으로 벌려지거나, 주먹 하나 이상이 벌려지는 경우는 모두 턱관절에 문제가 있는 경우다. 과도하게 턱관절이 틀어져 입이 벌려지지 않는 개구장애의 경우와 턱관절 탈구 또는 턱관절 근육이 과도하게 느슨해져 턱이 심하게 벌려지는 경우 모두를 확인해본다.

치아 맞물림(부정교합)과 지그재그 입 벌림 확인

입을 최대한 천천히 벌리고 다시 천천히 다문다. 입 모양이 열리고 닫히는 모양이 균형적인 동그라미 모양으로 다물어지는지, 아니면 지그재그로 치아의 교합이 맞지 않게 다물어지는지를 확인한다. 동시에 뚝 소리가 나면 턱관절 비대칭과 함께 턱관절 디스크의 손상을 의심해야 한다.

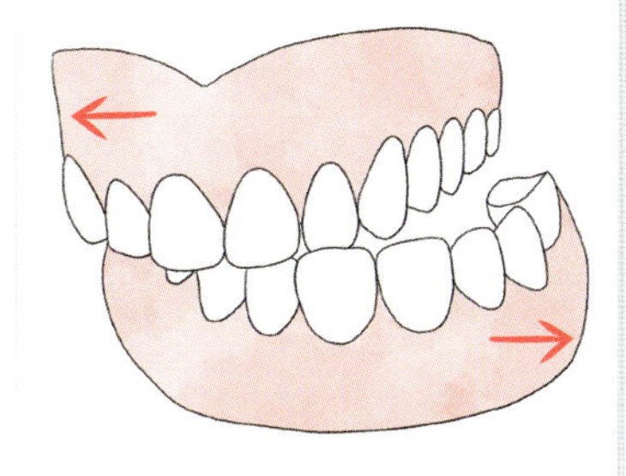

얼굴 비대칭 자가 테스트 2 : 스마트폰 격자 모드 촬영

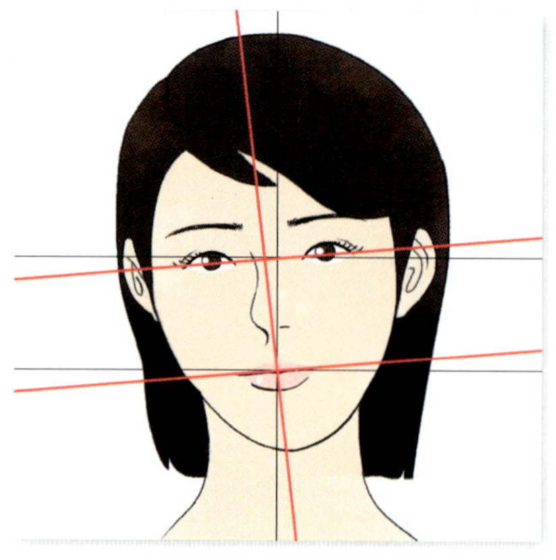 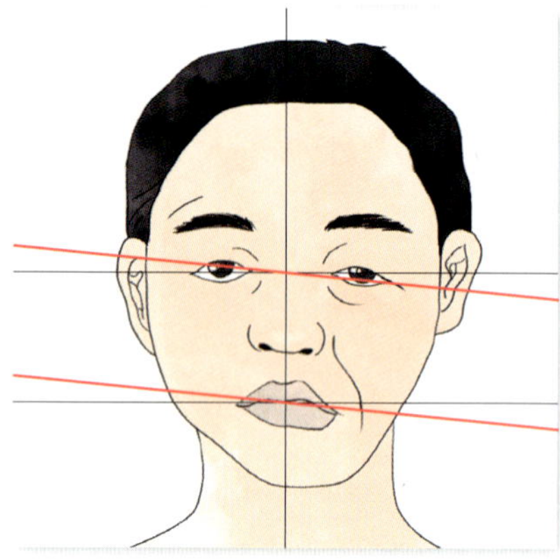

촬영 시 주의사항

1. 다른 사람에게 귀와 눈높이에서 수평으로 촬영을 부탁하거나 삼각대를 놓고 귀와 눈높이에 맞춰서 촬영한다.

2. 스마트폰의 줄무늬 격자 모드로 촬영한다(나의 좌우 비뚤어진 모습과 전후 구부정한 모습을 확인하는 것이므로, 수평으로 촬영해야 하기 때문이다).

3. 카메라가 지면과 수평이 되도록 하여 촬영 각도에 유의한다(위에서 아래 방향으로 촬영하거나, 아래에서 위 방향으로 촬영을 하면 정확한 체형 균형 상태를 판단하기 힘들다).

얼굴 촬영하는 방법

1. 등받이에 기대지 않고 허리를 세워(힘을 일부러 주지는 않는다) 의자에 편하게 앉는다.

2. 총 3장(입을 중간 정도 벌린 사진/입을 지그시 다문 사진/목을 뒤로 젖힌 사진)을 촬영한다.

3. 촬영한 사진은 컴퓨터 모니터로 확인한다. 스마트폰으로 확인해도 좋지만, 가급적 컴퓨터 모니터로 확인하면 더욱 자세하게 확인할 수 있다.

4. 정상 얼굴과 비대칭 얼굴 자가 테스트(30쪽)를 참고하여, 내 얼굴의 균형 상태를 확인한다. 비뚤어진 얼굴, 턱관절 장애 리스트에 5개 이상 해당된다면 즉시 얼굴 교정 운동을 실행하기 바란다.

전신 비대칭 자가 테스트 : 스마트폰 격자 모드 촬영

얼굴이 비뚤어져 있으면 연결 관절인 척추와 골반이 휘어지고 구부러지면서 동시에 뒤틀어지게 된다. 또는 그 반대로 척추와 골반이 휘어지거나 비틀어지면서 연결된 얼굴(상악)과 턱관절(하악)을 동시에 비뚤어지게 만든다. 우리 몸은 하나의 톱니바퀴 같은 연결 고리 구조로 이루어져 있기 때문이다.

정상적인 좌우 대칭 얼굴과 균형 잡힌 체형일 경우 발목부터 귀 라인이 일직선상에 놓이게 된다. 앞뒤 모습은 어깨높이와 골반높이가 좌우 대칭을 이루게 되면서, 평행 상태로 유지되어 있다. 동시에 이러한 곧은 체형(바른 자세)은 가볍고 상쾌한 몸 상태를 만들어준다.

하지만 얼굴이 비뚤어져 척추가 휘어지고, 골반이 뒤틀어진 체형에서는 한쪽으로 목이 꺾여 있고 한쪽 어깨가 솟아올라가 한쪽 옆구리가 움푹 들어간 비대칭 체형을 초래하게 된다.

자세가 굽은 체형에서는 옆모습이 앞이나 뒤로 심하게 구부러진다. 목은 앞으로 튀어나온 거북목이 되기 쉽고, 등은 뒤로 불룩하게 튀어나온 굽은 등, 아랫배는 앞으로 불룩하게 튀어나온 요추전만(배불뚝이 체형)을 갖기 마련이다.

척추와 골반이 휘어지고 비틀어지게 되면 한쪽 늑골(갈비뼈)이 더욱 솟아 튀어나오게 된다. 척추 휘어짐의 무서운 점은 중추신경인 척수를 압박시킨다는 점이다. 동시에 소화 기관, 심폐 기관인 장과 심장, 폐 등이 압박되어 노인 시기

이전에 심한 장애로 고생하게 된다. 청소년 시기의 경우는 키가 안 자라거나 성격 결함의 근본적인 원인이 된다.

전신 촬영하는 방법

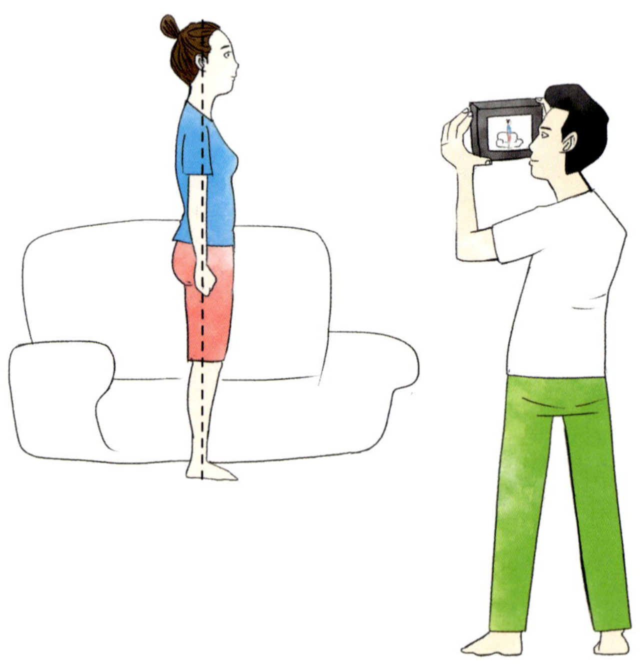

1. 편안한 자세로 발을 어깨너비로 벌리고 선다. 일부러 힘을 주지 않는다. 자연스러운 상태로 촬영해야 정확하다.

2. 상의를 탈의한다. 몸이 비틀어져 있는 경우, 어깨뼈의 좌우 높낮이를 확인해야 하기 때문이다. 두꺼운 옷을 입거나 어깨를 가리면 몸의 비틀어진 상태를 정확히 확인하기 어렵다.

균형 잡힌 얼굴이 예쁘다

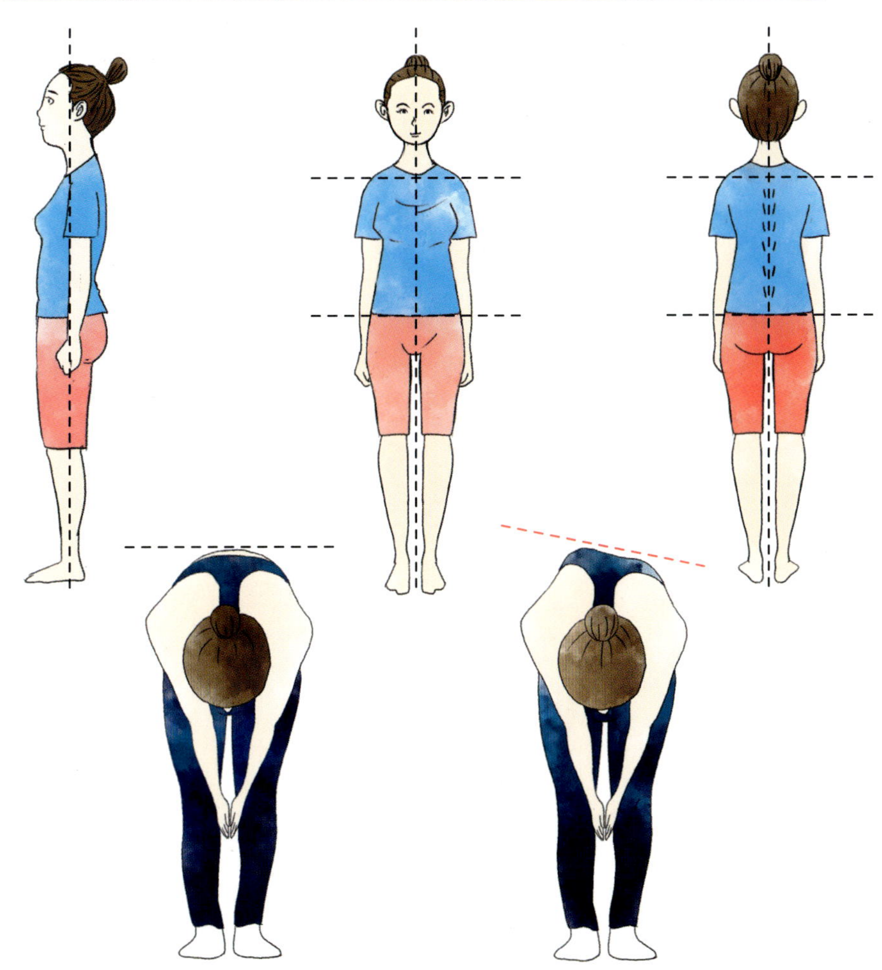

3. 전신을 좌, 우, 옆에서 촬영한 후 앞, 뒤에서 촬영한다. 마지막으로 상체를 지그시

숙여 등과 수평 상태에서 촬영하여 총 5장을 촬영한다.

4. 옆모습 촬영 시에서는 발목이 격자무늬 세로선 중앙에 놓이게 선다.

5. 앞, 뒷모습 촬영 시에는 격자무늬 세로선이 두 발 사이 가운데에 놓이게 선다.

7. 컴퓨터 모니터로 촬영한 사진을 확인한다. 스마트폰으로 확인해도 좋지만, 가급적

컴퓨터 모니터로 확인하면 더욱 자세하게 확인할 수 있다.

8. 전신 비대칭&신체 이상 증상 리스트(44쪽)를 참고하여 내 자세를 확인한다. 내 상태가 제시된 전신 비대칭 체형의 특징 중 5개 이상 해당된다면 척추, 골반 교정의 전신 체형 교정 운동을 즉시 실행하기 바란다.

체형 확인하는 방법

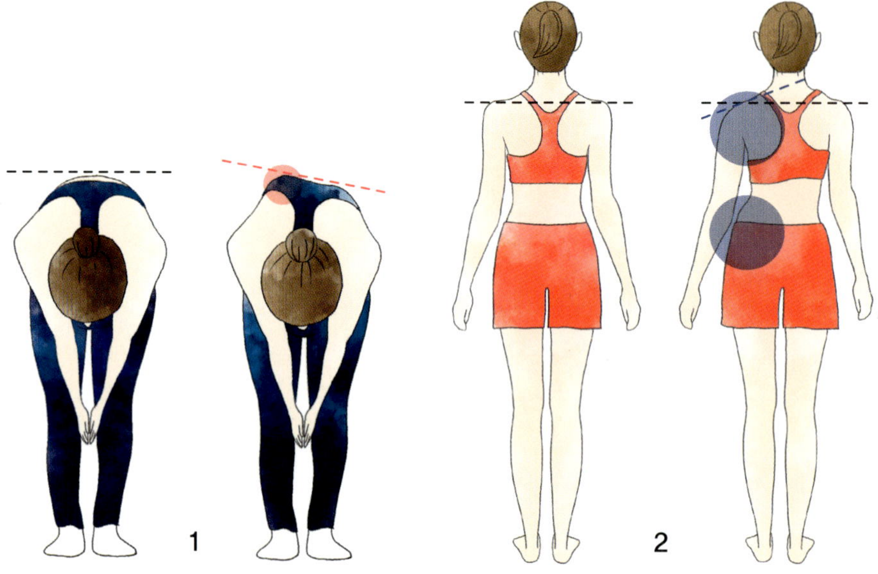

1. 상체를 숙여서 등판 수평 상태 확인하기(갈비뼈 한쪽만 튀어나왔는지 확인)

2. 앞뒤 어깨 비대칭, 짝다리 체형 확인하기

균형 잡힌 얼굴이 예쁘다

얼굴 비대칭 자가 교정법

비뚤어진 턱관절 뼈의 정렬을 바로 잡기 위해서는 턱 주변 근육과 턱관절 정렬 훈련을 평소 꾸준하게 해줘야 근본적으로 재발 없는 교정 효과를 얻을 수 있다. 턱관절 양악 수술, 치아 교정을 받은 후에도 다시 턱이 틀어졌다는 인터넷의 글들을 참고해보면, 평소 자기 관리가 턱 교정에 있어 얼마나 중요한지 잘 알 수 있을 것이다. 특히 한 번 중심을 잃고 비뚤어지기 시작하는 턱 비대칭 증상은 비뚤어진 방향으로 틀어짐이 지속되는 관성의 속성을 갖고 있다.

밸런스가 깨진 턱 근육과 관절을 균형 상태의 정중앙 위치로 교정시키고 턱관절과 얼굴 전체의 비대칭 근육이 균형 잡히도록 하기 위한 훈련 동작을 반복해서 해보자. 얼굴 비대칭 교정에 확실한 도움을 줄 것이다.

해외에서 턱이 비틀어진 사람들이 흔하게 하는 교정 요법 중 흥미로운 턱 비대칭 자가 교정법을 소개해본다.

턱 비대칭 자가 교정법

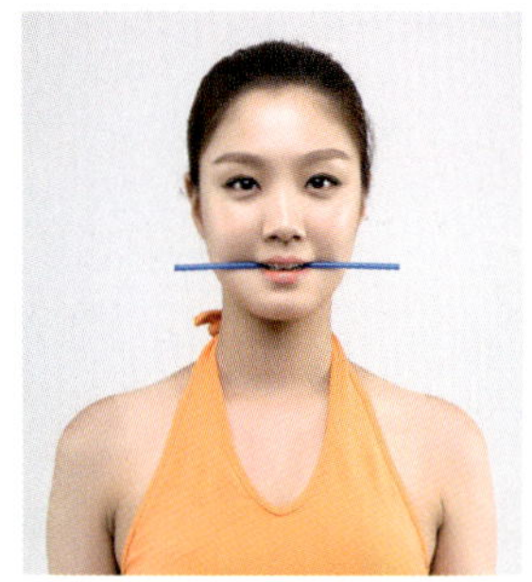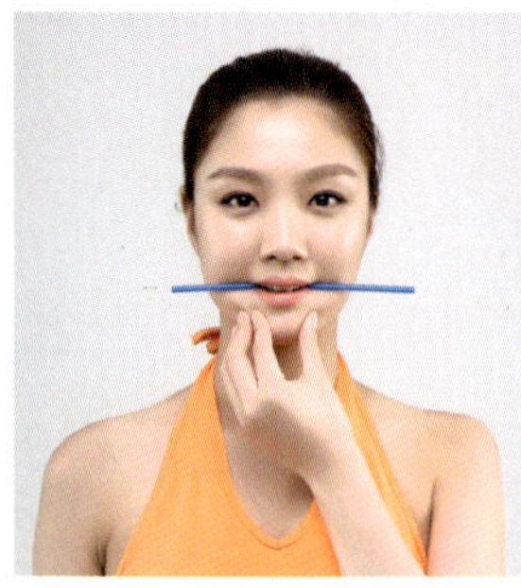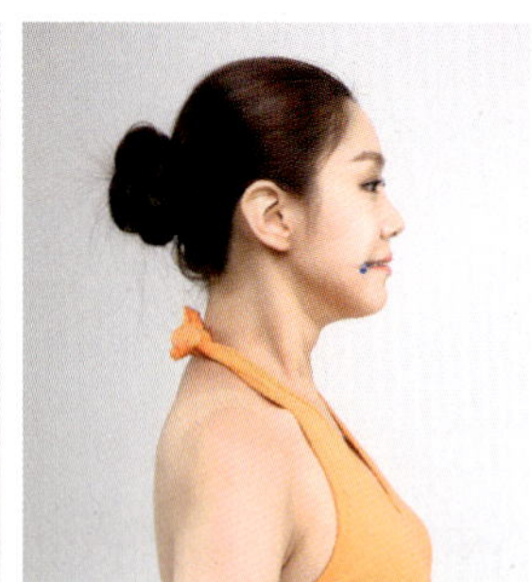

1. 연필을 어금니 부분에 끼워 넣는다.

2. 거울을 보면서 연필의 중심이 입 중심에 끼워 넣어졌는지 확인한다.

3. 거울을 보면서 한쪽으로 비뚤어진 턱관절을 대칭이 되도록 맞추며 조정한다.

4. 턱에서 힘을 뺀다.

5. 검지, 중지 손가락 2개로 광대뼈, 이마, 옆통수, 턱 밑 등을 만지면서 비대칭 관절과 근육이 균형 잡혀져 있는지 미세한 조절 훈련을 한다. 예를 들어 오른쪽 귀 위의 측두근과 측두골이 좌측에 비해 더욱 튀어나와 있다면, 연필을 물고 있는 치아 위치를 미세하게 좌측이나 우측, 앞뒤로 조정해본다. 신기하게 튀어나온 측두골과 측두근이 쏙 들어가는 것을 느끼게 될 것이다.

6. 비뚤어진 두개골, 턱관절(하악)이 모두 대칭이 되는 포인트를 찾아 지그시 5분 정도 물고 있으면 두개골, 얼굴뼈 등이 균형 잡히는 턱관절 교정 효과를 경험하게 된다.

7. 1회에 5〜10분씩, 1시간에 1회, 하루에 5〜10회 반복한다.

요약하면, 스스로 연필을 입에 물고서 거울을 보면서 턱과 전체적인 두개골, 얼굴뼈가 좌우, 앞뒤로 균형이 잡히도록 중심선에 맞춰 조정한다. 약 10분 동안 턱이 중앙에 맞춰진 상태를 유지하며 좌우 턱관절 근육의 비대칭 강도를 스스로 조절해나가는 요법이다. 꾸준히 3~6개월 지속하면 탁월한 턱관절 근육 비대칭 조정 효과를 얻게 된다.

시행 초반 2주 동안은 간혹 극심한 두통과 목, 어깨, 등 통증, 고열 등이 유발되는 경우가 있다. 이 경우는 본인의 상태가 상당히 심한 경우이므로 1회에 1~5분 이내로 시간을 줄이는 방법으로 강도를 조절하면서 시행한다.

얼굴 비대칭으로 인한 전신 불균형

왜 얼굴이 비뚤어지면 척추, 골반 관절이 어긋나면서 휘어지고 비틀어질까? 얼굴이 비뚤어진 사람 대부분은 구부정한 거북목 자세, 좌우 어깨 높낮이가 다른 척추 비대칭 등 전신의 좌우가 불균형한 구조를 갖고 있다. 따라서 얼굴만 교정해서는 근본적으로 재발 없는 효과를 얻기가 참 힘들다. 실제로 인터넷을 검색해보면, 치아 교정 및 양악 수술을 받은 후에도 턱의 좌우 비대칭이 계속 심해진다는 고민 글을 쉽게 발견하게 된다. 그 이유는 다음과 같다.

앞에서도 확인했듯이 얼굴뼈는 마치 바가지처럼 하나의 조각으로 이루어진 구조가 아니다. 즉 머리와 얼굴뼈는 하나의 통뼈가 아니라 마치 봉제선처럼 여러 조각의 뼈들이 이어져 있는 모양이다. 두개골 메인 8개 뼈 조각이 촘촘하게 톱니바퀴처럼 연결되어 있는 구조라는 점이 성공적인 얼굴 비대칭 교정에 임하는 데 있어 중요한 개념이다.

통뼈라 한다면 심하게 비뚤어진 얼굴뼈를 깎아내는 수술을 받아야 하겠지만, 실제는 수술을 받아도 다시 재발되어 얼굴이 점점 비대칭이 된다는 것을 알 수 있다.

얼굴을 구성하는 뼈 20개가량이 좌우 비대칭 상태인 근본적인 원인은 좌우 비대칭 몸 때문이다. 결국 얼굴뼈, 두개골 및 전신은 톱니바퀴의 구조로 머리부터 발가락 끝까지 상호 간에 밀접한 연결 고리 구조로 이뤄져 있는 것이다.

대부분 턱 교정을 하면 턱이 제 위치로 영원히 교정되는 것으로 생각한다. 하지만 인터넷을 검색해 턱 교정을 받은 사람들의 글들을 보면 그렇지 않다는 것을 잘 알 수 있을 것이다. 교정 후에도 재발되거나, 오히려 얼굴뿐만 아니라 어깨의 높낮이도 다르고 골반도 틀어졌다는 고민을 호소하는 사람이 공통적으로 많다. 이는 턱 교정 시 전신 교정을 왜 동시에 해야 하는지에 대한 단서가 될 수 있을 것이다.

곧고 반듯해야 할 척추가 S자 모양으로 심하게 휘어지거나, 치마가 돌아갈 정도로 뒤틀어진 골반, 한쪽 신발만 유독 닳거나, 한쪽 바지만 짧은 짝짝이 다리 길이, 속옷이 한쪽만 흘러내리는 어깨 비대칭 등 전신의 비대칭 상태를 통해 현재의 얼굴 비대칭 증상의 근본적인 원인을 파악해보기 바란다. 그것이 근본적이고 성공적인 얼굴 비대칭, 비뚤어진 얼굴 교정의 첫 단추이다.

전신 비대칭&신체 이상 증상 리스트

전신 비대칭 체형의 특징을 통해 나의 체형을 진단해보자.

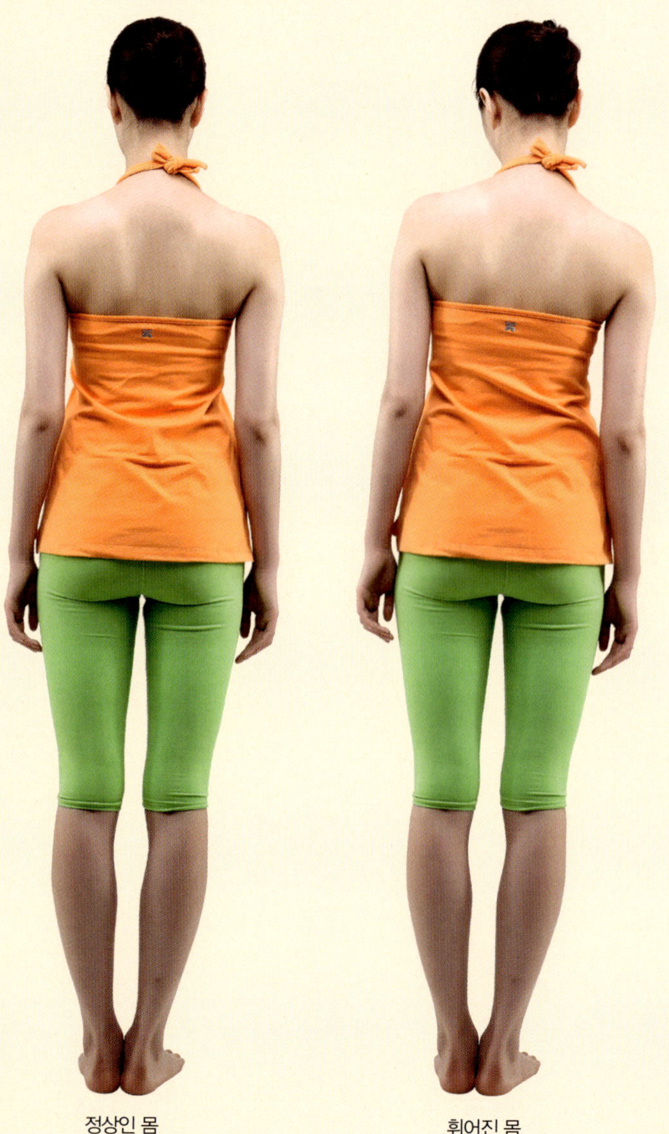

정상인 몸   휘어진 몸

휘어진 몸(척추측만 체형)

· 턱관절 비대칭: 얼굴이 한쪽으로 비뚤어져 있다.
· 휘어진 목: 목이 한쪽으로 기울어져 있다.
· 비대칭 어깨: 어깨가 한쪽은 솟아 있고, 반대쪽은 주저앉아 있다.
· 어깨뼈 돌출: 한쪽 어깨뼈가 툭 튀어나와 있다.
· 휘어진 등: 한쪽으로 등이 휘어져 있다.
· 옆구리 함몰: 한쪽 옆구리 부위가 움푹 파여져 있다.
· 골반 높낮이 비대칭: 한쪽 엉덩이 라인이 솟아 있고, 반대쪽은 주저앉아 있다.

비틀어진 몸

상체를 숙였을 때(전방굴곡 시) 한쪽 갈비뼈
(늑골)가 툭 튀어나와 있다. 일자로 반듯해야
할 척추가 S자 모양으로 휘어지면서 비틀어
졌기 때문이다.

- 비틀어진 등: 한쪽 등이 더욱 튀어나와 있
  다.
- 비틀어진 팔: 한쪽 팔꿈치가 더욱 비틀어
  져 있다.
- 비틀어진 가슴: 한쪽 가슴이 더욱 튀어나
  와 있다.
- 비뚤어진 늑골: 한쪽 갈비뼈가 더욱 튀어
  나와 있다.

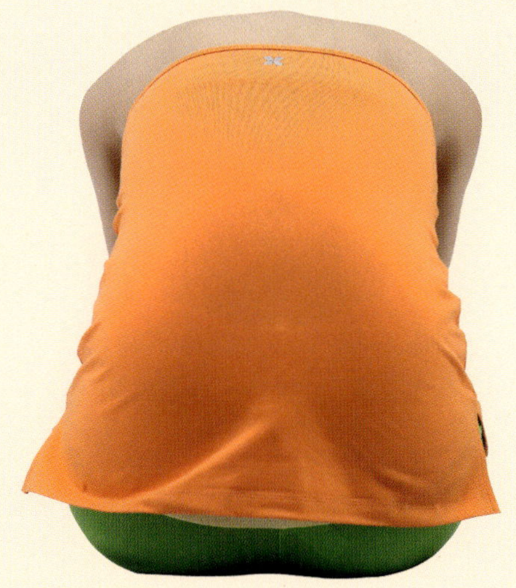

정상인 몸

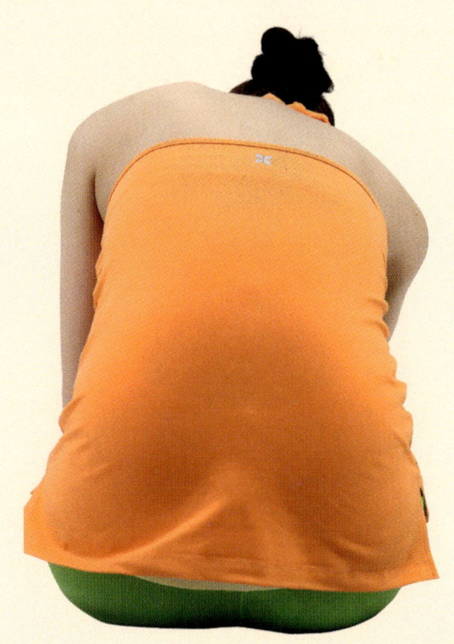

비틀어진 몸

굽은 몸

거북목, 굽은 등(새우등), 굽은 자세(척추만곡 체형)
로 인해 군살이 생기고 몸에 탄력을 잃게 된다.

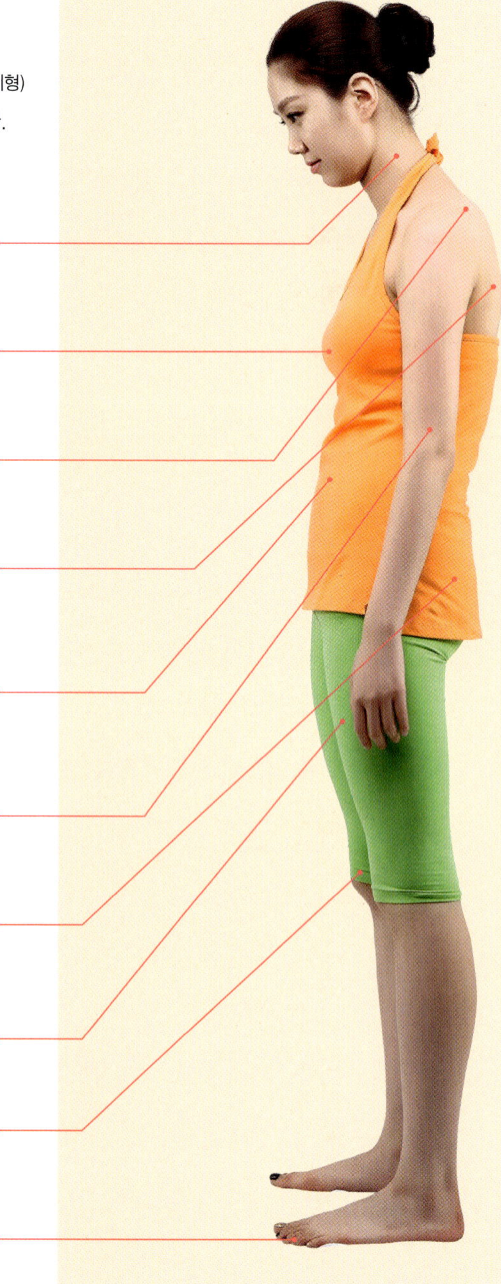

· 거북목(앞으로 쭉 빠져 튀어나온 목)
· 목주름
· 목 뒤 군살

· 가슴이 처지고 탄력이 없음
· 가슴이 작음

· 굽은 어깨(앞으로 말린 어깨 관절)
· 좁은 어깨
· 어깨 군살(겨드랑이 부위 포함)

· 굽은 등(뒤로 불룩하게 구부러진 등)
· 등 부위 전체 군살(축 처진 등판)

· 뱃살&아랫배 처진 군살
· 옆구리 군살
· 허리 군살(배 둘레 지방)
· 아랫배 돌출(배불뚝이 자세, 요추전만 체형)

· 구부러진 팔꿈치(좌우 팔꿈치 구부러짐)
· 팔뚝 군살

· 엉덩이 처짐(골반 벌어지고 뒤로 처짐.
　　　　　　골반후만 체형)
· 엉덩이 군살(처진 엉덩이)

· 허벅지 앞으로 돌출
· 허벅지 군살(셀룰라이트, 하지정맥류 포함)

· 무릎 구부러짐
· 다리가 뒤로 휘어짐(반장슬)

· 발 비틀림(무지외반증: 엄지발가락 휘어짐,
　　　　　　발뒤꿈치 각질)
· 키가 줄어듦

부위별 신체 이상 증상

1. 전신 근육 통증 유발
2. 만성피로&무기력증
3. 두통(특히 편두통)
4. 눈의 피로, 눈 뻑뻑함
5. 축농증, 입으로 숨 쉬기(콧대 휘어짐으로 인한 코 막힘)
6. 턱 통증(턱 움직일 때마다 아픔)
7. 이명증(귀에서 '웅' '삐' 소리가 남)
8. 목 통증(욱신욱신 목 통증 & 갑자기 목 안 돌아감), 목 뻐근함(목 뒤 근육 돌처럼 굳음)
9. 오십견(갑자기 어깨 들어올리기 힘들어짐, 어깨 안 돌아감), 어깨 통증(욱신욱신 어깨 통증)
10. 등 통증
11. 허리, 골반 통증(다리 찌릿찌릿 저림)
12. 팔, 다리 저림, 수족냉증, 손, 발의 부기(상·하체 부종)
13. 무릎 통증(관절염 등)

특별한 이상 증상은 없이 느끼는 장기의 불편함

1. 가슴 뻐근함(대부분 특별한 이상 증상 없음)
2. 옆구리 뻐근함(특히 우측)
3. 소화불량(위 더부룩함, 위통 등)
4. 생리통&생리불순(골반 내 차가워서)
5. 불임(골반 내 장기 차가워서)
6. 변비(골반 내 장기 차가워서)

얼굴을 비뚤어지게 만드는 잘못된 자세

평상시 무심코 하는 사소한 습관들이 오랜 시간 누적되면 결국 얼굴뼈를 점점 틀어지게 만든다. 노인들의 얼굴을 자세히 보면, 좌우 턱관절뿐만 아니라 눈, 코, 입 및 목주름, 거북목, 굽은 등, 척추 휘어짐, 짝다리 체형, OX자형 휜 다리 등 전신의 비대칭 구조를 확인할 수 있다.

젊은 시기, 특히 10~30대 시기의 잘못된 자세 습관은 얼굴을 비뚤어지게 만들 뿐 아니라, 50대 이후 중장년, 노인 시기에 지팡이와 카트를 짚고 밀어야 하는 불상사를 유발시키게 되므로 바른 자세 습관을 지금 당장 실천하길 각별히 당부하고 싶다.

턱관절 비대칭 유발 불량 자세 습관

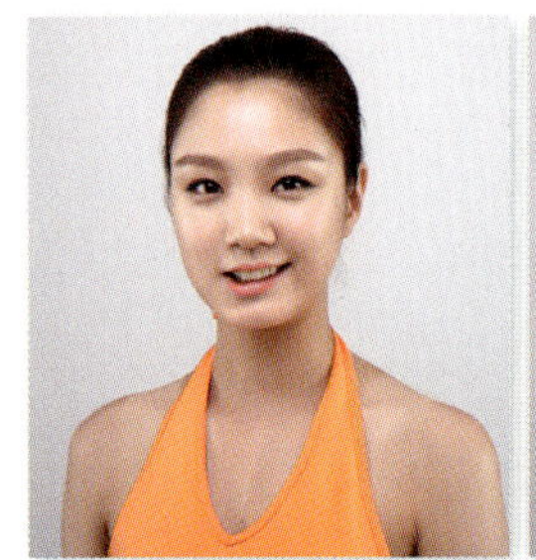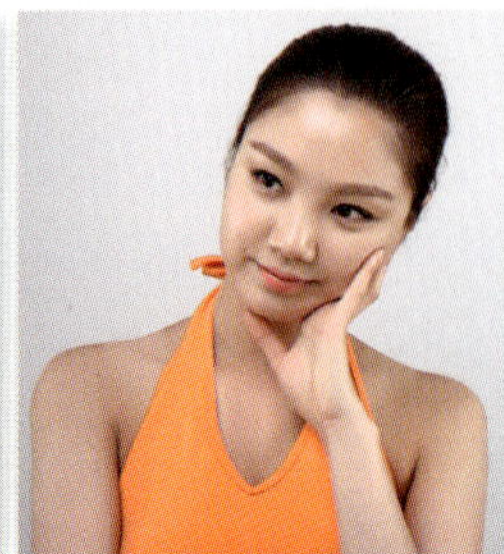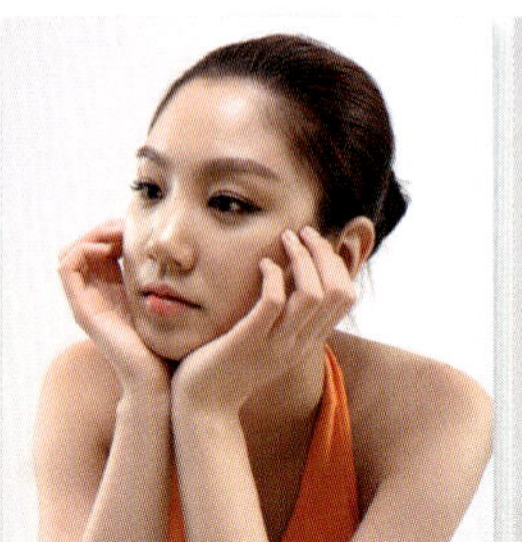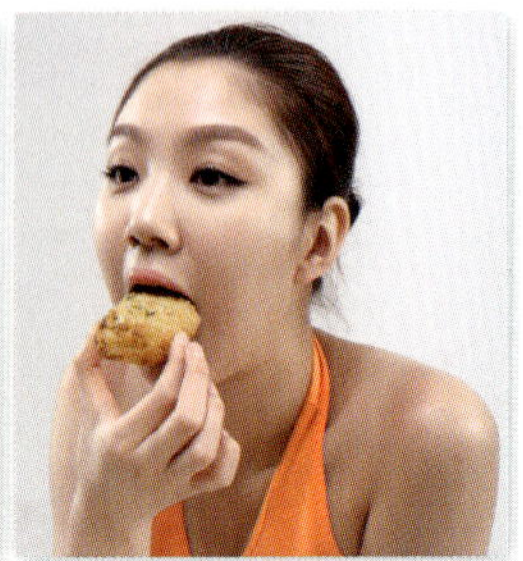

1. 한쪽으로만 음식 씹기

2. 딱딱하고 질긴 음식 오래 씹기

3. 딱딱하고 질긴 음식 한쪽으로만 오래 씹기(가장 안 좋음: 턱관절 장애, 사각 턱, 턱 비틀림 유발)

4. 사과 등 입을 크게 벌려 음식 넣기(턱관절 빠짐: 턱 탈구 유발)

5. 한 손으로 턱 괴기

6. 양손으로 턱 괴기

7. 책상에 턱 돌려 옆으로 엎어져 누워 있기

8. 책상에서 한쪽 팔 쭉 빼서 턱 옆으로 틀어 잠자기

9. 이상한 버릇 방치

· 턱을 꽉 깨무는 습관　　　　· 이갈이 습관

· 한쪽 입술만 계속 깨물기　　· 입술을 삐죽 내미는 습관

· 턱을 좌우로 뒤트는 습관

거북목 유발 불량 자세 습관

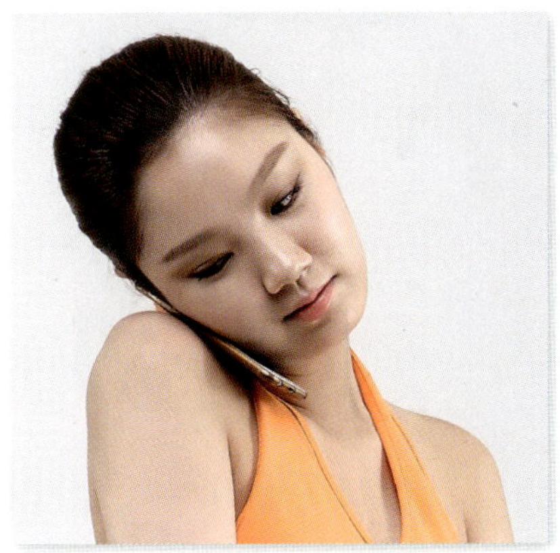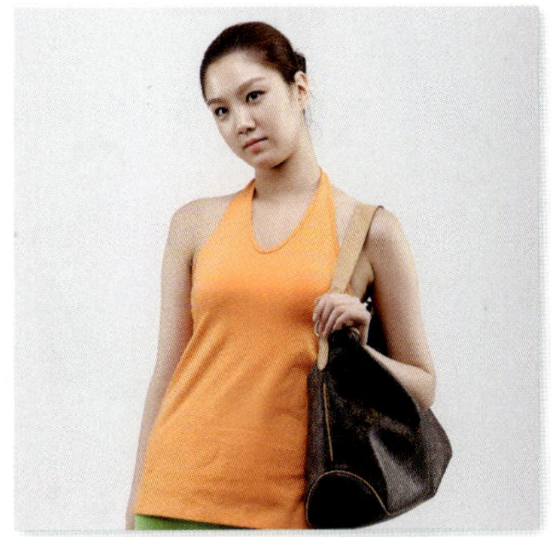

1. 스마트폰, 컴퓨터 모니터 앞으로 목을 쭉 뺀 채 구부정하게 들여다보기(가장 심각:

   턱 긴장 유발과 동시 일자목, 거북목 유발)

2. 스마트폰, 책을 머리 숙여 들여다보기

3. 한쪽 귀, 어깨에 전화기 끼고 전화 받기

4. 한쪽으로만 가방 들기

5. 컴퓨터 워드 문서를 항상 한쪽에 놓고 타이핑하기(정면에 놓거나, 번갈아 놓으면서 타

   이핑해야 함)

6. 다리 꼬고 워드 문서를 항상 한쪽에 놓고 타이핑하기(전신 비틀림 유발)

전신비대칭 유발 불량 자세 습관

앉아 있을 때

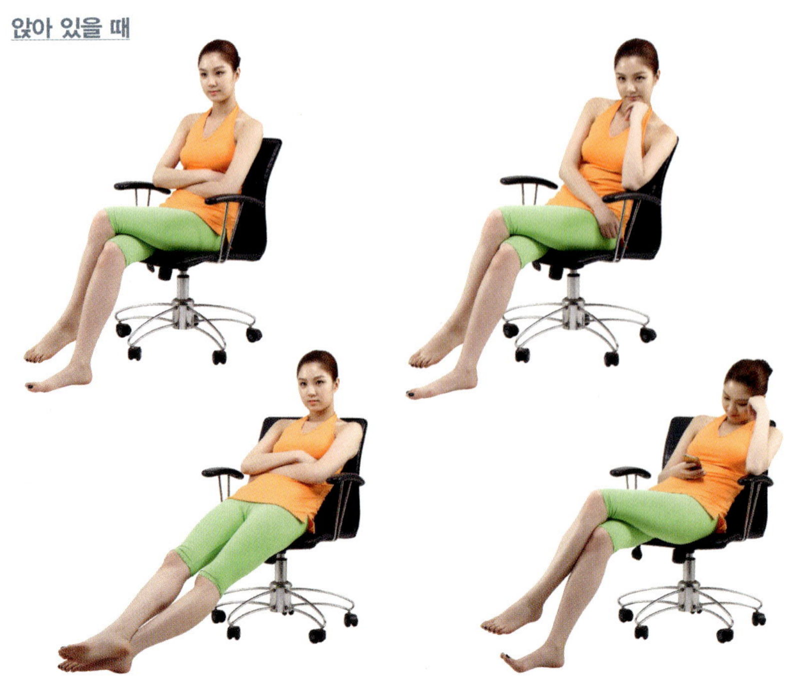

균형 잡힌 얼굴이 예쁘다

1. 다리 꼬고 앉기

2. 팔걸이 옆에 기대어 앉기

3. 엉덩이를 앞으로 빼고 앉기

4. 엉덩이 앞으로 쭉 빼고, 다리 꼬고 팔걸이에 기대 머리 숙여 스마트폰 들여다보는
   자세(최악의 경우: 턱, 척추, 골반 모두 틀어짐. 성장기 경우 키 안 자람)

서 있을 때

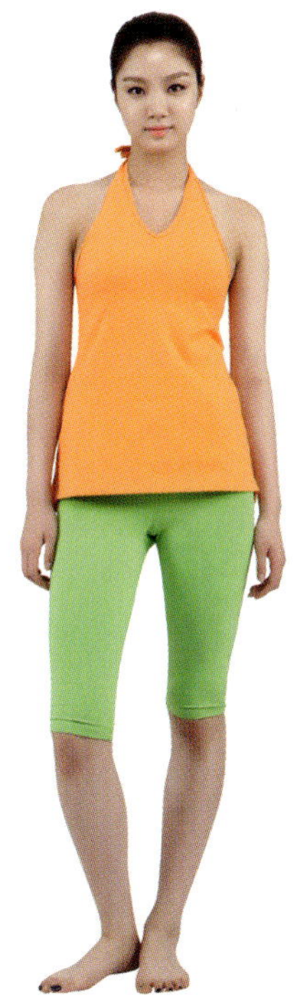

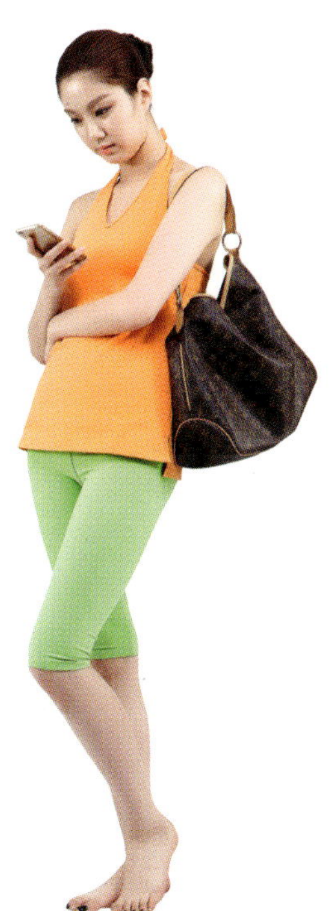

1. 짝다리 자세로 서 있기

2. 하이힐 신고 한쪽 어깨에 가방 메고 스마트폰 머리 숙여 들여다보면서 한쪽으로 기
   대고 짝다리로 서 있기

누워 있을 때

1. 높은 베개를 사용하거나 반대로 베개 없이 잠자기

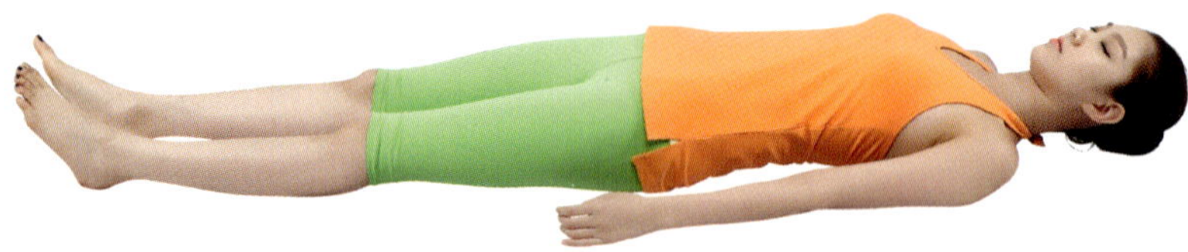

2. 옆으로 누워 잠자기

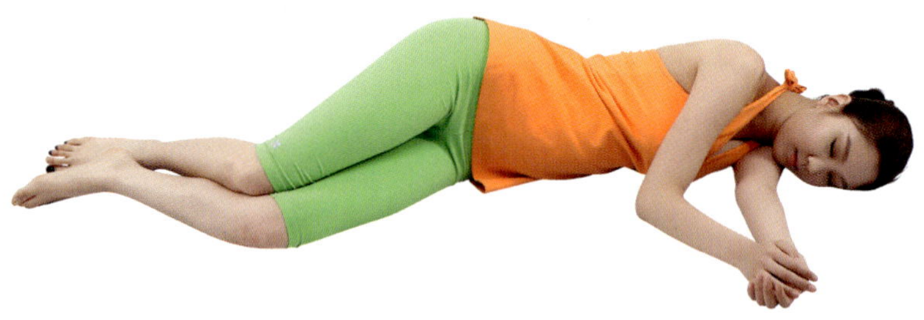

3. 옆으로 누워, 팔 쭉 뻗어 귀밑에 갖다 대고 잠자기
    (최악의 경우: 턱, 척추, 골반 모두 틀어짐, 성장기 아이들의 경우 키 안 자람)

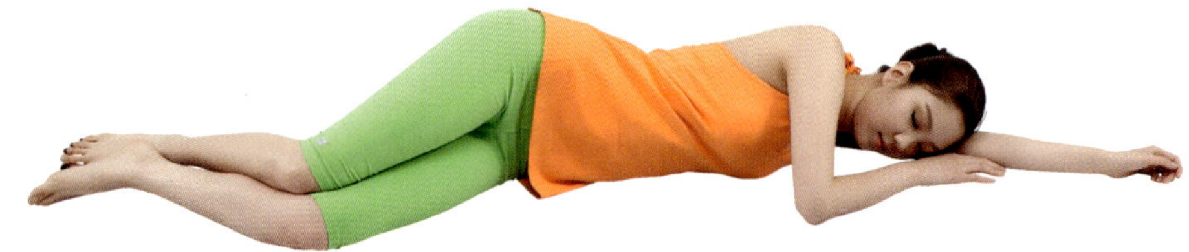

4. 엎어져서 턱 옆으로 틀어 잠자기
    (최악의 경우: 턱, 척추, 골반 모두 틀어짐, 성장기 아이들의 경우 키 안 자람)

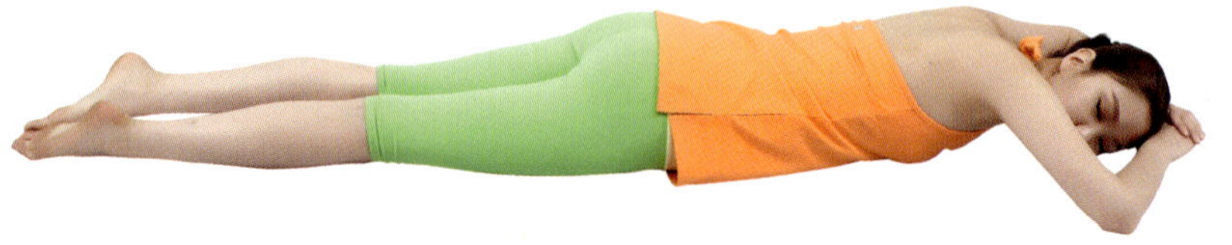

균형 잡힌 얼굴이 예쁘다

바른 자세에 관해 꼭 하고 싶은 이야기

매일같이 심각하게 비뚤어진 얼굴, 전신 비대칭 체형을 보는 직업이다 보니 주변 사람에게 바른 자세 습관을 들이라고 잔소리 아닌 잔소리를 하는 습관이 항상 몸에 베어 있다. 그래서 책을 통해서도 또다시 바른 자세의 중요성을 강조하고 싶다. 바른 자세는 금연, 저염식 식단, 유기농 음식과 함께 현대인들이 건강 장수를 위해 평소 습관화해야 할 웰빙라이프의 필수 요소가 되어야 한다.

아직도 논란이 많은 단백질 위주의 식사, 탄수화물 줄이기 식단 등 어정쩡한 유행성 건강 정보를 쫓아가기보다는 신체의 기둥이 되는 중추신경인 척추와 골반이 뒤틀어져 신경이 압박되지 않고 균형 잡힌 얼굴을 보장하는 바른 자세를 습관화해야 한다. 그렇게 하면 노후에 절대 후회하지 않는 전신의 건강한 관절을 얻게 될 것이다.

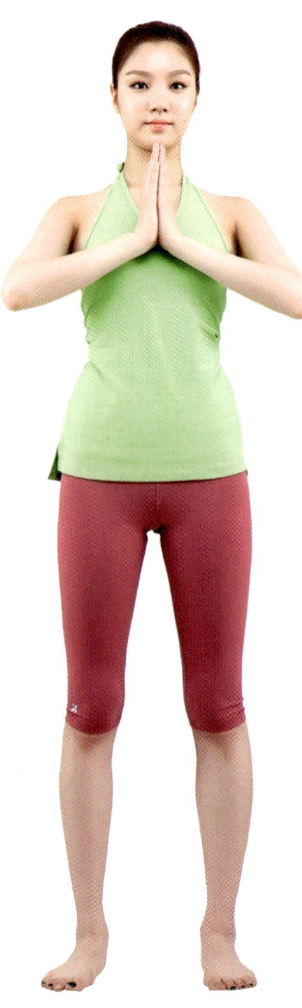

1. 이를 깨끗이 닦는다.

2. 요즘 나오는 전동칫솔을 이용하여 어금니, 사랑니, 앞니 뒤쪽까지 깨끗이 닦는다.

입 안의 세균은 턱관절을 더욱 틀어지게 만드는 원인이 되기 때문이다.

3. 얼굴에 맨손을 최대한 대지 않는다. 특히, 입술을 물어뜯거나, 턱을 괴지 않는다.

4. 신체의 양쪽을 동시에 사용하려 한다.

오른손, 오른쪽 어깨, 오른발만 사용하려 하지 않는다. 예를 들어 가방을 번갈아 드는 습관을 들인다.

5. 정면을 응시하는 생활을 습관화한다.

특히 책상 위에 자주 사용하는 물품 등의 위치를 주기적으로 바꿔줘서 몸이 한쪽으로만 틀어지는 것을 예방한다. 또한 컴퓨터 문서를 한 쪽 모니터에 놓고서 몸을 비틀어 문서작업을 하지 말고, 정면에 놓고 생활한다.

6. 음식은 양쪽으로 골고루 씹고, 코로 숨을 쉰다.

턱관절은 호흡과 연동해서 자연스럽게 움직여야 관

절이 경직되거나 이상 현상이 덜 생긴다. 가슴을 펴고, 최대한 코로 숨을 폐 깊숙이 들이마시는 습관을 들이는 것이 턱관절 건강에 좋다.

7. 턱과 얼굴에서 힘을 뺀다.

평소 저작근과 턱관절의 긴장이 풀리도록 입술이 다물려 있는 상태에서 앞니를 약간 벌려주면 좋다.

8. 치아 검사를 정기적으로 받는다.

9. 항상 바른 자세로 생활하려는 의지를 가지고 바른 자세 생활이 철저하게 몸에 베이게 한다.

그러면 척추와 골반이 휘어지거나 뒤틀어지지 않도록 곧게 지탱시켜주는 심부코어근육(spinal cord muscles)이 판판하게 발달되어 자세가 예쁘고 보기 좋게 된다. 게다가 턱관절을 균형 있게 만든다(김연아, 전지현, 그 외 바른 자세의 아나운서들처럼).

10. 혀를 하루 3번 정도는 최대한 내밀어주는 혀 스트레칭 운동을 해준다.

마이클조던은 환상적인 덩크슛과 각종 마법 같은 플레이를 할 때, 습관적으로 혀를 내밀었다. 다소 우습고 생소한 이야기로 들릴지 모르겠지만, 혀를 길게 기린처럼 뽑아내어 혀 스트레칭을 해주면 긴장된 혀 근육과 구강 내 근육, 특히 턱관절 긴장을 푸는 데 도움이 된다. 신경학적으로도 신체의 기능을 향상시키는 데 효과가 있다.

11. 신체의 근육 통증은 초기에 치료한다.

목, 어깨, 등, 허리가 욱신거리는 가벼운 근육 통증이 척추를 지탱하여 붙어 있는 척추기립근의 좌우 밸런스를 깨뜨리게 된다. 그러다가 한쪽 방향으로 몸이 뒤틀어지는 과정으로 진행되는 것이 전신 변형의 패턴이다. 결국 턱관절 비대칭의 원인이 엉뚱하게 목, 어깨, 허리 통증을 방치하는 데서 비롯될 수 있다는 말이다.

12. 1시간에 한 번씩 전신 스트레칭을 해서 몸을 항상 유연하게 만든다.

1시간에 10분씩 틀어진 골반과 휘어진 척추의 긴장이 풀리고 곧게 펴지도록 5~10분 정도 규칙적인 체형 교정 스트레칭 운동을 실시한다.

CHAPTER 01 얼굴 비대칭 바로 알기

13. 뇌를 손상시키지 않는다.

매사에 불안, 불신, 불만을 갖지 않는다. 반대로 매 순간 믿음, 신뢰, 만족하는 마음을 갖는다. 즉, 긍정 마인드를 실천한다. 매사가 짜증, 과도한 스트레스, 분노, 질투, 비교의 연속일 경우에 실제 안면의 인상을 결정하는 안면근육의 질(색깔, 탄성)이 심하게 떨어진다. 결국 전체적인 안면근육 비대칭과 혈액 순환 장애 현상 등은 턱관절 비대칭뿐만 아니라 눈, 코 입 비대칭의 원인이 된다.

14. 숙면을 취한다.

어떤 방식으로라도 숙면을 취해야 한다. 평소보다 일찍 내 몸이 편안하게 숙면 상태로 잠드는 환경을 만들어낸다. 예를 들어 베개를 바꾸거나 침대, 속옷, 이불, 실내조명 등을 바꿔서라도 내 몸에 편안함을 주는 환경, 뇌가 편안하게 안정을 취하는 상태를 만든다. 최악의 경우는 스마트폰을 사용하다 늦게 잠들거나, 머리 맡에 두고 전자기파를 쬐면서 자는 것이다.

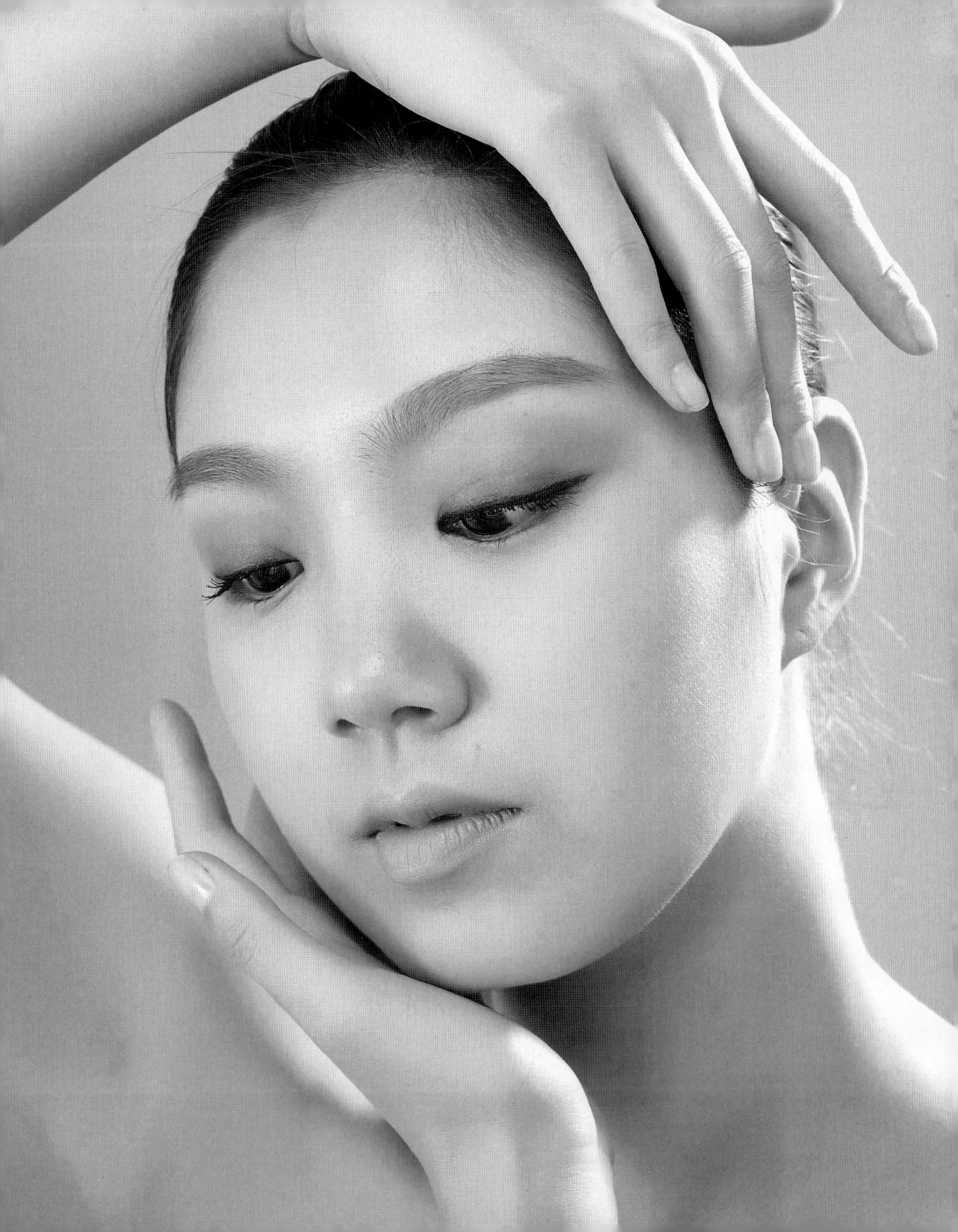

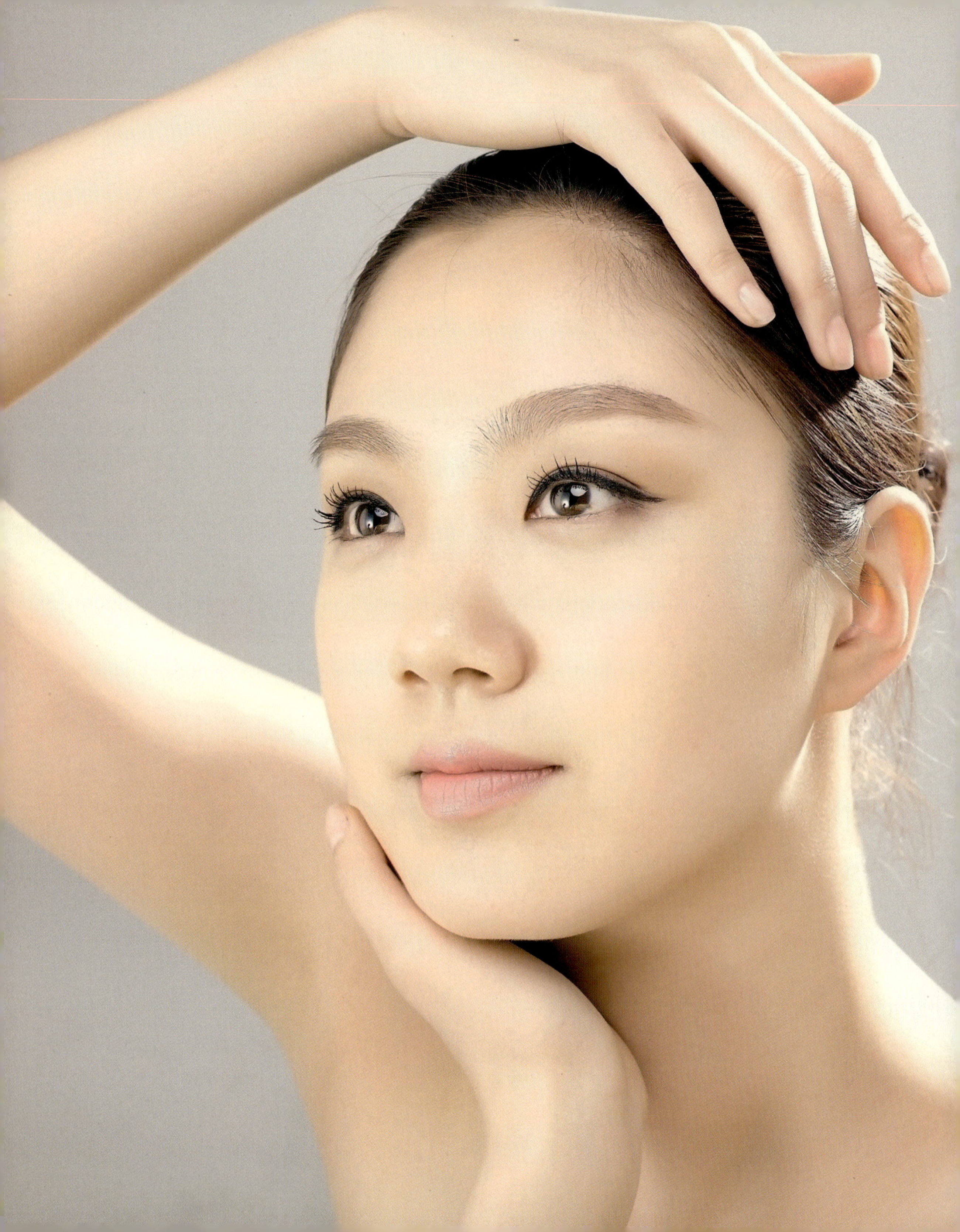

2

얼굴 비대칭
교정 운동

얼굴 비대칭 교정을 위해서는 반드시 경직된 안면 전체의 근육을 부드럽게 풀어주면서, 비틀어진 턱관절의 반대 방향으로 교정 운동을 동시에 시행해야 가장 효과적인 결과를 얻게 된다.

근막 마사지로
비대칭 얼굴 근육 풀어주기

비뚤어진 얼굴은 턱관절(하악)과 두개골(상악)의 연결이 좌우로 어긋나는 동시에 시계 방향, 반시계 방향으로 비틀어지면서 발생된다. 이 상태로 장시간 방치되면 연결 관절인 목(경추), 척추와 골반을 동시에 비틀어지게 만들어 거북목, 좌우 비대칭 어깨, 휜 척추, 틀어진 골반의 전신 비대칭 체형으로 악화되는 것이 증상의 패턴이다. 따라서 근본적인 얼굴 비대칭 교정을 위해서는 반드시 얼굴 전체의 경직된 근육을 부드럽게 풀어주면서, 동시에 비틀어진 턱관절의 반대 방향으로 교정 운동을 시행해야 가장 효과적인 결과를 얻게 된다.

얼굴 교정 운동과 함께 얼굴뼈에 연결된 근육과 근막 마사지를 통해, 비뚤어진 얼굴뼈의 조합과 불균형한 안면 근육을 균형 있게 잡아줘야 보기 좋은 턱 라인이 만들어진다. 동시에 틀어진 골반과 휘어진 척추 골격을 곧고 반듯하게 교정시켜야 보기 좋게 교정된 얼굴이 다시 재발되지 않는다.

균형 잡힌 얼굴이 예쁘다

*운동 시 안내 사항

1. 정해진 시간에 규칙적으로 해야 교정 효과가 확실히 좋다.

2. 아침, 낮, 저녁으로 나눠서 최소 1회, 15~30분씩 해주면 효과가 더욱 좋다.

3. 안내된 정해진 횟수의 운동을 반복적으로 시행해야 한다. 최대한 중간에 중지하지 않는다.

4. 시간이 없을 때에는, 각각의 운동과 마사지를 1회 최소 5~15분이라도 시행한다.

5. 시간이 지나면서 점점 강도를 높인다. 운동과 마사지를 하면 근육과 관절이 점점 적응되기 마련이다. 초기엔 무리하지 않도록 약한 강도로 하며, 점점 턱관절이 교정되고 굳은 근육이 풀리게 되면 강도를 높여준다.

6. 사람마다 체질과 상태가 다르기 때문에 교정 효과와 적응에 차이가 날 수 있다. 간혹 운동과 근막 마사지 초기에 오히려 통증을 더 느끼게 될 수 있다. 이 경우 강도를 약하게 하여 시행한 후, 그래도 통증이 지속되면 잠시 운동을 멈추고 2~3일 쉬는 것이 좋다.

7. 자신의 상태에 맞춰 강도와 횟수를 찾아 시행해야 한다. 상태에 따라 운동과 마사지를 강하게 해도 괜찮다. 자신감이 생기면 점점 강도를 늘려 나가며, 약하게 했는데도 통증과 불편을 느낀다면 더욱 약하게 하거나 중지한 후 휴식을 취한다.

8. 거울을 보면서 몸이 비뚤어지지 않게 균형을 잡고 정확한 동작으로 해야 한다. 목이 비뚤어지거나 턱이 기울어지고, 한쪽 어깨가 들린 채 운동과 마사지를 하면 안 된다.

턱 통증 발생 가능 안내

1. 운동은 최소한의 강도로 시작한다.

2. 턱 통증과 불편함이 심한지를 확인한 후, 점점 운동 강도를 늘려나간다.

3. 처음부터 빨리 교정되고자 하는 조급한 마음으로 강하게 운동을 하면 턱관절 주변의 통증과 불편을 유발시킬 수 있다.

4. 심각한 얼굴 비대칭으로 턱관절의 손상이 이미 심하여 턱관절 주변 근육이 약한 경우에는 운동을 최대한 약하게 해야 한다.

5. 통증 발생 시 대처 방법: 턱 및 목, 어깨, 허리 주변에 근육 통증을 느끼게 되면 처음 운동 강도의 약 1/10로 줄여서 운동해야 한다.

6. 1~2주 동안 최소한의 강도로 운동을 했음에도 통증이 남아 있거나, 통증이 악화된다면 본 운동을 2주~1달간은 중지해야 한다. 이런 경우는 이미 턱관절이 틀어지거나 주변 연

부조직(근육, 인대, 신경 등)이 약한 경우이다. 해당 턱관절 부위는 얼음찜질, 핫팩 등으로 10~15분 냉온팩을 해서 진정시키면 통증이 호전될 것이다.

7. 이미 심각한 턱관절 비대칭으로 인한 손상은 교정 운동 효과를 얻기에 상당한 시간이 걸릴 수 있는 점을 유의해야 한다. 보통 이런 상태로 악화된 경우에 최대한의 턱 교정 효과를 얻기 위해서는 6개월~1년가량의 교정 운동 기간이 필요하며, 이 기간은 본인의 운동 강도, 정확도에 따라 줄거나 늘 수 있다.

운동 목차

1. 비대칭 얼굴 근육 풀어주기
2. 일자목, 휜 목 교정 운동
3. 목, 어깨, 등 체형 교정 운동
4. 척추, 골반 체형 교정 운동
5. 턱 교정 집중 운동

비대칭 얼굴 근육 풀어주기 1

비뚤어진 턱관절, 얼굴 비대칭 상태에서는 두개골과 얼굴 근육 전체가 좌우 비대칭 상태로 뻑뻑하게 긴장된다. 경직되어 비대칭된 두개골과 얼굴 근육 전체를 개운하게 풀어줘야 효과적인 얼굴 비대칭 교정 효과를 얻게 된다. 또한 얼굴과 목 뒤 혈액 순환에 확실한 도움이 된다.

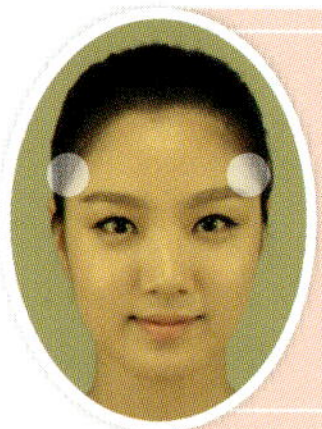

이마 옆 라인 눌러 돌려주기

이마 부위가 개운해지고 가벼워지는 것을 느낀다.

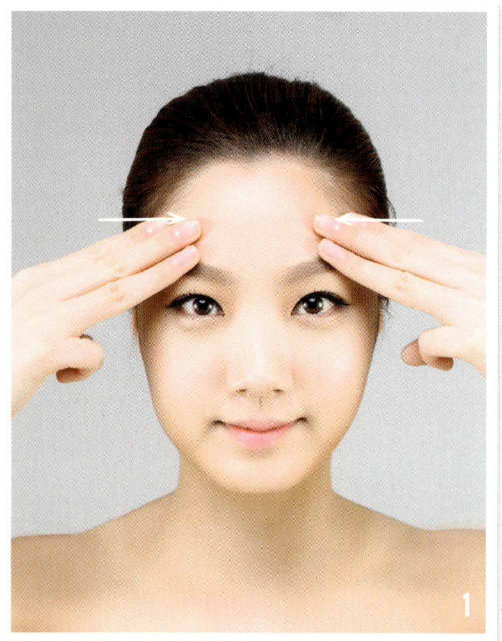

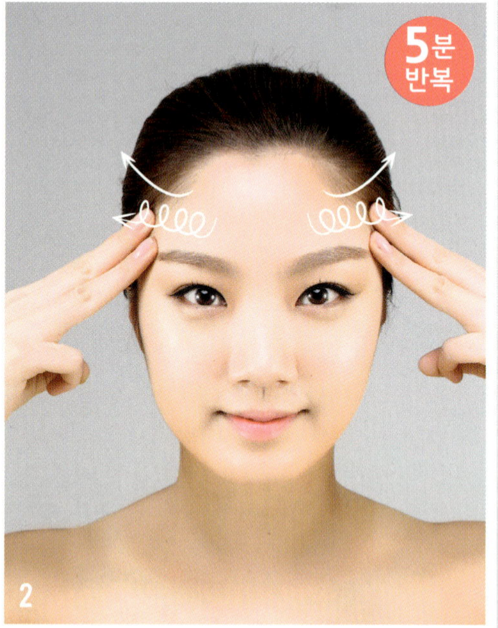

1 턱에서 힘을 빼고 손가락 1개가 들어갈 정도만큼만 입을 약간 벌려준다(살짝 다물어도 된다). 양손 검지, 중지, 약지 3개의 손가락을 눈썹라인이 끝나는 부분 바로 옆에 갖다 대고 지그시 눌러준다.

2 앞 이마와 옆 이마 사이의 접합 부위(튀어나온 뼈) 부분을, 안쪽에서 바깥쪽으로 5회 동그라미를 그리면서 풀어준다. 1회 5~10초씩, 1~5분 반복한다.

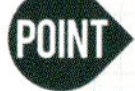 **POINT** 빨리 돌려주면 교정 효과가 적다. 천천히 눌러 돌려줘야 개운해진다.

균형 잡힌 얼굴이 예쁘다

광대뼈 눌러 돌려주기

광대 부위가 개운해지고 가벼워지는 것을 느낀다.

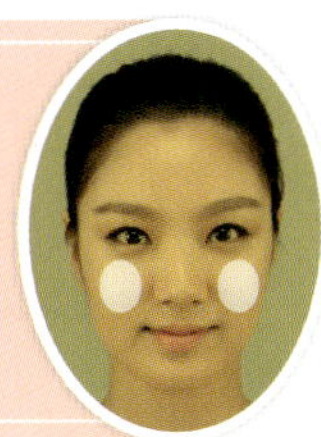

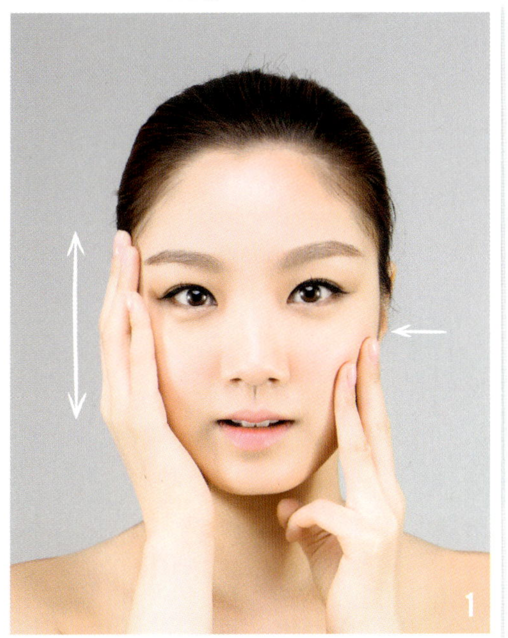

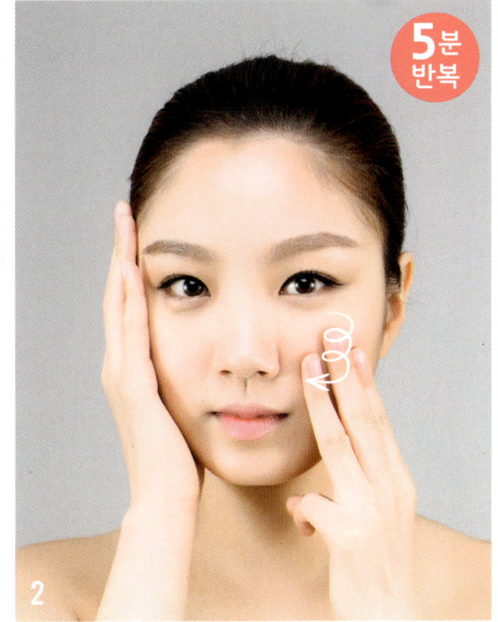

1 턱에서 힘을 빼고 손가락 1개가 들어갈 정도만큼만 입을 약간 벌려준다. 양손 검지, 중지, 약지 3개의 손가락을 광대뼈 위에 갖다 대고 지그시 눌러준다. 반대쪽 손바닥으로 얼굴을 지탱한다.

2 광대뼈 부위에 5회 동그라미를 그리면서 풀어준다. 1회 5~10초씩 1~5분 반복한다. 반대쪽도 똑같이 해준다.

- 빨리 돌려주면 교정 효과가 적다.
- 운동 후 통증이 생기면 약하게 한다.

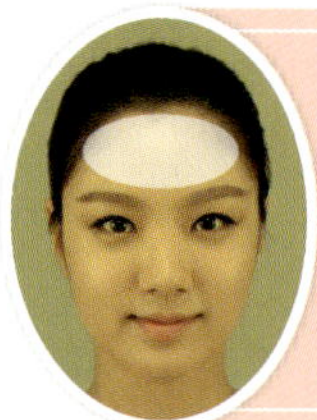

두개골 눌러 돌려주기 1

이마 부위가 판판하게 정돈되어 개운해지는 것을 느낀다.

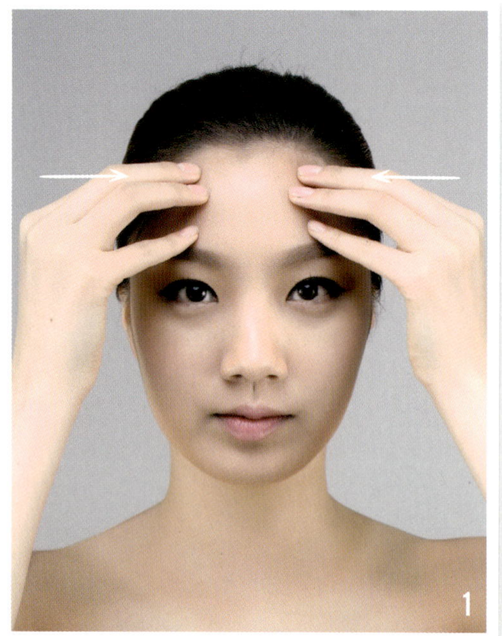

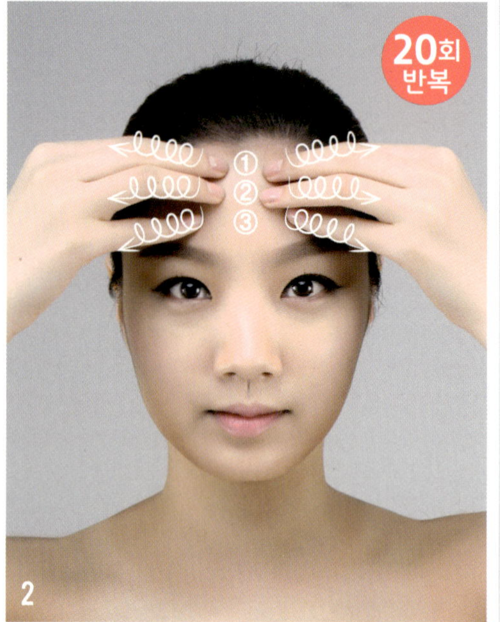

1 척추의 정렬을 바로잡고 허리를 펴고 앉는다. 얼굴 근육의 긴장이 풀리도록 턱에서 힘을 빼준다. 양손 검지, 중지, 약지 3개의 손가락을 이마에 갖다 대고 지그시 눌러준다.

2 이마 안쪽에서 바깥쪽으로 누르면서 천천히 돌려준다. 이마의 상. 중. 하 3개 부위를 모두 누르면서 천천히 돌려줘야 한다. 1회 5~10초씩, 10~20회 반복한다.

POINT
· 빨리 돌려주면 교정 효과가 적다.
· 중간에 손을 떼지 말고 같은 강도로 끝까지 돌려준다.

두개골 눌러 돌려주기 2

후두골 전체와 목 뒤쪽에 돌처럼 뭉친 근육을 부드럽고 개운하게 풀어준다.

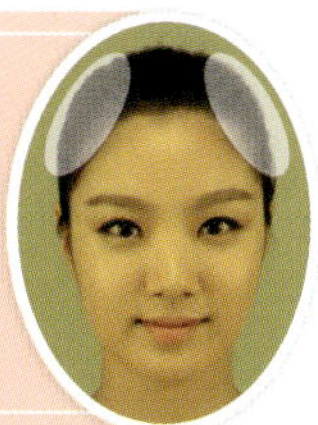

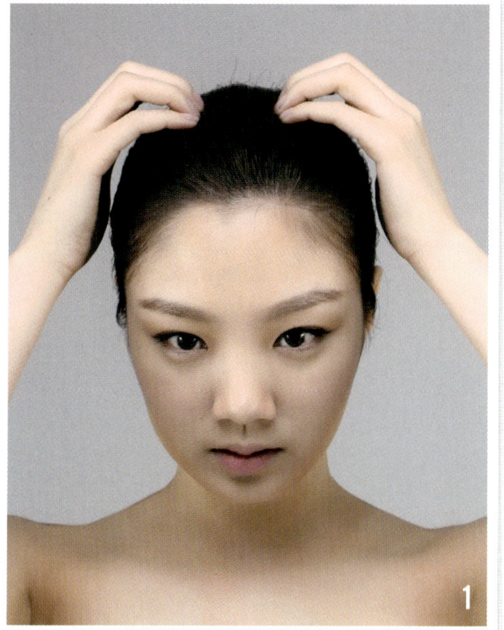

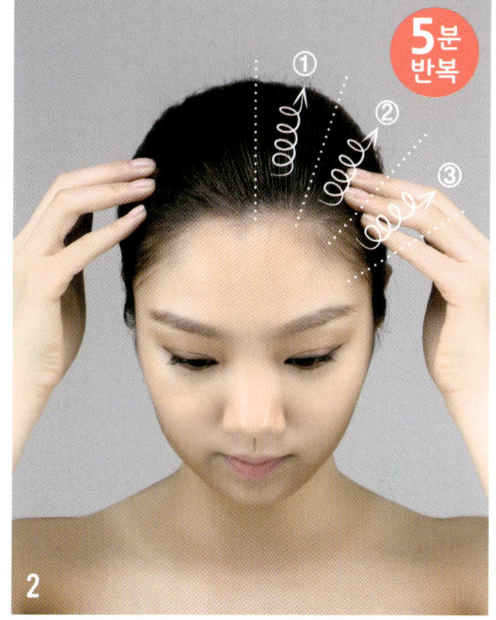

1 턱에서 힘을 빼고 손가락 1개가 들어갈 정도만큼만 입을 약간 벌려준다(살짝 다물어도 된다). 엄지손가락을 제외한 4개의 손가락을 갈고리 모양으로 만들어 정수리 양 옆에 갖다 댄다.

2 정수리 위에서 뒷목까지 지그시 누르면서 돌려준다. 정수리부터 귀까지 상, 중, 하 3개 부위로 나눠서 마사지를 해야 한다. 1회 5~10초씩, 1~5분 반복한다.

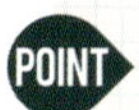

· 빨리 돌려주면 교정 효과가 적다.
· 중간에 손을 떼지 말고 같은 강도로 끝까지 돌려준다.

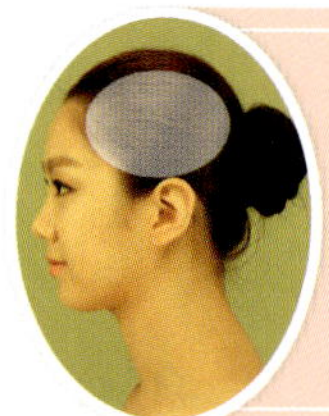

두개골 돌리며 쓸어내리기

옆 이마 부위가 판판하게 정돈되어 개운해지는 것을 느낀다.

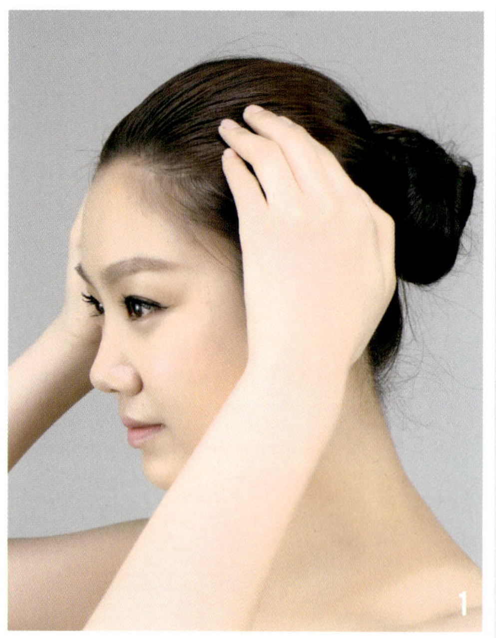

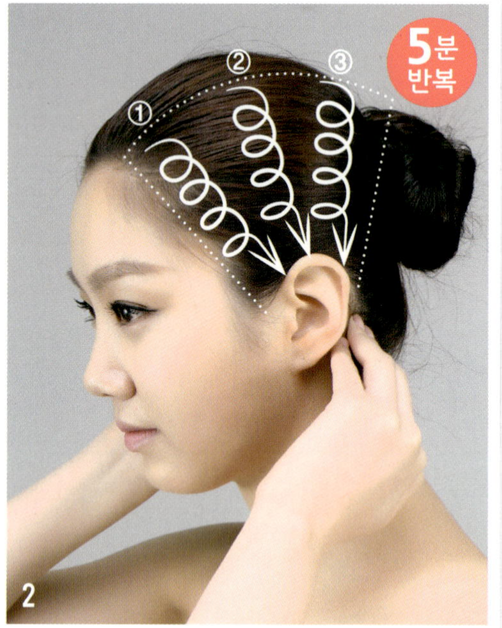

1 턱에서 힘을 빼고 손가락 1개가 들어갈 정도만큼만 입을 약간 벌려준다(살짝 다물어도 된다). 양손 엄지손가락을 제외한 4개의 손가락을 갈고리 모양으로 만들어 옆머리에 갖다 댄다.

2 옆머리 부분을 부채꼴 모양으로 3개 부위로 나눠서 마사지를 해야 한다. 옆머리 위부터 귀 뒤쪽까지 지그시 돌리면서 쓸어내린다. 1회 5~10초씩, 1~5분 반복한다.

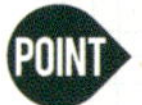

POINT
· 빨리 돌려주면 교정 효과가 적다.
· 중간에 손을 떼지 말고 같은 강도로 끝까지 돌려준다.

후두골 마사지

후두골 전체와 목 뒤쪽에 돌처럼 뭉친 근육을 부드럽고 개운하게 풀어준다.

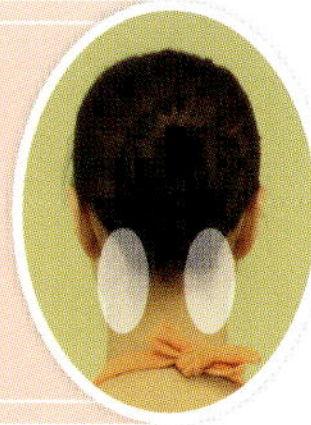

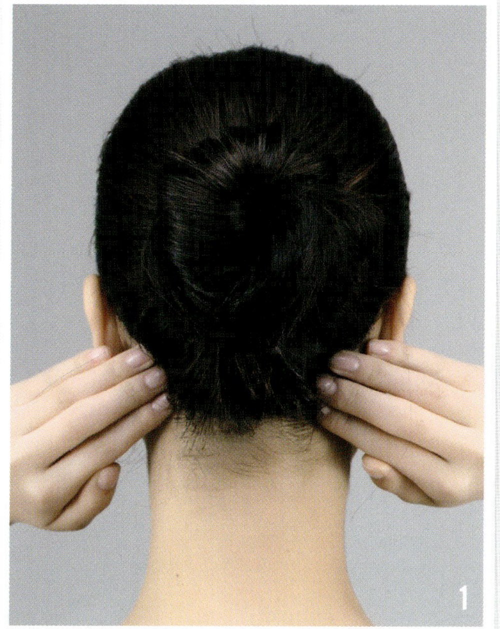

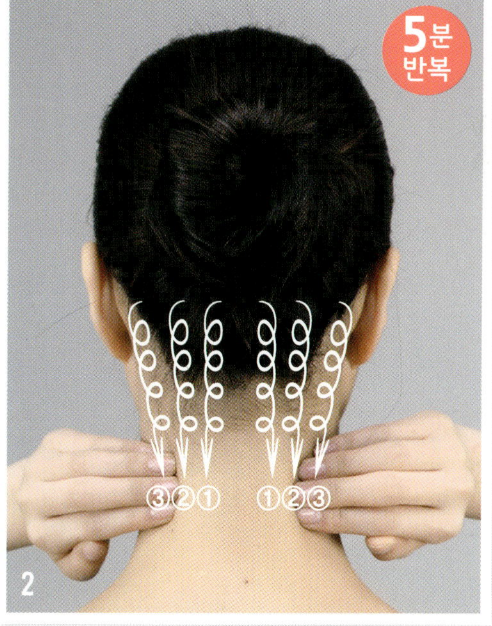

1 턱에서 힘을 빼고 손가락 1개가 들어갈 정도만큼만 입을 약간 벌려준다. 양손 엄지손가락을 제외한 4개의 손가락을 갈고리 모양으로 만들어 귀 뒤쪽(후두골)에 갖다 댄다. 후두골부터 목 가운데까지 3개 부위로 나눠서 마사지를 해야 한다.

2 위에서 아래로 지그시 돌리면서 쓸어내린다. 1회 5~10초, 1~5분 반복한다.

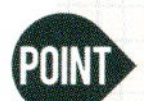

POINT
· 빨리 돌려주면 교정 효과가 적다.
· 중간에 손을 떼지 말고 같은 강도로 끝까지 돌려준다.

비대칭 얼굴 근육 풀어주기 2

턱관절

비뚤어진 턱관절을 지탱하는 턱관절 주변 근육을 균형 상태로 만들어 줘야 비뚤어진 얼굴 교정이 가능하다. 일반적으로 비뚤어진 방향의 턱 주변 근육은 돌처럼 뻣뻣하게 굳어 있기 마련이며, 그 반대 방향의 턱 근육은 엿가락처럼 늘어져 약해져 있다. 이러한 근육 비대칭 상태에서는 경직된 근육을 더욱 강하게 풀어주는 턱 교정 마사지를 시행하면 얼굴 비대칭 교정에 탁월한 효과를 얻게 된다.

턱관절 동그라미 그리며 쓸어내리기

긴장된 턱관절 주변이 풀리는 것을 느낀다.

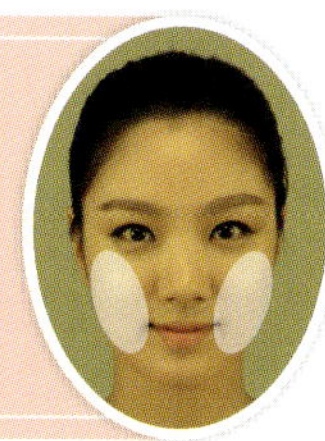

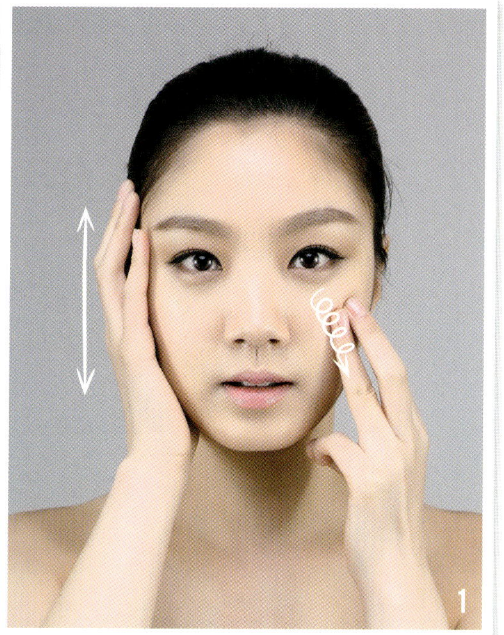

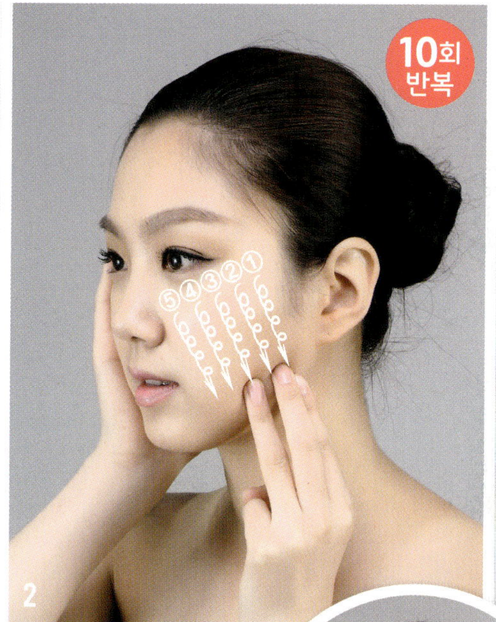

1 턱에서 힘을 빼고 손가락 1개가 들어갈 정도만큼만 입을 약간 벌려준다. 검지, 중지, 약지 3개의 손가락을 갈고리 모양으로 만들어 비뚤어진 방향의 턱관절에 갖다 댄다. 4~5회 동그라미를 그리면서 마사지하듯 지그시 눌러준다. 반대쪽 손바닥으로 얼굴을 지탱한다.

2 턱관절부터 아래쪽 턱 라인까지 5개 부위로 나눠서, 위에서 아래로 같은 방식으로 동그라미를 그리며 내려온다. 5~10회 반복한다.

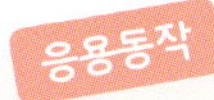
응용동작

양손으로 동시에 해도 된다.

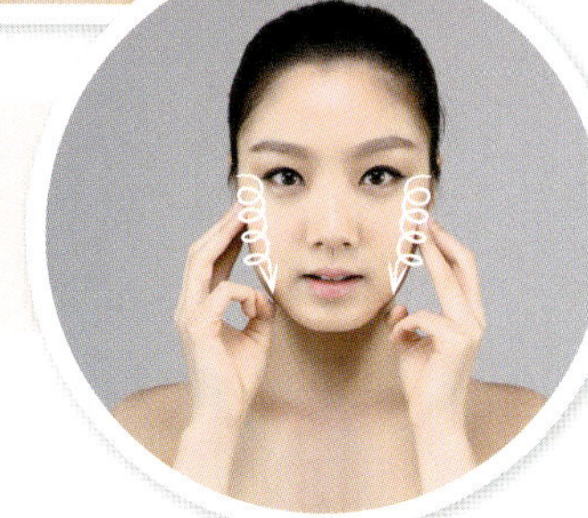

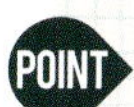

POINT
- 얼굴이 비뚤어지지 않은 상태에서 턱 근육을 풀어줘야 하며 운동 후 통증이 생기면 약하게 한다.
- 중간에 손을 떼지 말고 같은 강도로 끝까지 돌려준다.

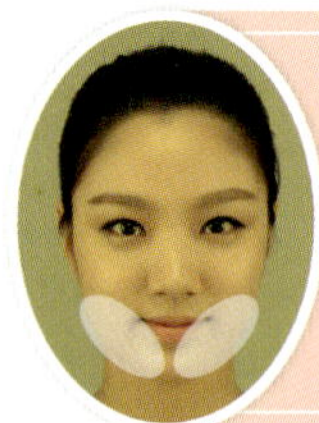

턱 뒤 앞으로 잡아 움직여주기

비틀어진 턱이 교정되면서 긴장된 턱관절 주변이 풀리는 것을 느낀다.

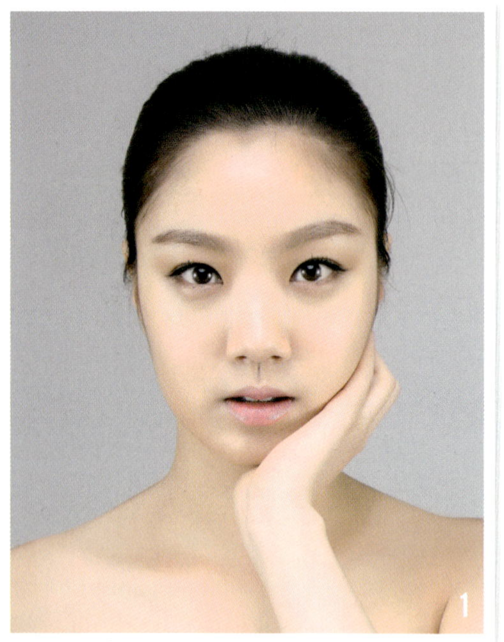

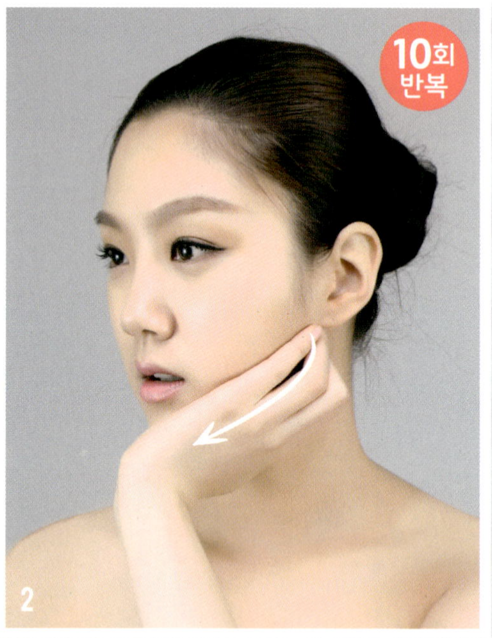

1 턱에서 힘을 빼고 손가락 1개가 들어갈 정도만큼만 입을 약간 벌려준다. 비틀어진 턱 뒤쪽(귀밑)을 엄지 손가락을 제외한 4개의 손가락으로 갈고리 모양을 만들어 잡는다. 손바닥을 턱 라인에 갖다 댄다.

2 손가락을 이용해 비틀어진 턱을 앞으로 지그시 빼준다. 1세트 10회 반복한다.

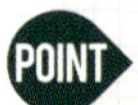

POINT
· 목이 한쪽으로 기울어지지 않도록 거울을 보면서 양손으로 해준다.
· 검지가 턱 라인 아래로 내려가지 않도록 주의한다.

균형 잡힌 얼굴이 예쁘다

턱관절 잡아 좌우로 움직여주기

뻣뻣한 턱관절 부분의 근육과 인대가 부드러워지면서
턱이 점점 균형 잡히는 것을 느낀다.

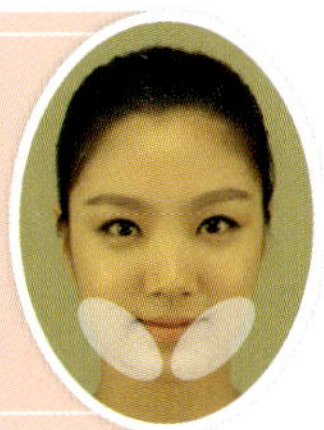

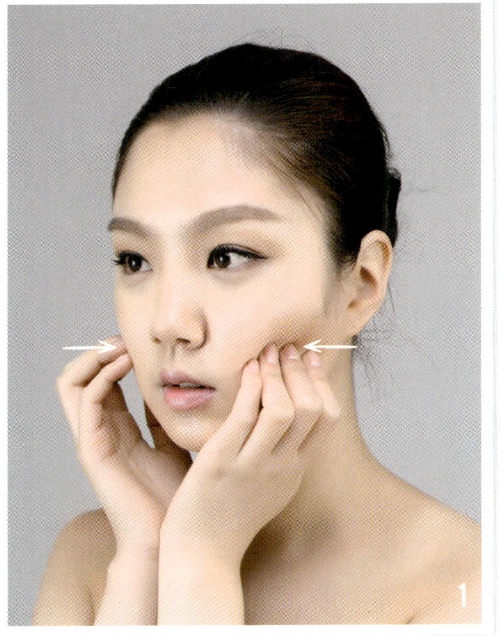

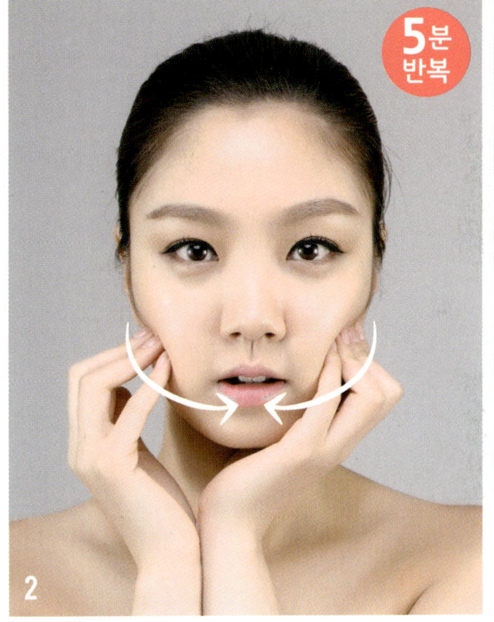

1 턱에서 힘을 빼고 손가락 1개가 들어갈 정도만큼만 입을 약간 벌려준다. 엄지손가락을 제외한 4개의 손가락을 펴서 귀 옆 턱관절 부근의 저작근에 갖다 대고 지그시 눌러준다.

2 거울을 보면서 턱관절을 좌우로 가볍게 흔들어준다. 1세트 10∼30회씩, 1∼5분 반복한다.

POINT
· 턱관절을 양손으로 잡고 움직여준다.
· 비틀어진 턱의 반대 방향으로 더욱 오랫동안 지그시 틀어주고 가만히 있는다.

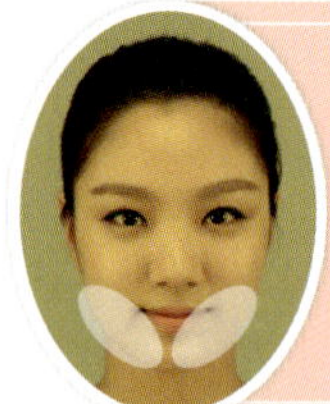

주먹 쥐고 동그라미 그리며 쓸어내리기

강한 강도의 운동으로 좌우 비대칭의 턱관절이 교정된다.

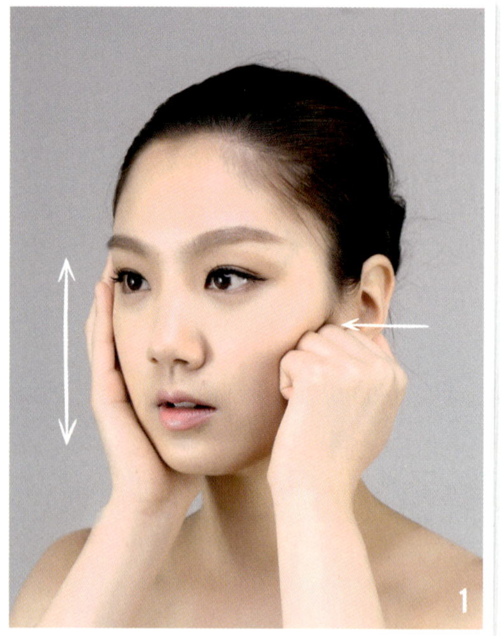

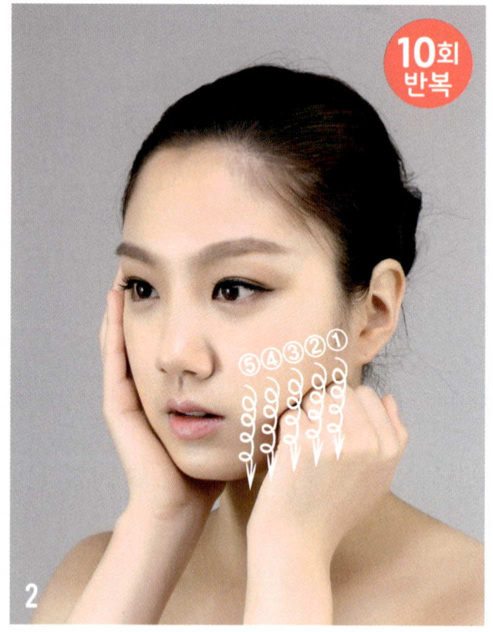

1 턱에서 힘을 빼고 손가락 1개가 들어갈 정도만큼만 입을 약간 벌려준다. 주먹을 쥐고 비틀어진 턱관절에 갖다 댄다. 주먹 쥔 손가락 부위를 턱관절에 갖다 대고 지그시 누른다. 반대쪽 손바닥으로 얼굴을 지탱한다.

2 아래로 내려오면서 턱관절 근육을 마사지하듯 4~5회 동그라미를 그리면서 쓸어내린다. 턱관절부터 아래쪽 턱 라인까지 5개 부위로 나눠서 위에서 아래로 같은 방식으로 동그라미를 그리며 쓸어내린다. 5~10회 반복한다. 반대쪽도 같은 방식으로 해준다.

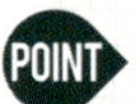 **POINT**
· 운동 후 통증이 생기면 약하게 한다.
· 중간에 손을 떼지 말고 같은 강도로 끝까지 돌려준다.

비대칭 얼굴 근육 풀어주기 3

턱 밑 근육은 턱관절 비대칭을 유발시키는 주요 근육 중 하나이다. 얼굴이 비뚤어지게 되면 턱 라인 아래 부분을 구성하는 턱 밑 근육 또한 동시에 비대칭 상태로 변형된다. 보이는 얼굴 근육뿐만 아니라, 턱 밑 근육을 동시에 판판하고 개운하게 해줘야 근본적인 교정 효과를 얻게 된다.

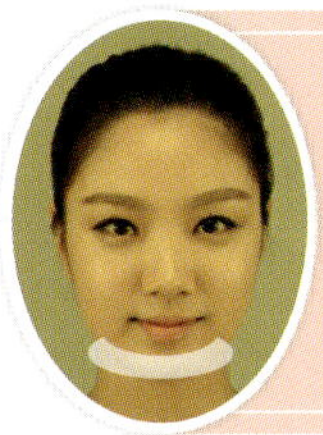

턱 밑 엄지 찔러 넣어 눌러주기

턱 밑 근육이 풀리면서 개운해지는 것을 느낀다.

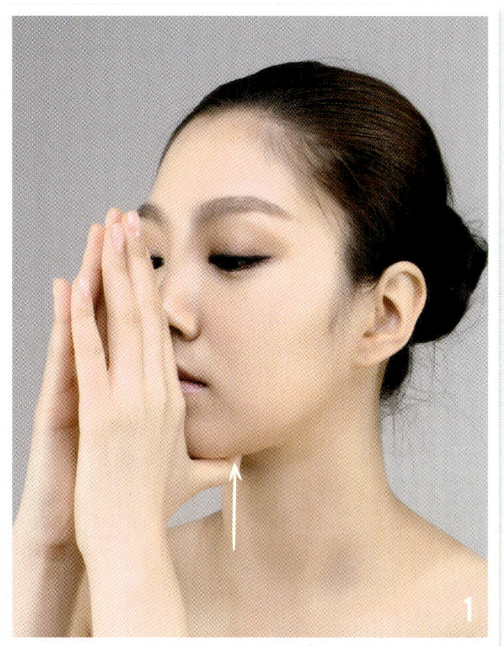

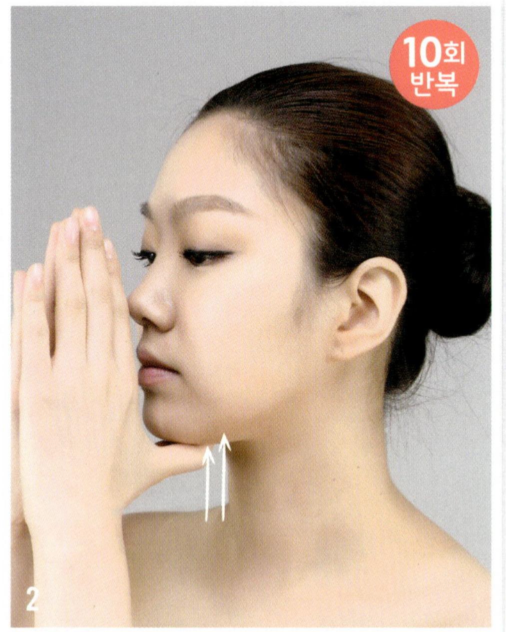

응용동작

깍지 껴 엄지손가락으로
찔러넣어도 된다.

1 척추의 정렬을 바로잡고 허리를 펴고 앉는다. 얼굴 근육의 긴장이 풀리도록 턱에서 힘을 빼준다. 양쪽 엄지손가락 지문 있는 부분으로 턱 밑 근육을 지그시 눌러준다.

2 거울을 보면서 얼굴이 한쪽으로 기울어지지 않도록 확인하면서 눌러준다. 더욱 뻣뻣하게 굳은 부분을 더 오래 눌러준다. 1회 5초씩, 10회 천천히 반복한다.

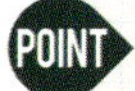 **POINT** 턱 바로 밑 근육만 마사지해야 한다. 편도선과 목구멍이 눌리도록 밀어주면 안 된다.

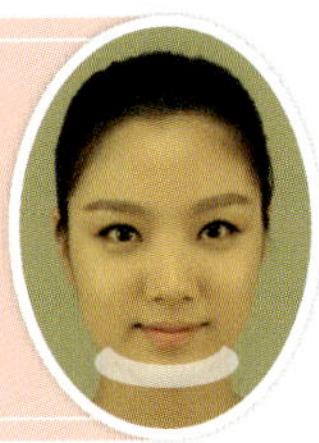

입 벌린 후 턱 밑 눌러주기

턱 밑 근육이 풀리면서 개운해지는 것을 느낀다.

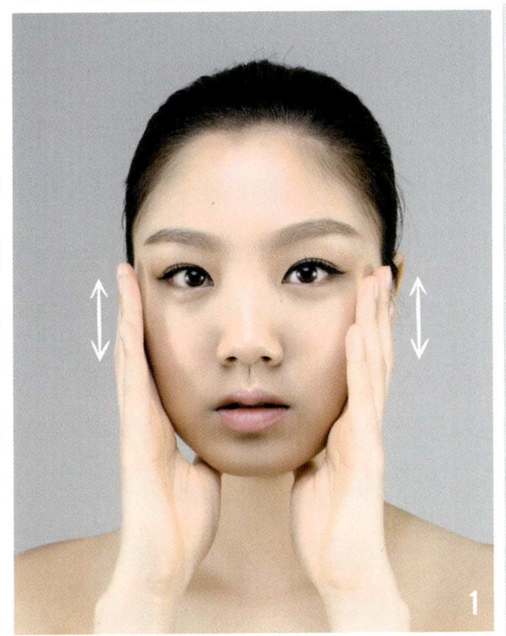

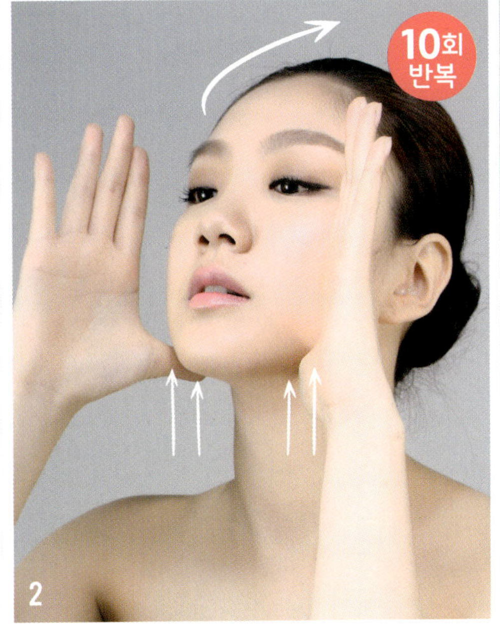

1 척추의 정렬을 바로잡고 허리를 펴고 앉는다. 얼굴 근육의 긴장이 풀리도록 턱에서 힘을 빼준다. 양쪽 엄지손가락 지문 있는 부분으로 턱 밑 근육을 지그시 눌러준다. 그 상태로 입을 살짝 벌린다.

2 입을 조금씩 더 벌리는 동시에 엄지손가락을 목 방향으로 지그시 밀어올리는 느낌으로 마사지한다. 거울을 보면서 얼굴 이 한쪽으로 기울어지지 않도록 확인하면서 반복한다. 1회 5초씩, 10회 천천히 반복한다.

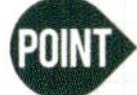 **POINT** 턱 바로 밑 근육만 마사지해야 한다. 편도선과 목구멍이 눌리도록 밀어주면 안 된다.

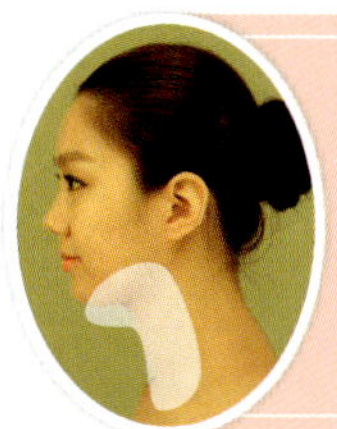

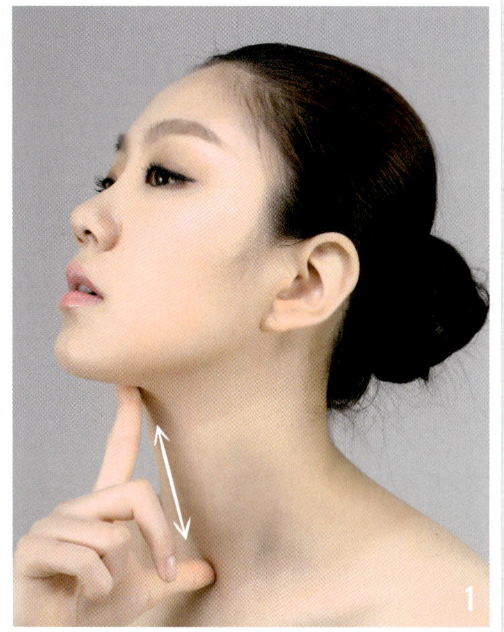

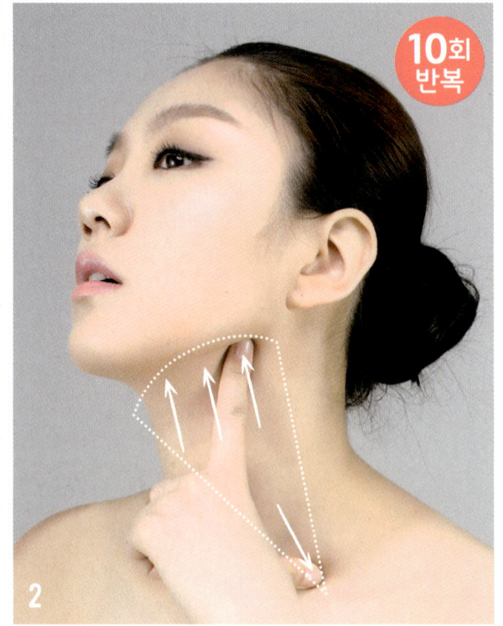

1 척추의 정렬을 바로잡고 허리를 펴고 앉는다. 얼굴 근육의 긴장이 풀리도록 턱에서 힘을 빼준다. 엄지손가락을 쇄골에 지탱하고, 검지를 곧게 펴서 턱 밑 근육에 갖다 댄다.

2 턱 밑 근육을 턱 라인을 따라 부채꼴 모양으로 지그시 찔러 스트레칭해준다. 양쪽 턱 밑 근육 중 더욱 뻣뻣하게 굳은 방향을 더 오래 해준다. 비뚤어진 입 모양이 대칭이 되는지 거울로 확인하면서 시행한다. 1회 5초씩, 10회 천천히 반복한다.

 **POINT** 턱 바로 밑 근육만 마사지해야 한다. 편도선과 목구멍이 눌리도록 밀어주면 안 된다.

목 45도 젖혀 턱 밑 근육 스트레칭

목 뒤 근육을 자극하여 휘어진 목과 앞으로 튀어나온 거북목을 교정시켜준다.

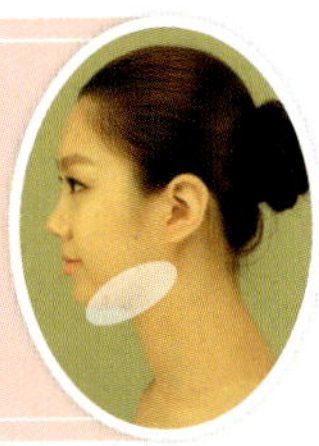

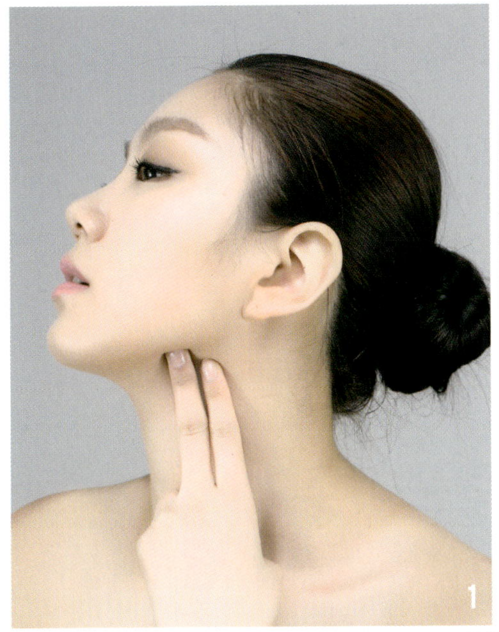

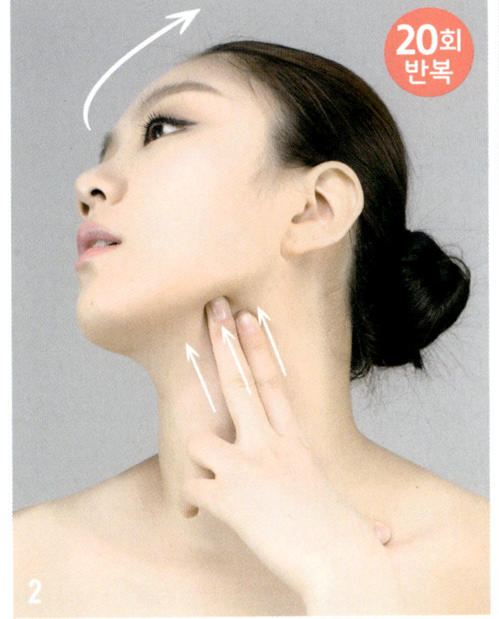

1 척추의 정렬을 바로잡고 허리를 펴고 앉는다. 얼굴 근육의 긴장이 풀리도록 턱에서 힘을 빼준다. 검지와 중지를 턱관절 밑에 대고 고개를 최대한 반대쪽으로 45도 뒤로 젖혀준다.

2 고개를 젖힐 때 눈은 최대한 뒤를 쳐다본다. 목 앞이 개운해지면서 목주름이 펴지는 것을 느낀다. 5초 동안 멈췄다가 원위치한다. 같은 방식으로 왼쪽, 오른쪽 45도 사선으로 목을 뒤로 젖혀 스트레칭해준다. 1회 5초씩, 20회를 실시한다.

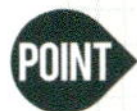

· 운동 시 한쪽 턱 밑이 더욱 뭉쳐 있는 느낌이 들면 더 오래 스트레칭해준다.
· 시신경은 목 근육과 연결되어 있어 시선을 뒤로 할수록 목을 더 젖힐 수 있다.

비대칭 얼굴 근육 풀어주기 4

두개골 부위 중 하나인 입천장을 감싸고 있는 근육과 턱관절을 지탱해주는 입 속 근육 중 하나인 내익상근을 개운하게 풀어주면 얼굴 비대칭과 턱관절 장애를 해결하는 데 큰 도움이 된다. 특히 입천장의 근육을 자극하면 부비강을 개운하게 풀어줘 막힌 순환을 뚫어준다. 또 볼 안쪽 근육이 과도하게 손상되거나 긴장된 경우에 발생하는 심각한 얼굴 비대칭과 턱 통증도 간단한 운동으로 개선할 수 있다.

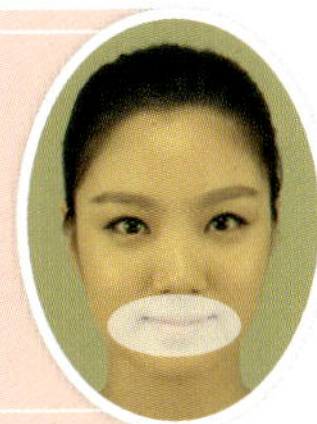

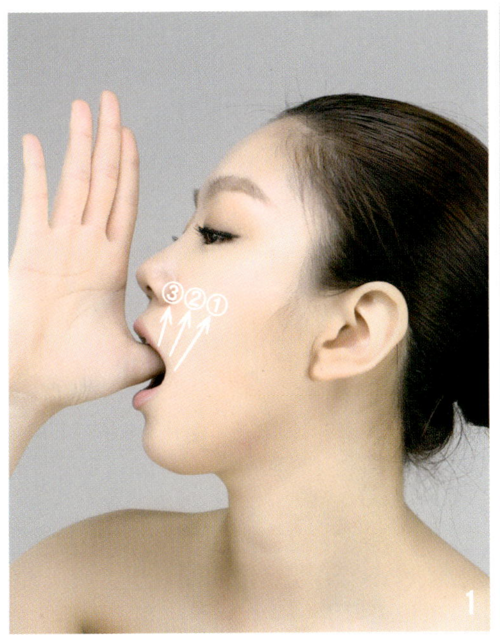

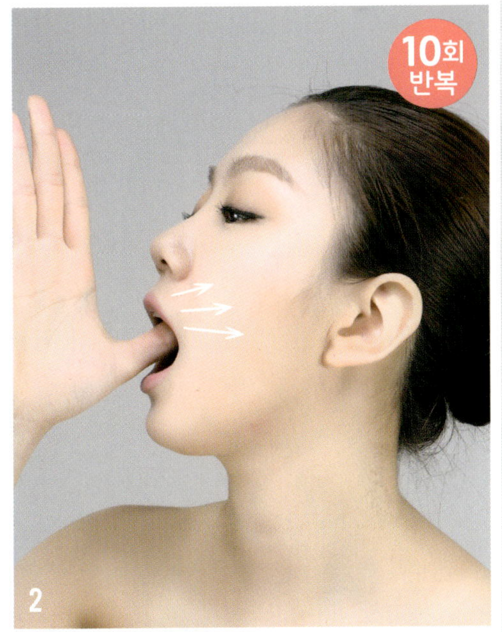

1 척추의 정렬을 바로잡고 허리를 펴고 앉는다. 입천장에 양쪽 엄지손가락 지문 있는 부분을 갖다 대고 지그시 누른다. 안쪽 목젖 있는 부분부터 앞니 방향으로 누르면서 마사지한다.

2 같은 방식으로 입천장을 중심으로 좌우 어금니 방향으로 각각 3개 부위를 나누어 마사지한다. 가운데, 중간, 측면(어금니 바로 옆쪽)을 각각 눌러준다. 1회 5~10초씩, 10회 반복한다.

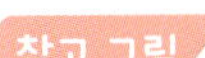
참고 그림

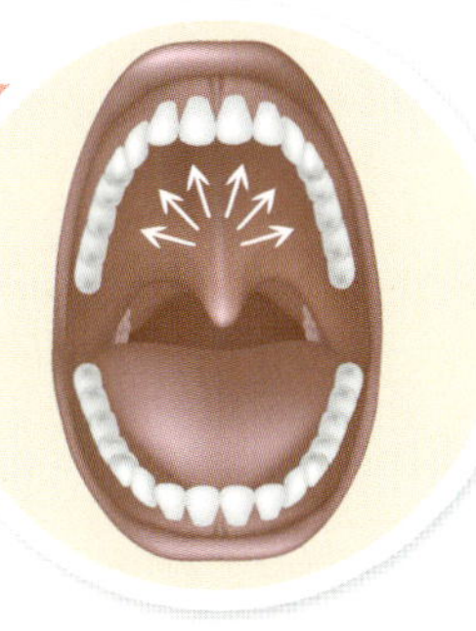

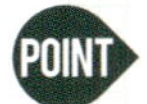 **POINT** 입천장의 각 부위를 동일한 압력으로 눌러줘야 한다.

입 막고 풍선 만들기

입 속 턱관절 지탱 근육을 개운하게 풀어줘 턱 교정 효과에 확실한 도움을 준다.

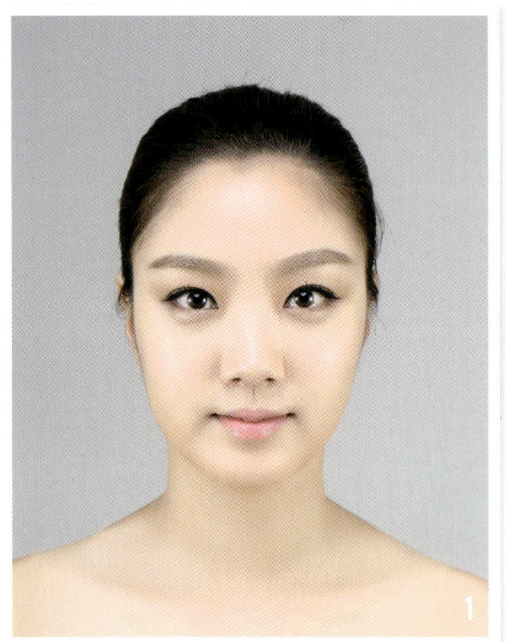

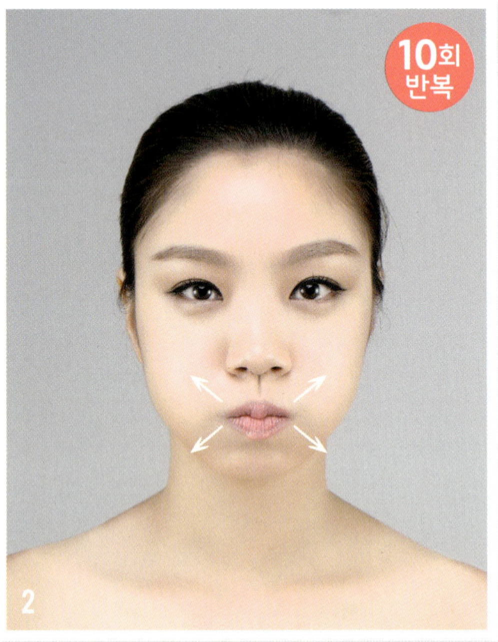

1 척추의 정렬을 바로잡고 허리를 펴고 앉는다. 얼굴 근육의 긴장이 풀리도록 턱에서 힘을 빼고 입술을 지그시 다문다.

2 3~5초 동안 서서히 입 속을 부풀리며 비틀어진 턱관절 반대 방향 쪽으로 공기 풍선을 쏠리게 만든다. 더 이상 부풀려지지 않을 때까지 입 속을 부풀린 후 3~5초 정도 멈춘다. 코로 숨을 최대한 들이마시고 내뱉는다. 1회 5~10초씩, 10회 반복한다.

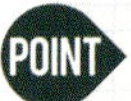 경직된 턱 속 근육이 개운해지고 가벼워지는 것을 느끼면서 풀어준다.

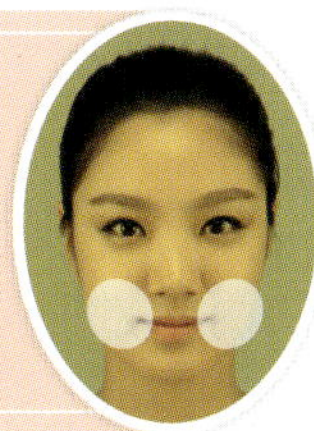

볼 안쪽 근육 이완시키기

입 속 근육을 부드럽게 이완시켜 풀어주면 개운해지면서 턱 통증이 호전된다.

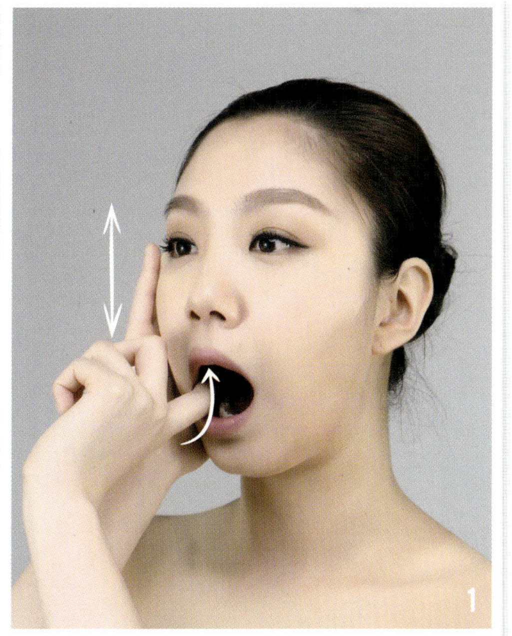

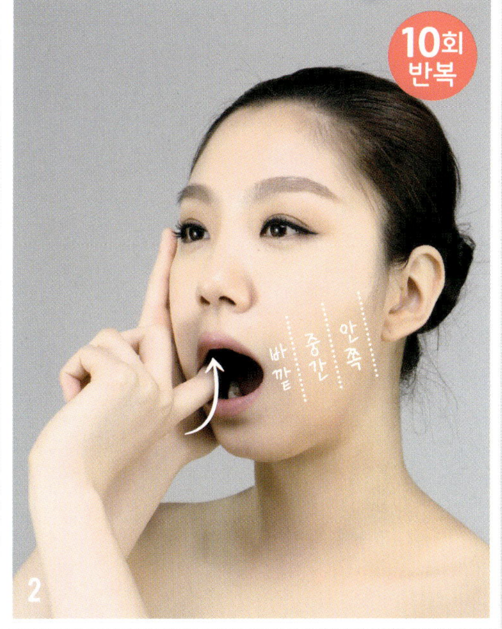

1 턱에서 힘을 빼고 손가락 3개가 들어갈 정도만큼만 입을 벌려준다. 검지를 펴서 지문이 있는 방향을 볼과 어금니 사이 공간에 끼워 넣는다. 얼굴이 틀어진 경우 이 부위가 매우 아프기 때문에 처음에는 너무 깊게 집어넣지 않는다. 반대쪽 손바닥으로 얼굴을 지탱한다.

2 볼 안쪽을 지그시 눌러 볼이 볼록하게 나올 정도로 어금니 사이를 벌려준다. 점점 깊게 들어가면서 바깥, 중간, 안쪽 3개 부위로 나눠서 벌려준다. 5~10회 반복한다. 반대쪽도 똑같이 해준다.

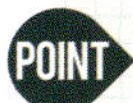 **POINT** 턱관절 안쪽 삼차 신경이 심하게 눌린 경우 이 부위를 마사지한 후 더욱 아플 수 있다. 이는 심한 경우이므로 약하게 마사지한다.

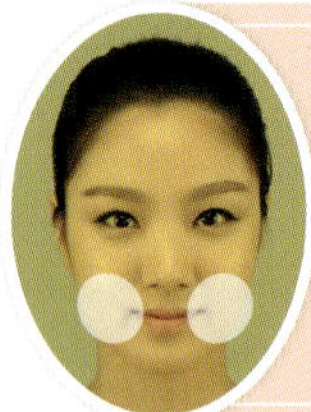

볼 안쪽 손가락으로 동그라미 돌리기

입 속 근육을 부드럽게 이완시켜 풀어주면 개운해지면서 턱 통증이 호전된다.

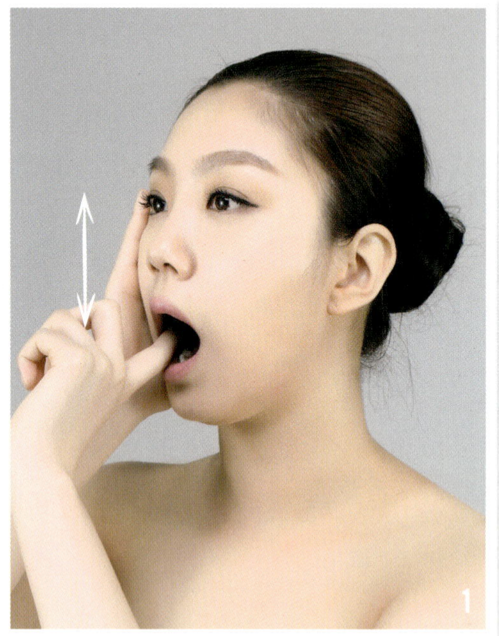

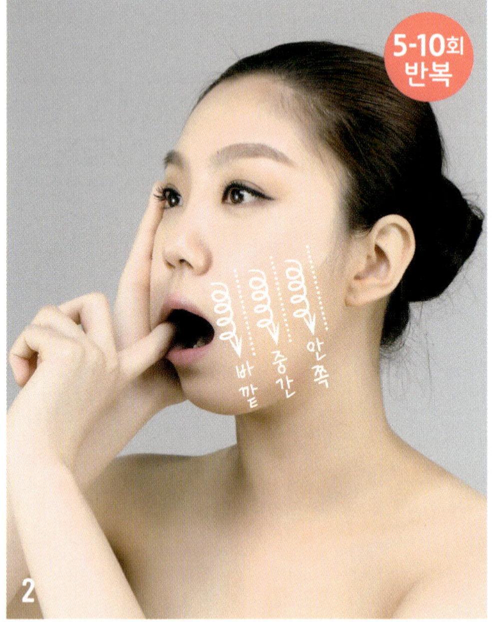

1 턱에서 힘을 빼고 손가락 3개가 들어갈 정도만큼만 입을 벌려준다. 검지를 펴서 지문이 있는 방향을 볼과 어금니 사이 공간에 끼워 넣는다. 얼굴이 틀어진 경우 이 부위가 매우 아프기 때문에 처음에는 너무 깊게 집어넣지 않는다. 반대쪽 손바닥으로 얼굴을 지탱한다.

2 볼 안쪽을 시계 방향으로 지그시 누르면서 돌려준다. 점점 깊게 손가락을 넣어 돌리면서 마사지를 해준다. 바깥, 중간, 안쪽 3개 부위로 나눠서 돌려준다. 5~10회 반복한다. 반대쪽도 똑같이 해준다.

 턱관절 안쪽 삼차 신경이 심하게 눌린 경우 이 부위를 마사지한 후 더욱 아플 수 있다. 이는 심한 경우이므로 약하게 마사지한다.

일자목, 휜 목 교정 운동

얼굴 비대칭 상태에서는 정상적인 C형 목 구조가 일자목으로 변형되는 동시에 목이 좌우로 휘어지게 된다. 무엇보다 목과 어깨 근육이 돌처럼 굳게 되어 목과 어깨를 개운하게 풀어주는 동시에 C형 목 구조로 만들어주는 것이 필수이다.

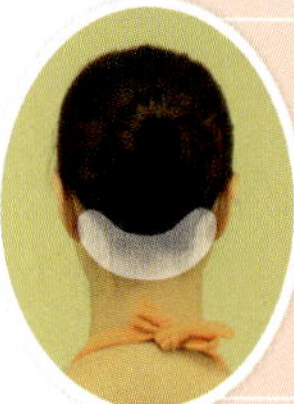

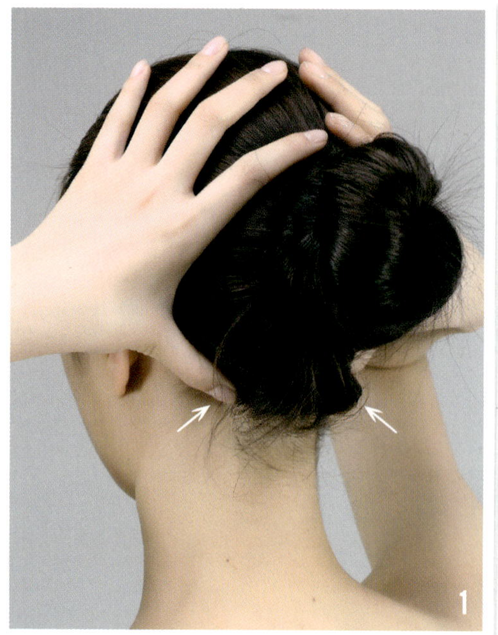

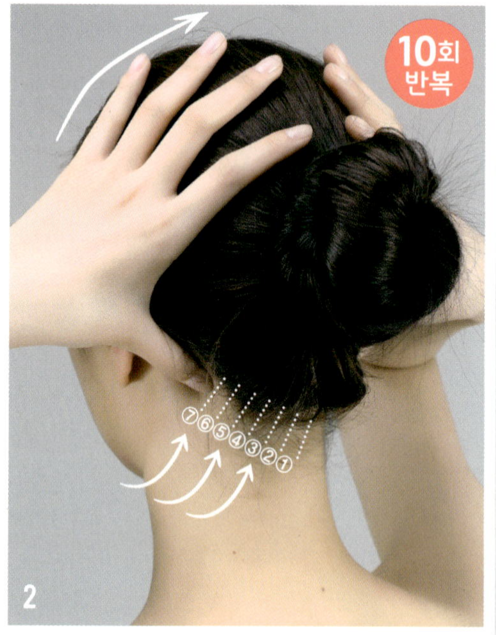

1 척추의 정렬을 바로잡고 허리를 펴고 앉는다. 양손을 펴서 목과 뒤통수(후두골)가 만나는 경계선에 찌르듯이 갖다 댄다.

2 목을 천천히 뒤로 젖혀주면서 더욱 찔러 넣는다. 목 가운데에서 턱 뒤까지 7개 부위로 나눠 0.5~1cm씩 귀 쪽으로 엄지손가락을 이동시키면서 지그시 눌러준다. 1회 5초씩, 10회 반복한다.

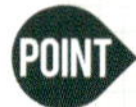 **POINT** 중간에 손을 떼지 말고 같은 강도로 끝까지 눌러준다.

세 손가락으로 경추 돌리기

비뚤어진 경추(목뼈)로 인해 돌처럼 굳은 목 옆 근육을 개운하게 풀어준다.

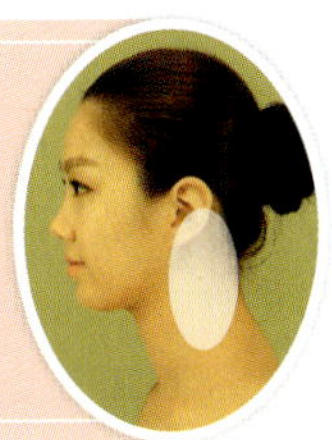

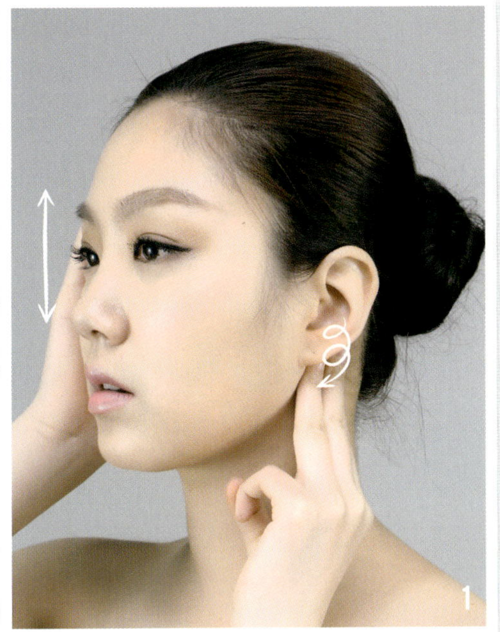

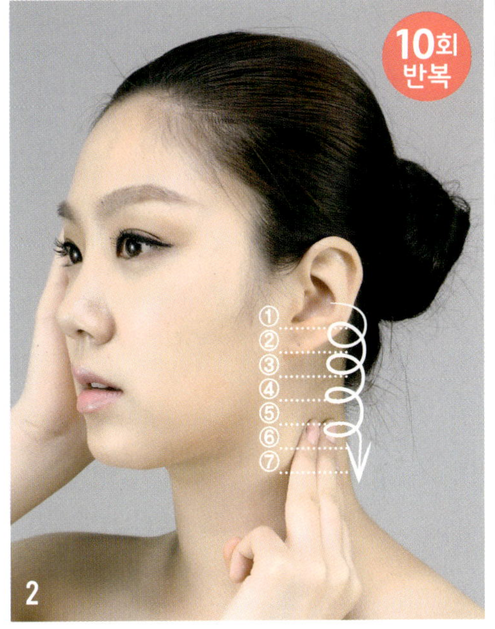

1 척추의 정렬을 바로잡고 허리를 펴고 앉는다. 검지, 중지, 약지 3개 손가락을 곧게 펴고 턱 뒤에 딱딱한 뼈(유양돌기) 바로 아래에 지그시 갖다 댄다. 목을 반대로 기울이며 손가락을 천천히 돌리면서 마사지해준다. 반대쪽 손바닥으로 얼굴을 지탱한다.

2 목뼈가 7개이므로 목뼈가 시작되는 첫 번째 마디부터 0.5~1cm씩 손가락을 아래쪽으로 이동시키면서 마지막 마디까지 지그시 돌리면서 마사지해준다. 1회 5초씩, 10회 반복한다. 반대쪽도 똑같이 해준다.

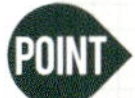 **POINT** 중간에 손을 떼지 말고 같은 강도로 끝까지 눌러준다.

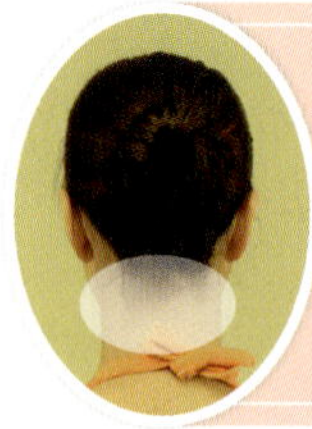

목 젖혀 목덜미 꾹 주물러주기

목 뒤의 혈액 순환이 개선되며, 경직된 목 근육을 개운하게 풀어준다.

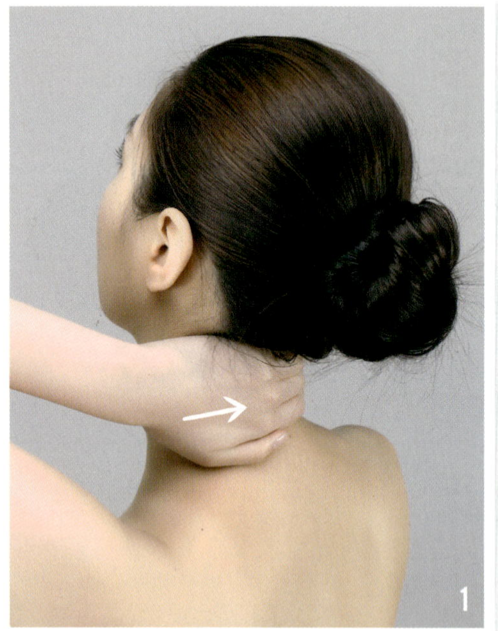

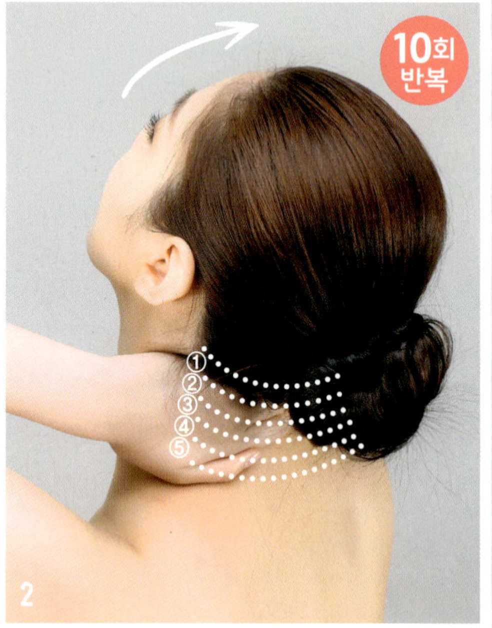

1 척추의 정렬을 바로잡고 허리를 펴고 앉는다. 목을 천천히 뒤로 젖혀준다. 한쪽 손바닥과 손가락을 이용해 목과 뒤통수 (후두골)가 만나는 경계선에 갖다 대고 지그시 쥐어 잡는다.

2 목 뒷부분을 5개 부위로 나눠 1∼2cm씩 목 아래로 손바닥을 이동시킨다. 목을 뒤로 젖힌 채 3∼5초 동안 지그시 쥐어 잡 으면서 목 근육을 풀어준다. 1회 5초씩, 10회 반복한다. 손을 바꿔 똑같이 해준다.

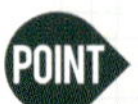 **POINT** 중간에 손을 떼지 말고 같은 강도로 끝까지 눌러준다.

균형 잡힌 얼굴이 예쁘다

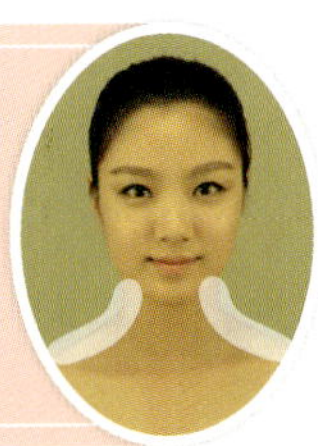

귀밑부터 어깨 끝까지 주물러주기

목과 어깨의 혈액 순환이 개선되고 뻣뻣한 어깨 근육을 개운하게 풀어준다.

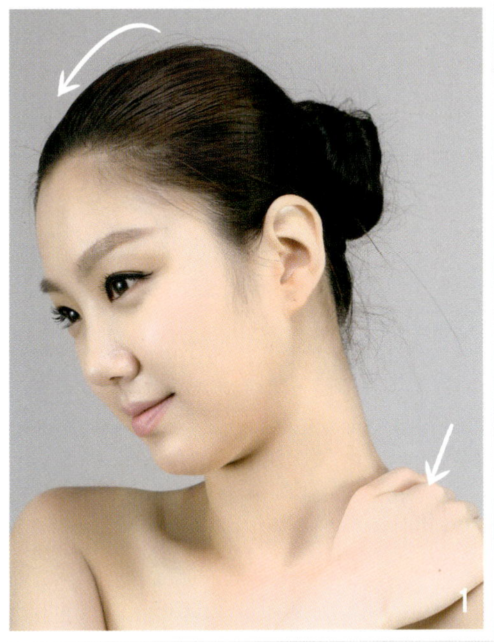

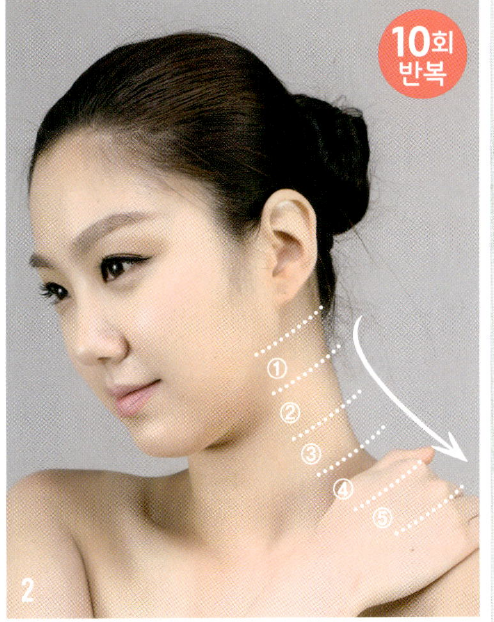

1 척추의 정렬을 바로잡고 허리를 펴고 앉는다. 목을 천천히 옆으로 젖혀준다. 손바닥과 손가락을 이용해 목과 어깨가 만나는 경계선 부위(승모근)에 갖다 대고 지그시 쥐어 잡는다.

2 마사지할 어깨 부분을 5개 부위로 나눠 1~2cm씩 목에서 어깨 부위로 손바닥을 이동시킨다. 목을 뒤로 젖힌 채 3~5초 동안 부위별로 쥐어 잡으면서 어깨 근육을 풀어준다. 1회 5초씩, 10회 반복한다. 반대쪽도 똑같이 해준다.

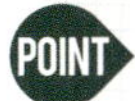 **POINT** 중간에 손을 떼지 말고 같은 강도로 끝까지 눌러준다.

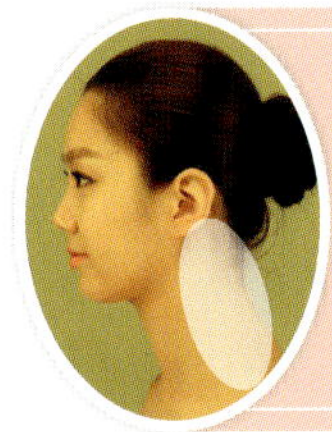

귀밑부터 목 밑까지 쓸어내리기

목 뒤쪽에 돌처럼 뭉친 근육이 개운하게 풀리고 혈액 순환이 개선된다.

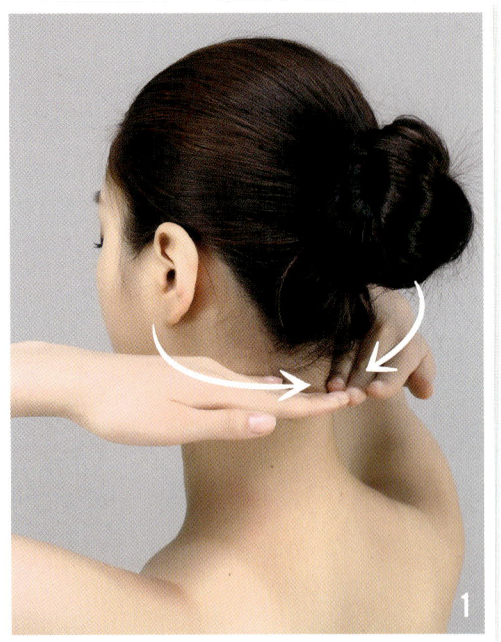

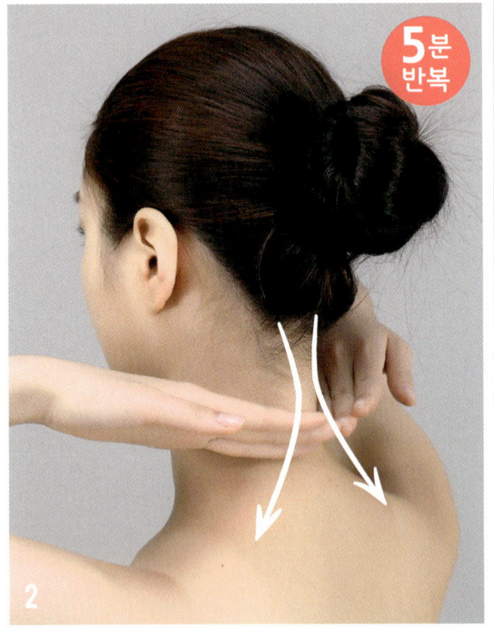

1 턱에서 힘을 빼고 손가락 1개가 들어갈 정도만큼만 입을 약간 벌려준다. 양쪽 손날을 귀밑 머리 뒤쪽(뒤통수)과 목이 시작되는 움푹 들어간 데 바로 위에 갖다 댄다. 목 근육이 살짝 눌리도록 지그시 눌러준다.

2 동일한 강도로 목 뒤까지 천천히 쓸며 내려온다. 1회 5∼10초, 1∼5분 반복한다.

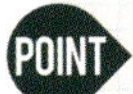 중간에 손을 떼지 말고 끝까지 쓸면서 내려온다.

후두부부터 어깨까지 쓸어내리기

목 뒤쪽에 돌처럼 뭉친 근육이 개운하게 풀리고 혈액 순환이 개선된다.

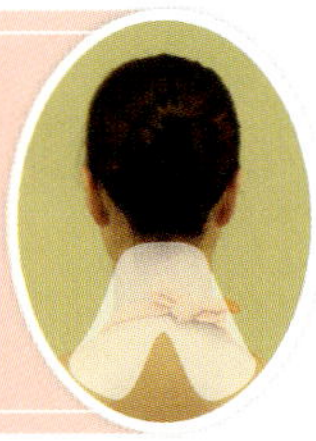

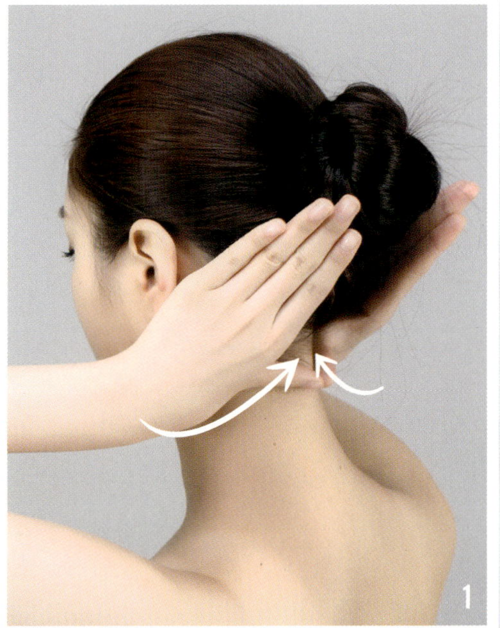

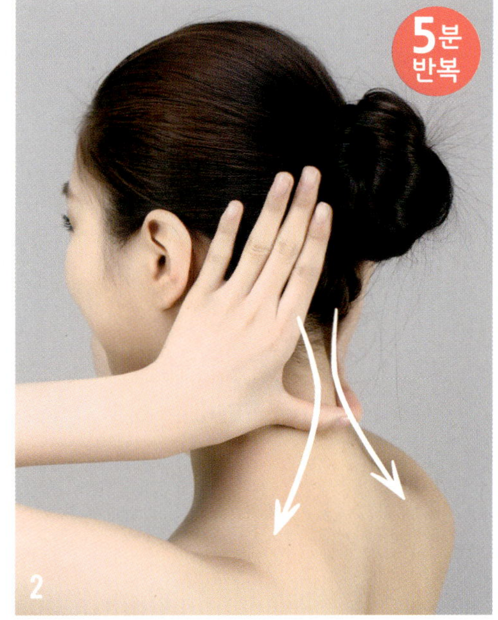

1 턱에서 힘을 빼고 손가락 1개가 들어갈 정도만큼만 입을 약간 벌려준다. 양쪽 엄지손가락 안쪽의 볼록하게 튀어나온 부분을 머리 뒤쪽(뒤통수)과 목이 시작되는 움푹 들어간 데 바로 위에 갖다 댄다. 목 근육이 살짝 눌리도록 지그시 눌러준다.

2 동일한 강도로 팔이 시작되는 어깨까지 지그시 쓸며 내려온다. 1회 5~10초씩, 1~5분 반복한다.

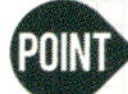

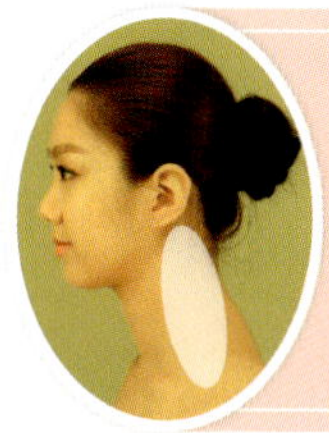

귀밑부터 어깨 끝까지 쓸어내리기

목과 어깨 뒤쪽에 돌처럼 뭉친 근육이 부드럽고 개운하게 풀린다.

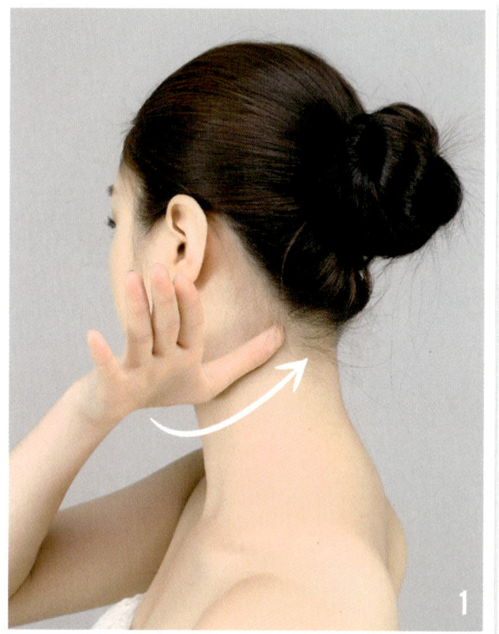

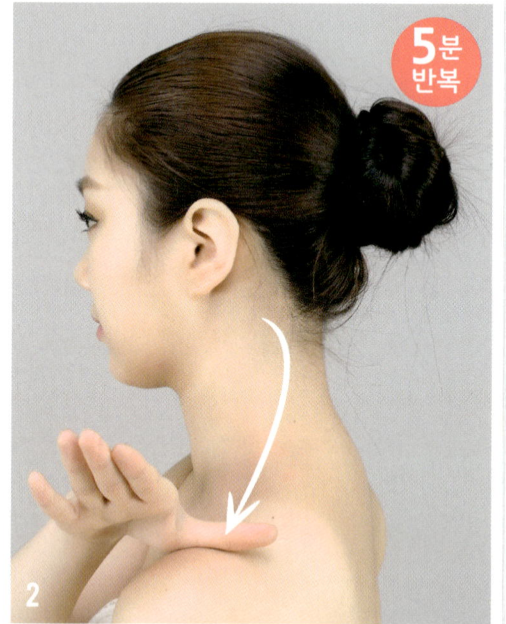

1 턱에서 힘을 빼고 손가락 1개가 들어갈 정도만큼만 입을 약간 벌려준다. 엄지손가락을 펴서 반대쪽 방향의 뒤통수와 목이 시작되는 움푹 들어간 데 바로 위에 갖다 댄다. 목 근육이 살짝 눌리도록 지그시 눌러준다.

2 동일한 강도로 팔이 시작되는 어깨까지 지그시 쓸며 내려온다. 1회 5~10초씩, 1~5분 반복한다. 반대쪽도 똑같이 해준다.

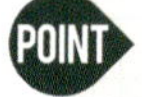 **POINT** 중간에 손을 떼지 말고 끝까지 쓸면서 내려온다.

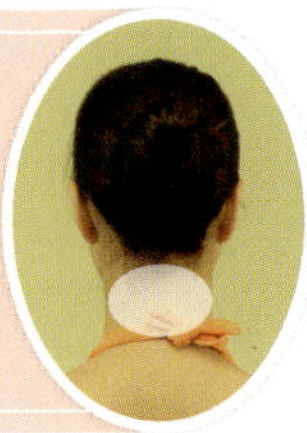

손날로 목 C커브 만들어주기

일자목으로 변형된 경추(목뼈)를 정상적인 C형 커브로 교정시킨다.

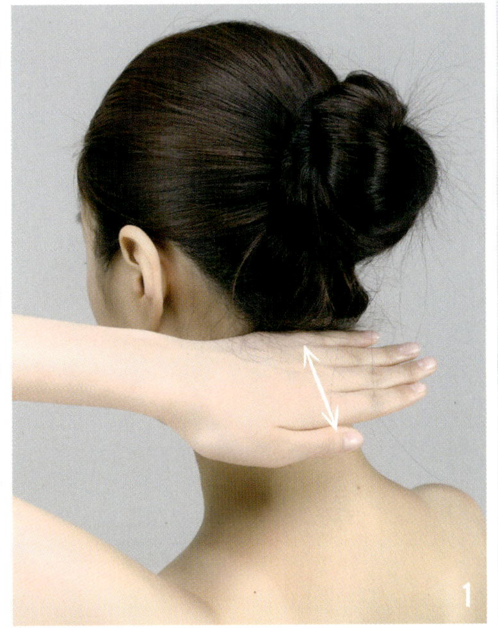

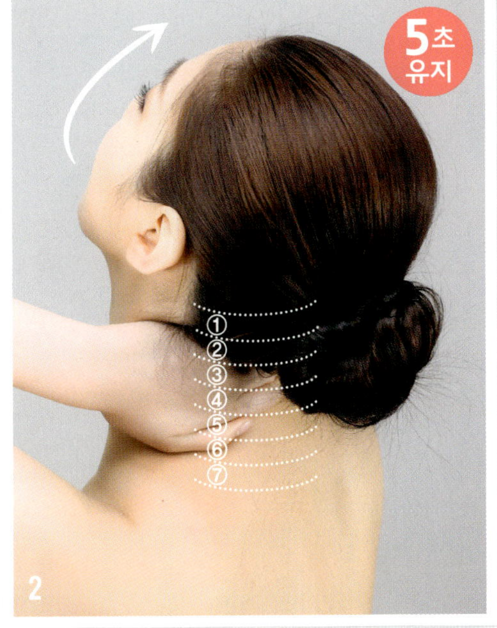

1 척추의 정렬을 바로잡고 허리를 펴고 앉는다. 한쪽 손날을 목과 뒤통수(후두골)가 만나는 경계선에 갖다 댄다. 손바닥이 꺾여져 휘어지지 않도록 손바닥을 펴준다.

2 목을 천천히 뒤로 젖혀준다. 목뼈가 7개이므로 목뼈가 시작되는 첫 번째 마디부터 0.5~1cm씩 아래쪽으로 이동시키면서 마지막 마디까지 새끼손가락을 갖다 대고 목을 뒤로 지그시 3~5초 동안 젖혀준다. 손을 바꿔 똑같이 해준다.

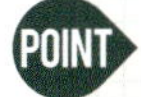 **POINT** 시신경은 목 근육과 연결되어 있어 시선을 뒤로 할수록 목도 더 젖힐 수 있다.

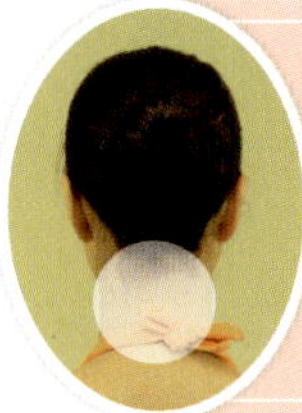

손날 끼워넣고 목 45도 스트레칭

목 뒤쪽에 돌처럼 뭉친 근육을 개운하게 풀어주어 혈액 순환이 개선된다.

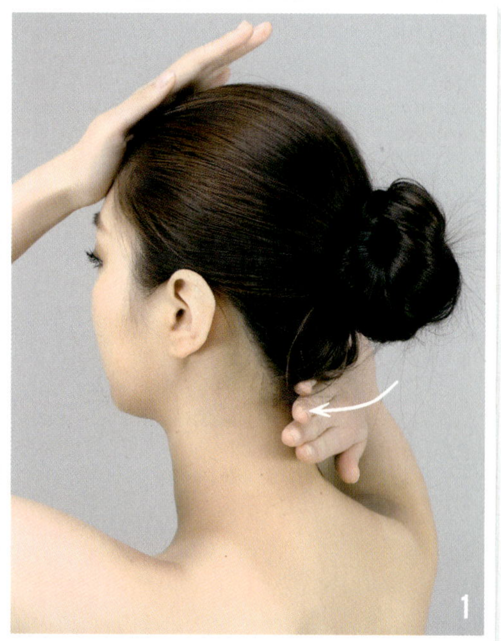

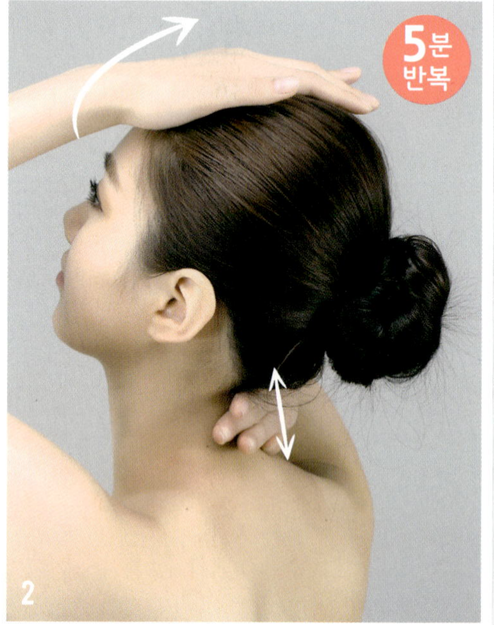

1 턱에서 힘을 빼고 손가락 1개가 들어갈 정도만큼만 입을 약간 벌려준다. 한쪽 손날을 머리 뒤쪽(뒤통수)과 목이 시작되는 움푹 들어간 데 바로 위에 갖다 댄다. 반대쪽 손은 이마에 대고 뒤로 천천히 밀어준다.

2 목을 45도 뒤로 젖히면서 목 뒤에 있는 엄지손가락이 어깨에 살짝 눌리도록 지그시 눌러준다. 목뼈가 7개이므로 목뼈가 시작되는 첫 번째 마디부터 0.5∼1cm씩 아래쪽으로 이동시키면서 마지막 마디까지 새끼손가락을 갖다 대고 목을 뒤로 지그시 3∼5초 동안 젖혀준다. 1회 5∼10초, 1∼5분 반복한다. 손을 바꿔 똑같이 해준다.

 **POINT** 손날이 밀리지 않도록 지탱한다.

손가락으로 목 C커브 만들어주기

일자목으로 변형된 경추(목뼈)를 정상적인 C형 커브로 교정시켜주고
뻣뻣하게 굳은 목 뒤 근육을 개운하게 풀어준다.

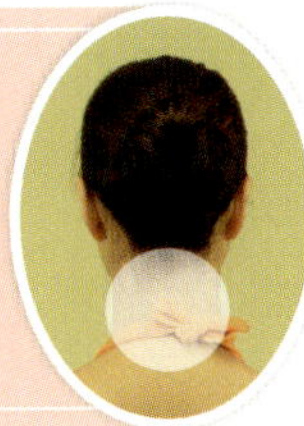

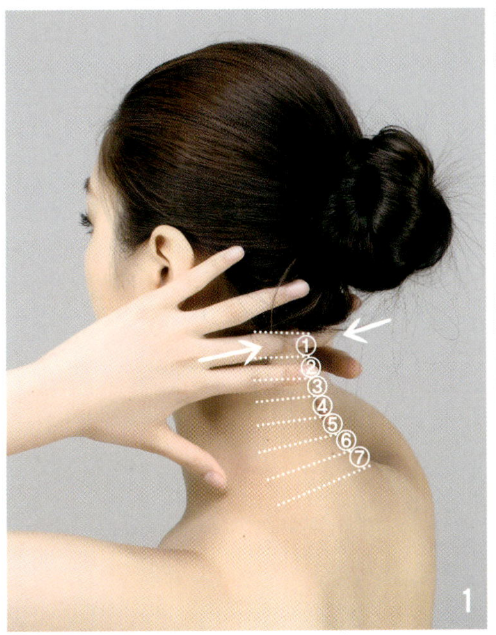

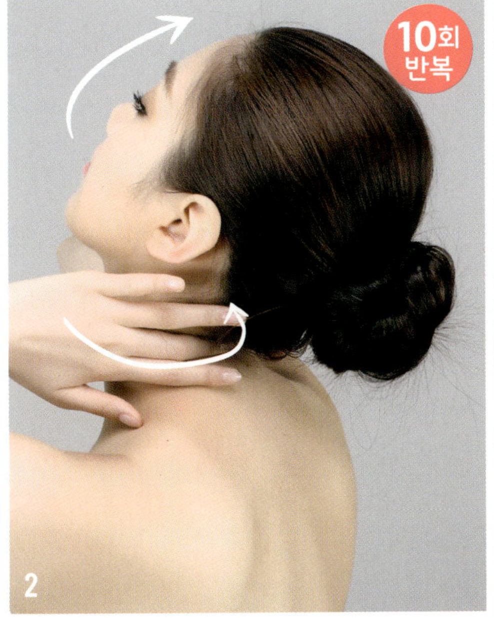

1 척추의 정렬을 바로잡고 허리를 펴고 앉는다. 양손의 중지를 펴고 서로 겹쳐서 목과 뒤통수(후두골)가 만나는 경계선에 갖다 댄다. 목뼈가 7개이므로 목뼈가 시작되는 첫 번째 마디부터 0.5~1cm씩 중지를 아래쪽으로 이동시키면서 마지막 마디까지 눌러준다.

2 목을 뒤로 지그시 3~5초 동안 젖혀준다. 더 이상 목이 뒤로 젖혀지지 않는 상태에서 양손의 중지를 앞으로 지그시 잡아당겨 목의 C커브를 더욱 강하게 만들어준다. 1회 5초씩, 10회 반복한다.

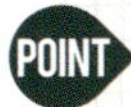

· 시신경은 목 근육과 연결되어 있어 시선을 뒤로 할수록 목도 더 젖힐 수 있다.
· 양손의 중지는 최대한 앞으로 지그시 잡아당긴다.

목, 어깨, 등 체형 교정 운동 1

거북목

요즘 사람들은 대부분 스마트폰의 사용으로 자세가 망가져 있다. 비뚤어지고 굽어 있는 거북목을 곧고 바르게 만들어보자. 비뚤어진 턱을 바로 잡기 위해서는 동시에 좌우로 꺾인 목, 좌우 비대칭 어깨, 구부정한 거북목, 굽은 등과 같은 불균형 자세를 바르게 교정해줘야 재발되지 않는다. 뭉친 근육 부위와 약한 근육 부위의 2:1 체형 교정 운동을 해보자.

목 뒤로 젖히기

목 앞 근육을 자극하고 축 늘어진 목주름을 판판하게 펴주며 거북목을 교정시켜준다.

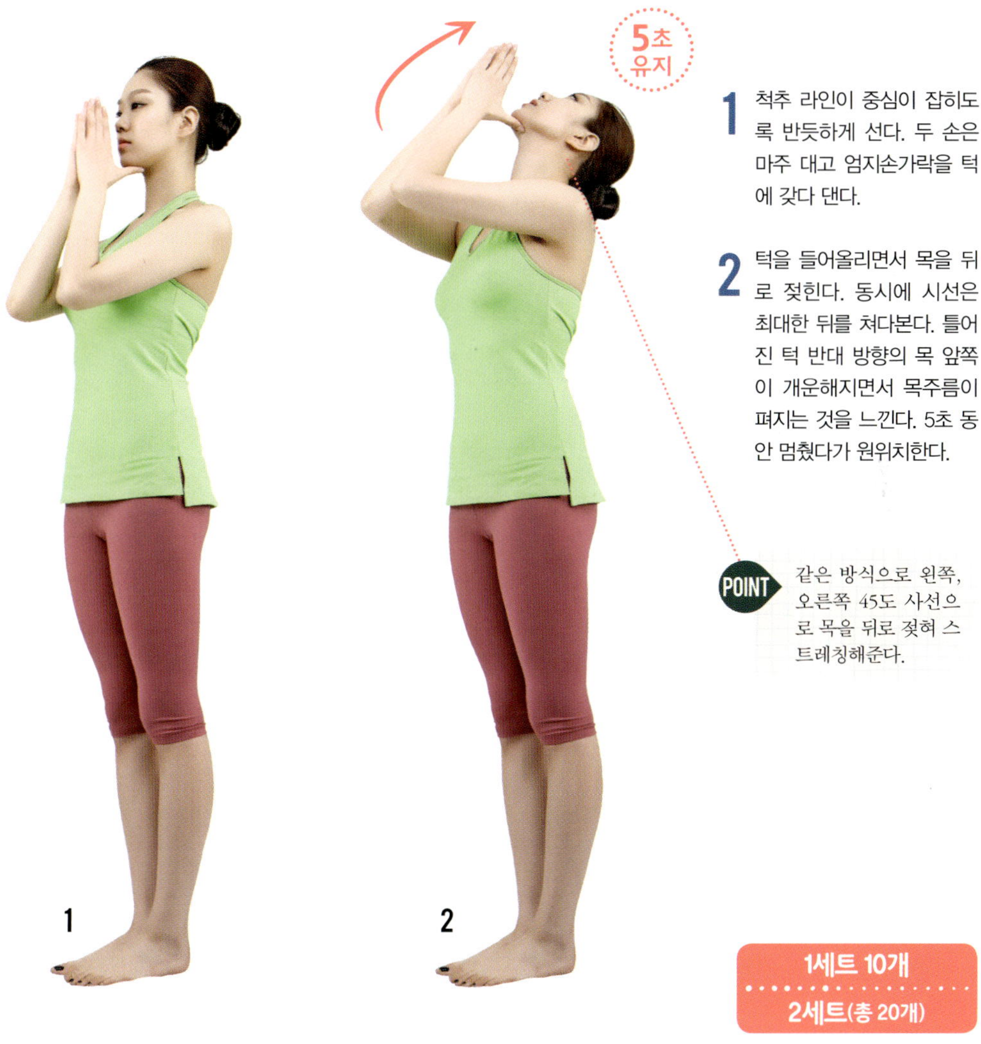

1 척추 라인이 중심이 잡히도록 반듯하게 선다. 두 손은 마주 대고 엄지손가락을 턱에 갖다 댄다.

2 턱을 들어올리면서 목을 뒤로 젖힌다. 동시에 시선은 최대한 뒤를 쳐다본다. 틀어진 턱 반대 방향의 목 앞쪽이 개운해지면서 목주름이 펴지는 것을 느낀다. 5초 동안 멈췄다가 원위치한다.

POINT 같은 방식으로 왼쪽, 오른쪽 45도 사선으로 목을 뒤로 젖혀 스트레칭해준다.

1세트 10개
2세트(총 20개)

목 옆 스트레칭

목과 어깨 옆부분 전체가 판판하게 펴지면서 개운해진다.

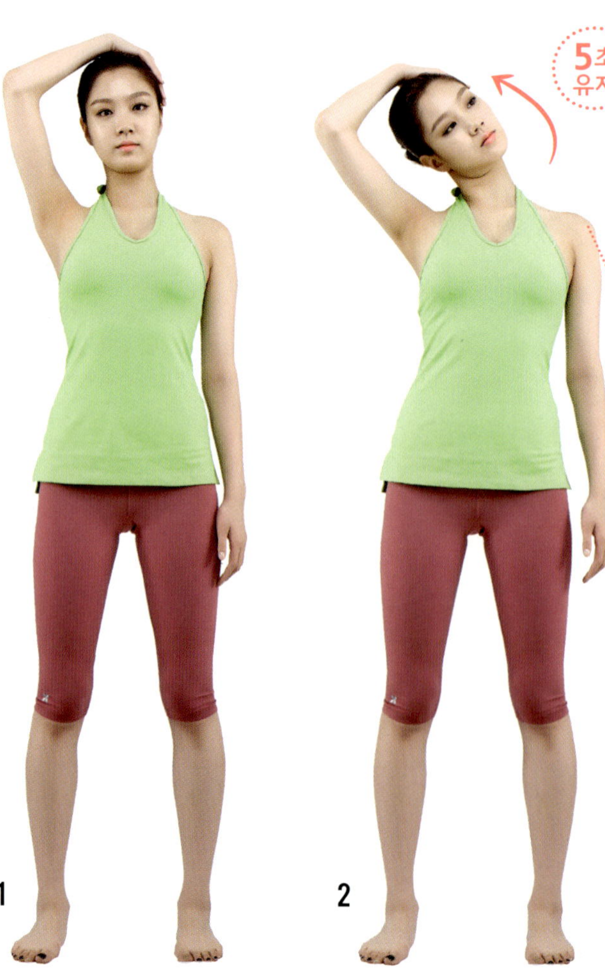

1 양발은 어깨너비로 벌리고 바른 자세로 선다. 오른손을 들어 정수리를 지나 왼쪽 귀를 손가락으로 감싼다.

2 목을 45도 돌린 후, 턱을 들어 천장을 본다. 손목과 팔꿈치의 힘으로 오른쪽으로 지그시 눌러준다. 3~5초 동안 멈췄다가 원위치한다. 반대쪽도 똑같이 반복한다.

POINT 반대편 어깨는 아래로 내려준다.

1세트 10개
2세트(총 20개)

균형 잡힌 얼굴이 예쁘다

목 45도 스트레칭

뻣뻣한 목과 어깨가 개운하게 풀리고 목이 길어 보이는 효과가 있다.

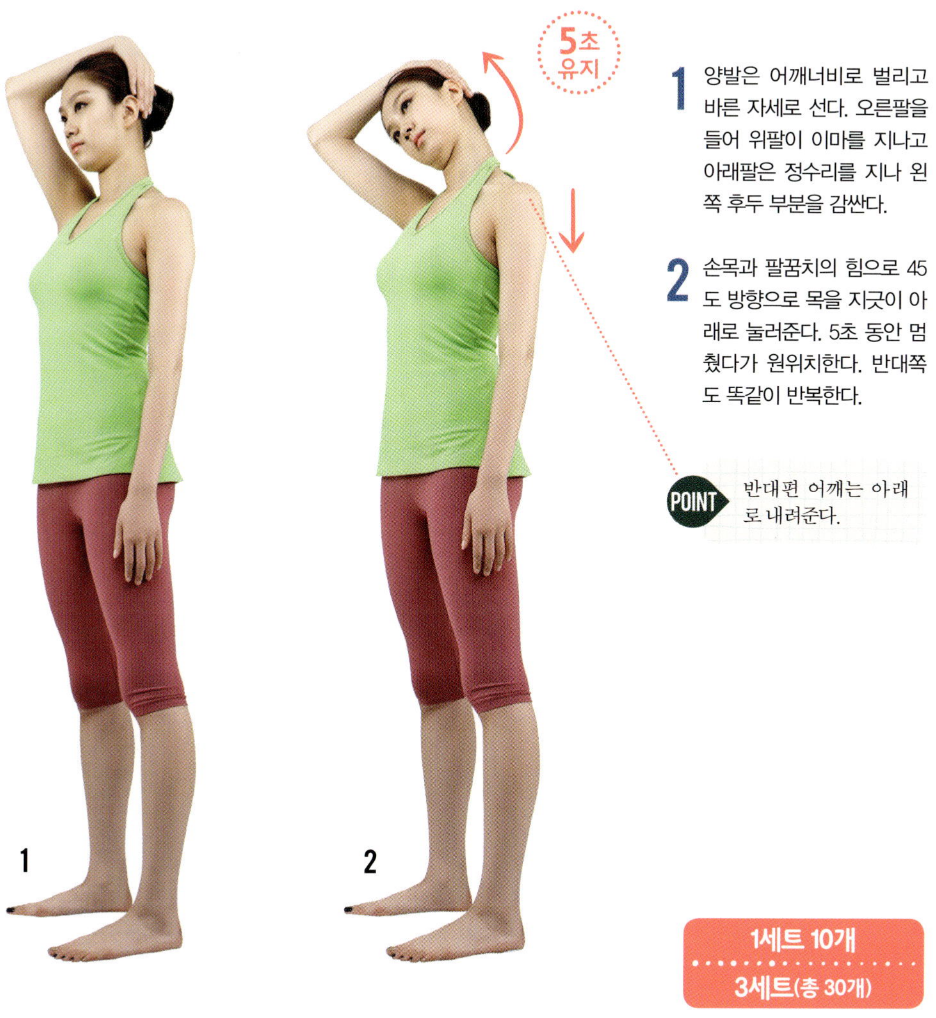

1 양발은 어깨너비로 벌리고 바른 자세로 선다. 오른팔을 들어 위팔이 이마를 지나고 아래팔은 정수리를 지나 왼쪽 후두 부분을 감싼다.

2 손목과 팔꿈치의 힘으로 45도 방향으로 목을 지긋이 아래로 눌러준다. 5초 동안 멈췄다가 원위치한다. 반대쪽도 똑같이 반복한다.

POINT 반대편 어깨는 아래로 내려준다.

목, 어깨, 등 체형 교정 운동 2

평소 잘못된 습관으로 좌우 어깨가 비대칭이거나 굽은 어깨(라운드 숄더)를 가진 사람들이 많다. 이를 함께 교정해주어야 비뚤어진 얼굴을 바로 잡는 데 큰 효과를 볼 수 있다. 경직된 어깨 근육과 등 근육, 틀어진 척추 근육을 개운하게 풀어주며 앞으로 말린 어깨와 팔 뒤쪽 근육을 판판하게 펴주는 운동을 반복해보자.

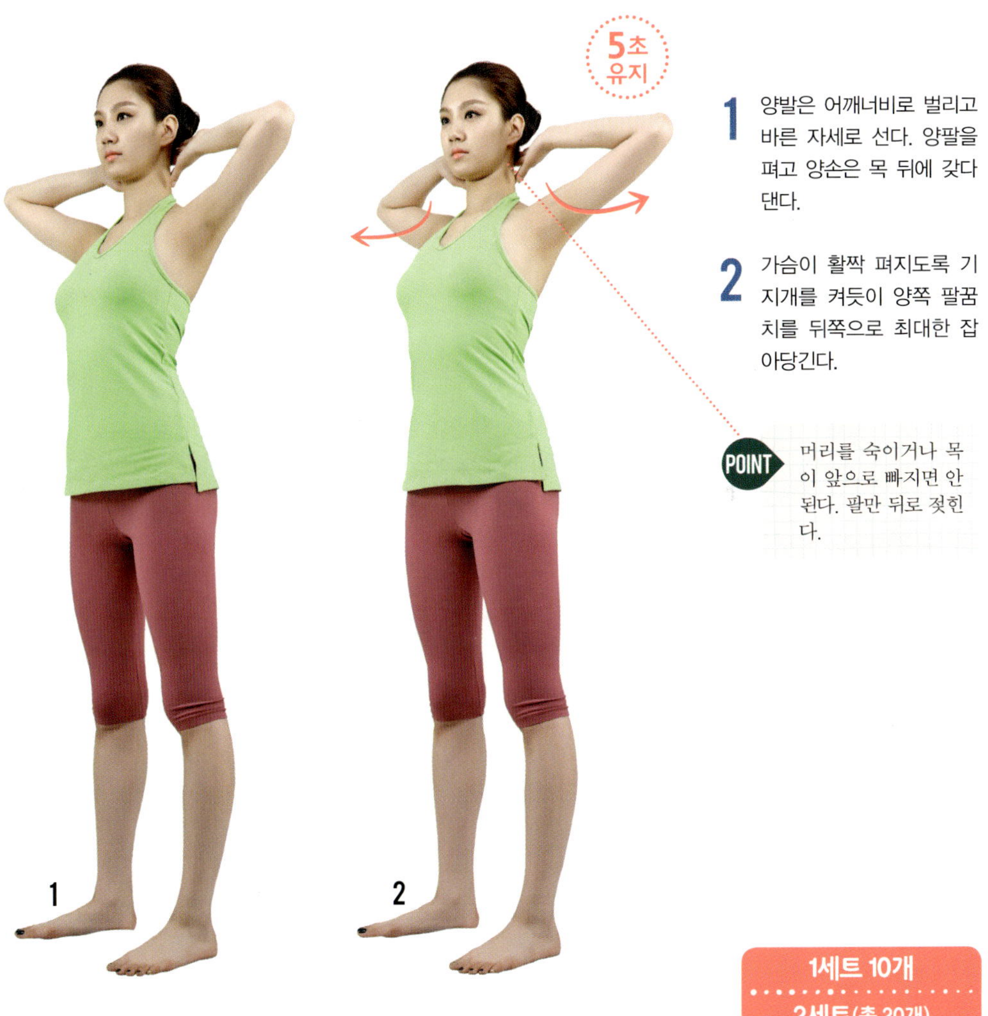

1 양발은 어깨너비로 벌리고 바른 자세로 선다. 양팔을 펴고 양손은 목 뒤에 갖다 댄다.

2 가슴이 활짝 펴지도록 기지개를 켜듯이 양쪽 팔꿈치를 뒤쪽으로 최대한 잡아당긴다.

POINT 머리를 숙이거나 목이 앞으로 빠지면 안 된다. 팔만 뒤로 젖힌다.

1세트 10개
2세트(총 20개)

어깨 풀어주기

거북목으로 인해 경직된 어깨 근육과 어깨 관절이 개운해지면서 부드러워진다.

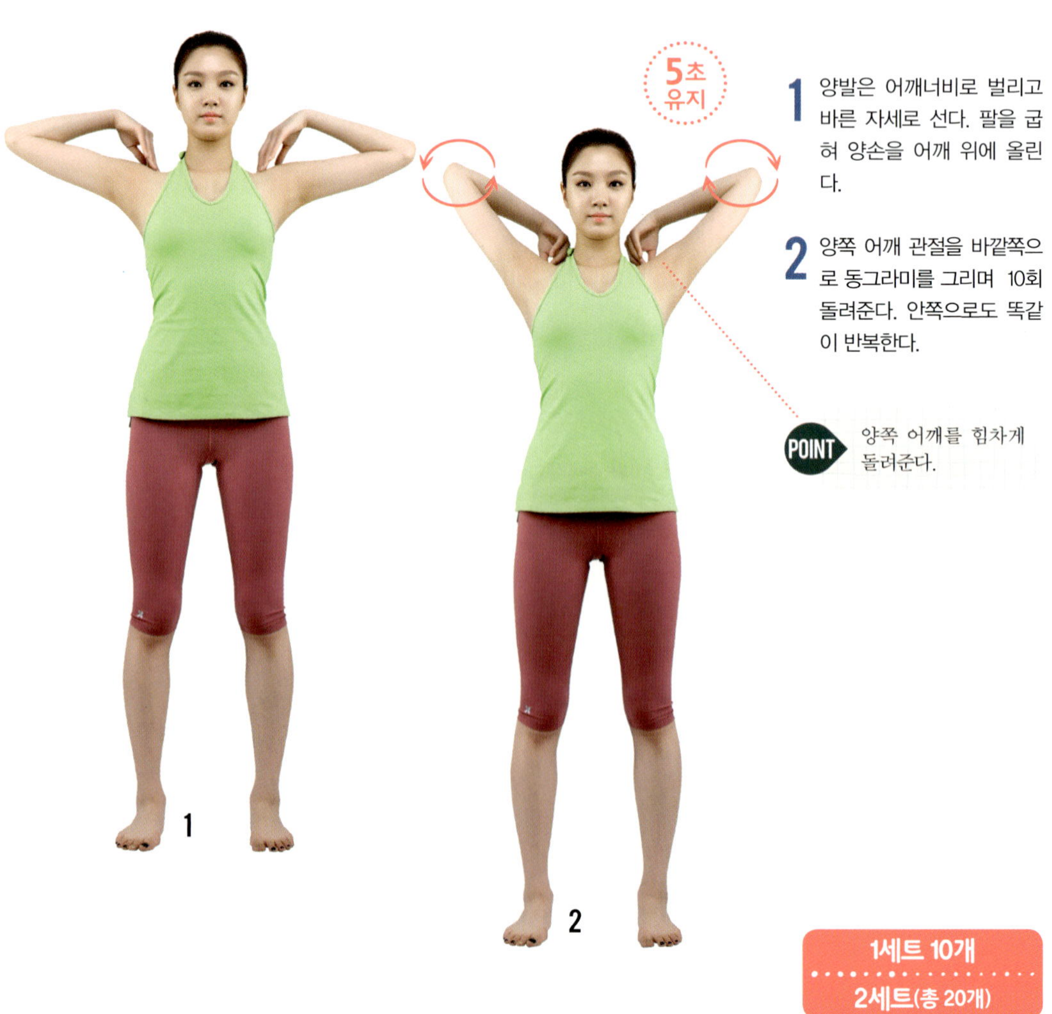

1 양발은 어깨너비로 벌리고 바른 자세로 선다. 팔을 굽혀 양손을 어깨 위에 올린다.

2 양쪽 어깨 관절을 바깥쪽으로 동그라미를 그리며 10회 돌려준다. 안쪽으로도 똑같이 반복한다.

POINT 양쪽 어깨를 힘차게 돌려준다.

1세트 10개
2세트(총 20개)

굽은 어깨 스트레칭

앞으로 말린 어깨가 펴지고 어깨가 개운해진다.

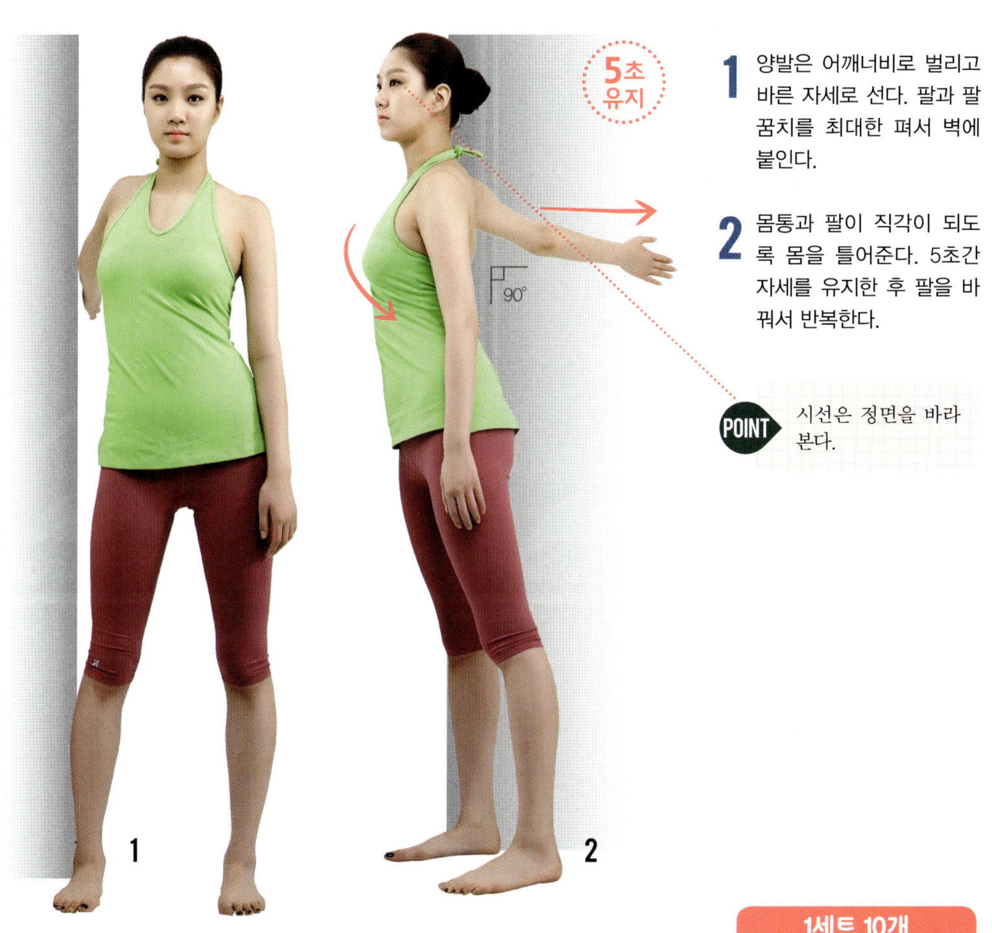

1 양발은 어깨너비로 벌리고 바른 자세로 선다. 팔과 팔꿈치를 최대한 펴서 벽에 붙인다.

2 몸통과 팔이 직각이 되도록 몸을 틀어준다. 5초간 자세를 유지한 후 팔을 바꿔서 반복한다.

POINT 시선은 정면을 바라본다.

1세트 10개
2세트(총 20개)

어깨 빼기

뻣뻣해진 어깨 근육과 등 근육, 틀어진 척추 근육을 개운하게 풀어준다.

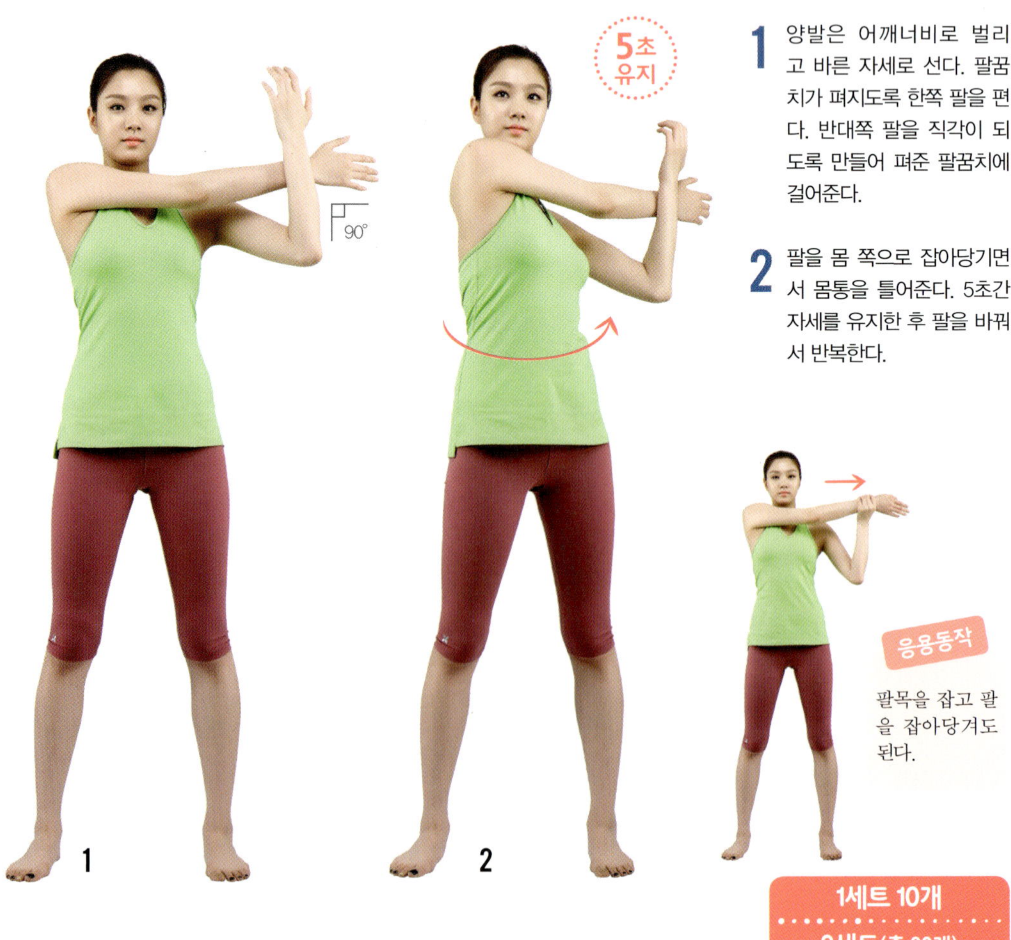

1 양발은 어깨너비로 벌리고 바른 자세로 선다. 팔꿈치가 펴지도록 한쪽 팔을 편다. 반대쪽 팔을 직각이 되도록 만들어 펴준 팔꿈치에 걸어준다.

2 팔을 몸 쪽으로 잡아당기면서 몸통을 틀어준다. 5초간 자세를 유지한 후 팔을 바꿔서 반복한다.

균형 잡힌 얼굴이 예쁘다

팔꿈치 뒤로 젖혀 누르기

뻣뻣한 어깨, 옆구리와 팔 뒤쪽 근육이 판판하게 펴지면서 개운해진다.

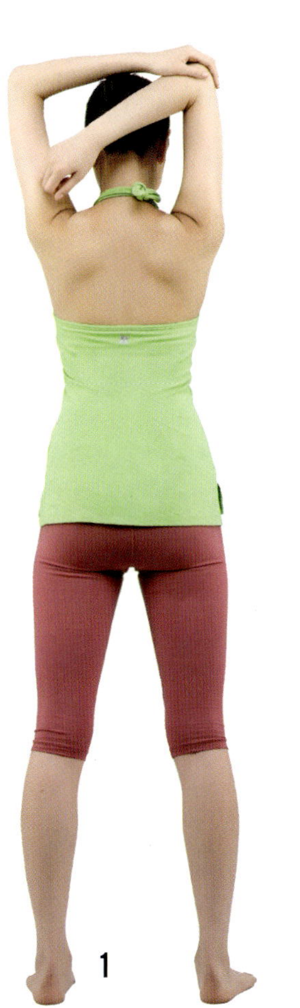

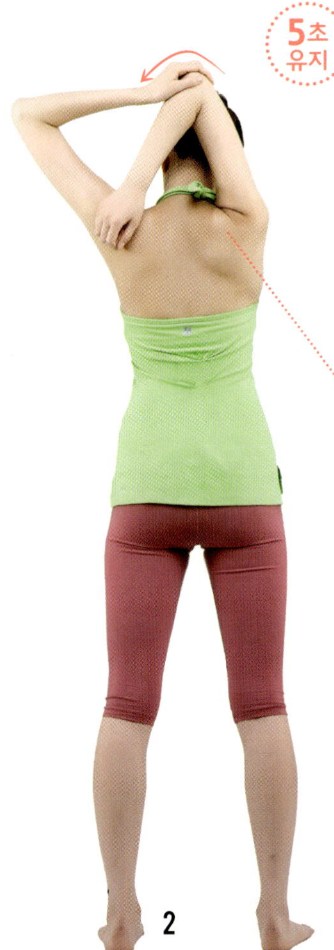

1 척추 라인이 중심이 잡히도록 반듯하게 선다. 오른팔의 팔꿈치를 구부려 목 뒤에 놓고 왼손으로는 오른팔의 팔꿈치를 잡는다.

2 왼손으로 오른팔의 팔꿈치를 지그시 아래로 눌러준다. 5초간 자세를 유지한 후 팔을 바꿔서 반복한다.

POINT 팔 뒤쪽 근육과 어깨, 견갑골 부위가 개운해지는 것을 느껴야 한다.

1세트 10개
2세트(총 20개)

목, 어깨, 등 체형 교정 운동 3

굽은 등, 새우등

척추 마디마디를 유연하게 풀어주면 일자허리를 S라인 허리로 만들 수
있다. 등을 펴주는 교정 운동을 통해 굽은 등을 매끈한 등판으로 다듬
어주고 흉근 스트레칭으로 가슴 근육도 함께 펴주어 전반적으로 키가
커지는 효과도 노릴 수 있다.

새우등 만들기

뻣뻣한 등허리를 풀어줘 매끈한 등판을 만들어주며 자세 교정 효과로 키가 커진다.

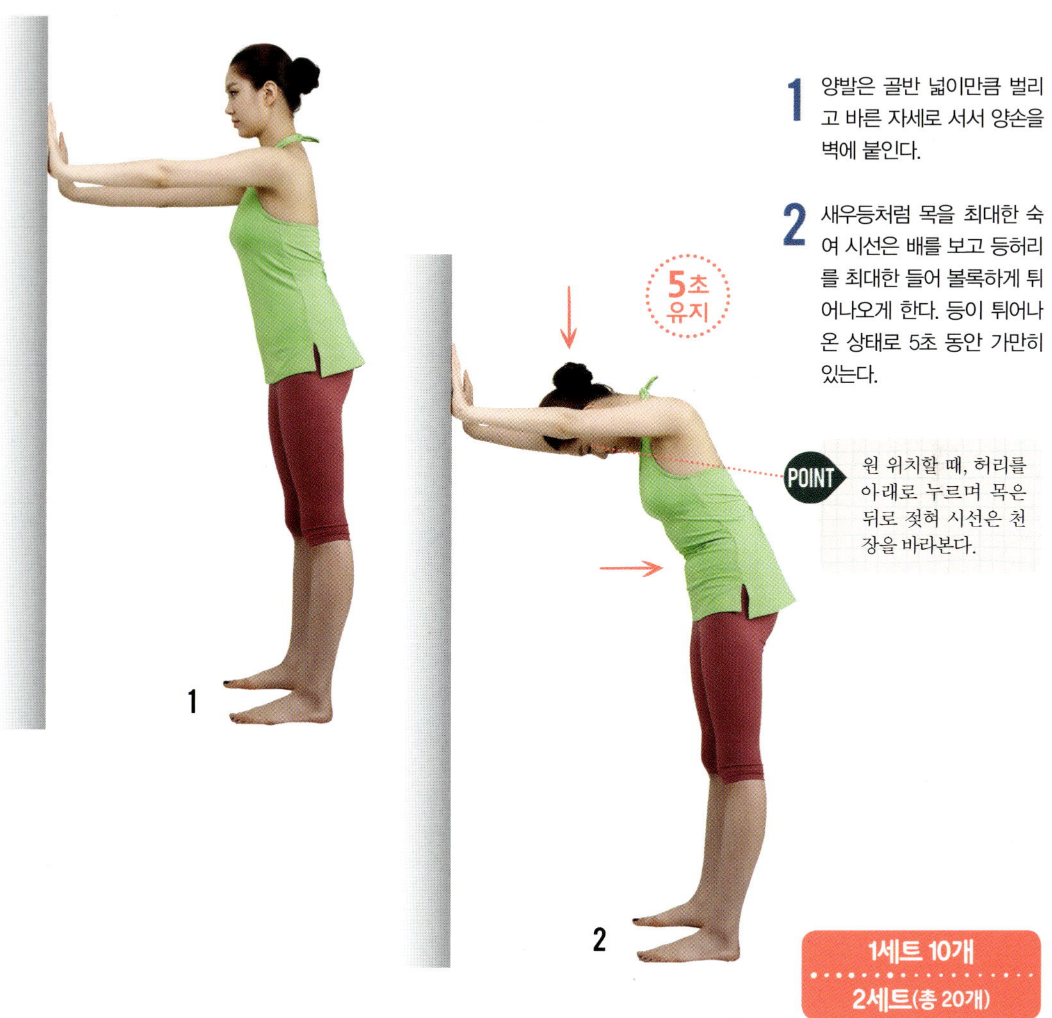

1 양발은 골반 넓이만큼 벌리고 바른 자세로 서서 양손을 벽에 붙인다.

2 새우등처럼 목을 최대한 숙여 시선은 배를 보고 등허리를 최대한 들어 볼록하게 튀어나오게 한다. 등이 튀어나온 상태로 5초 동안 가만히 있는다.

POINT 원 위치할 때, 허리를 아래로 누르며 목은 뒤로 젖혀 시선은 천장을 바라본다.

1세트 10개
2세트(총 20개)

ㄱ자 팔 뒤로 젖히기

가슴 앞쪽과 등 뒤쪽을 집중적으로 개운하게 펴준다.

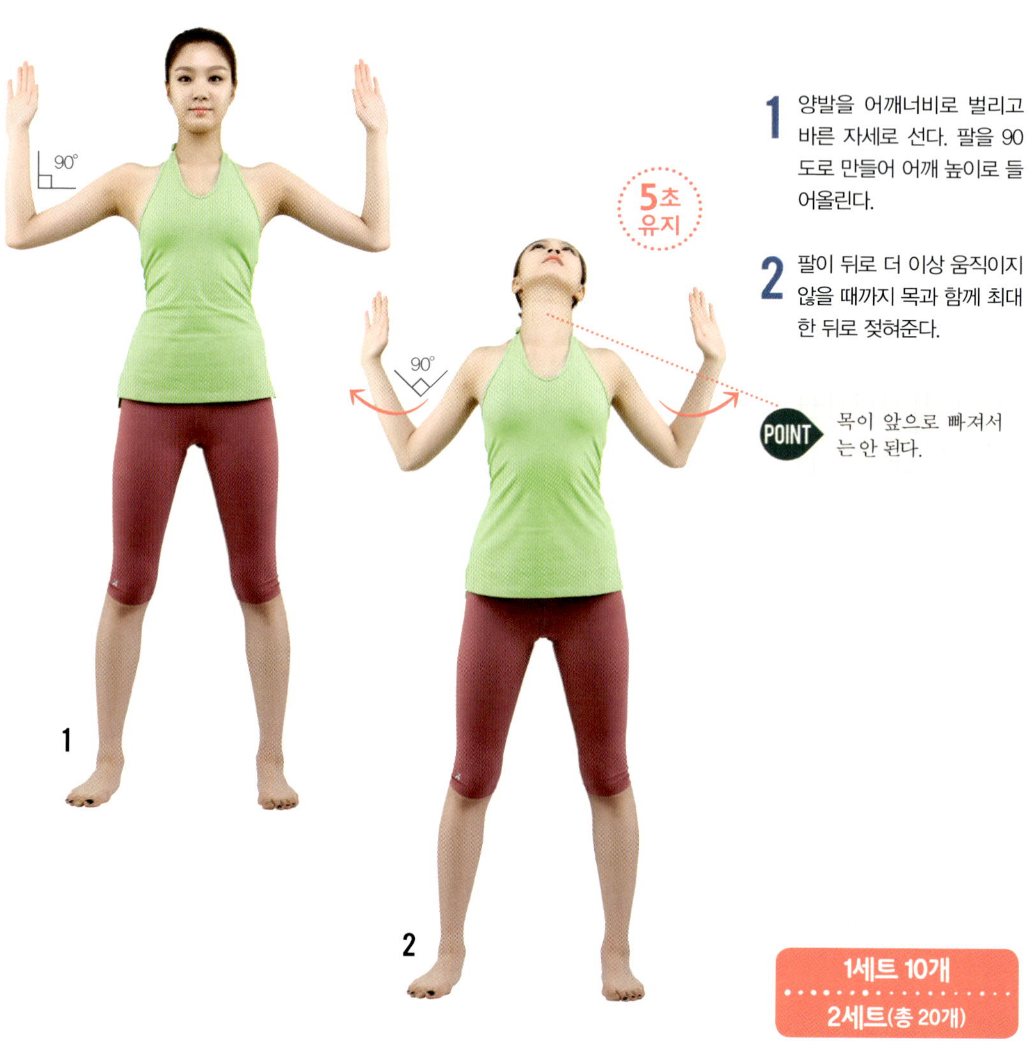

1 양발을 어깨너비로 벌리고 바른 자세로 선다. 팔을 90도로 만들어 어깨 높이로 들어올린다.

2 팔이 뒤로 더 이상 움직이지 않을 때까지 목과 함께 최대한 뒤로 젖혀준다.

POINT 목이 앞으로 빠져서는 안 된다.

1세트 10개
2세트(총 20개)

모서리 짚고 흉근 스트레칭

가슴 앞쪽을 개운하게 펴줘 폐활량을 늘려준다.

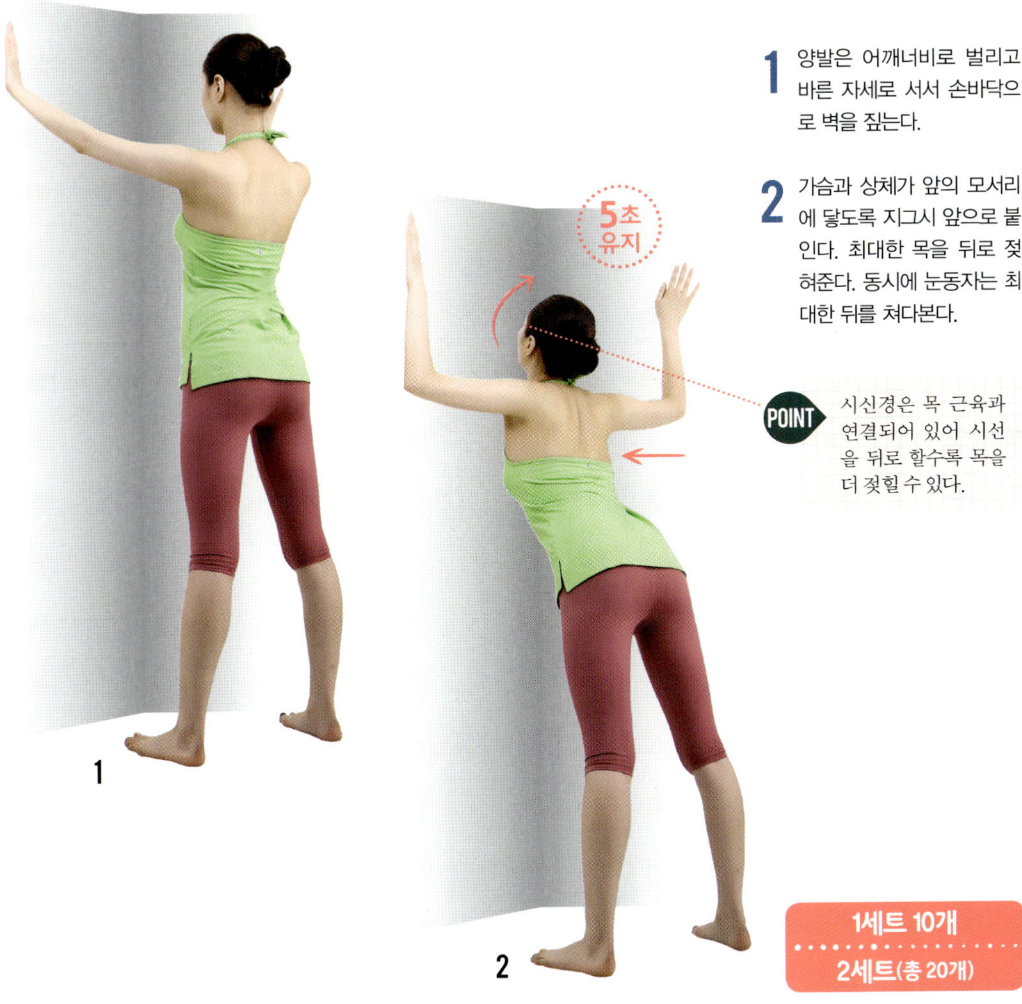

1 양발은 어깨너비로 벌리고 바른 자세로 서서 손바닥으로 벽을 짚는다.

2 가슴과 상체가 앞의 모서리에 닿도록 지그시 앞으로 붙인다. 최대한 목을 뒤로 젖혀준다. 동시에 눈동자는 최대한 뒤를 쳐다본다.

POINT 시신경은 목 근육과 연결되어 있어 시선을 뒤로 할수록 목을 더 젖힐 수 있다.

1세트 10개

2세트(총 20개)

굽어 처진 가슴 근육을 스트레칭해줘 판판하게 펴준다.

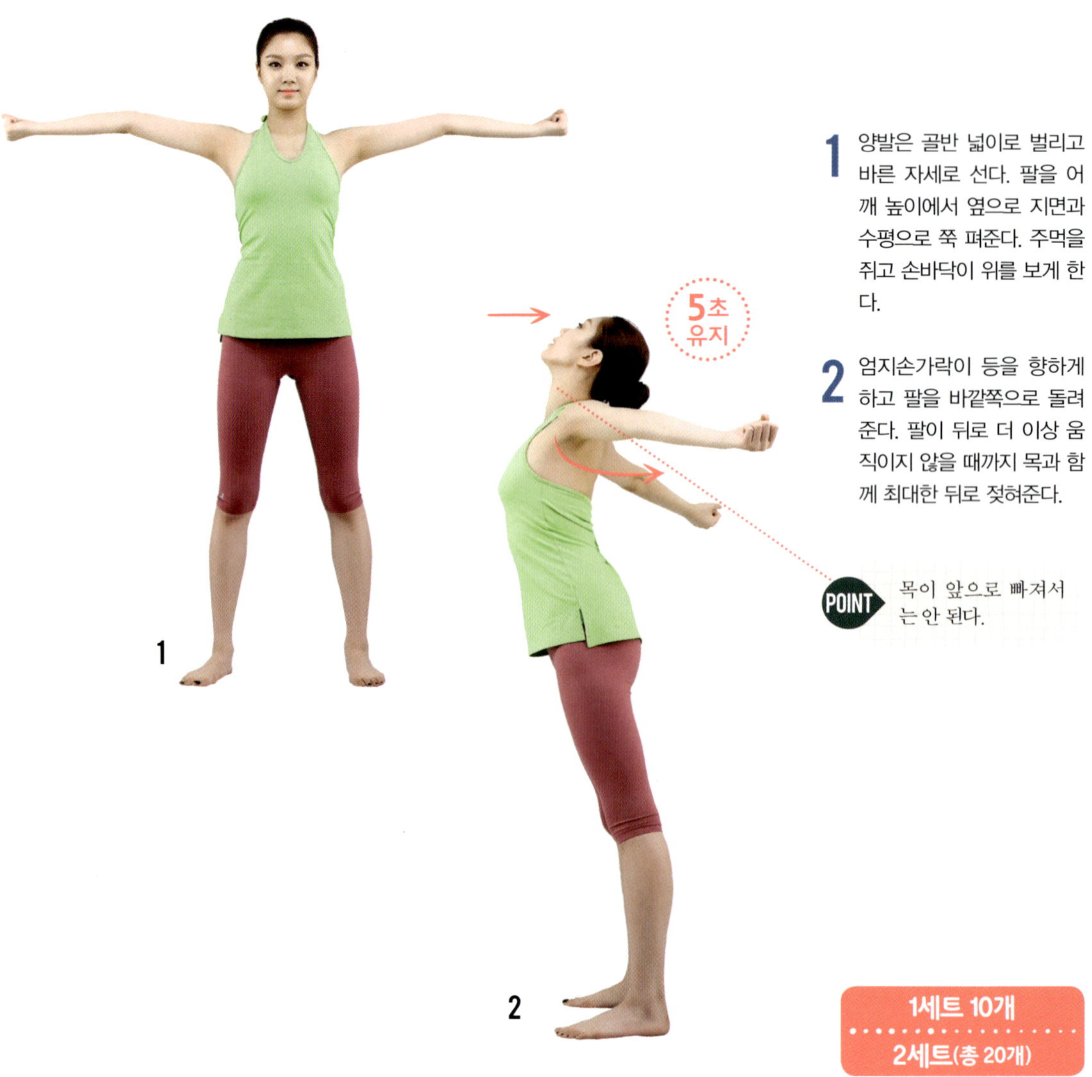

1 양발은 골반 넓이로 벌리고 바른 자세로 선다. 팔을 어깨 높이에서 옆으로 지면과 수평으로 쭉 펴준다. 주먹을 쥐고 손바닥이 위를 보게 한다.

2 엄지손가락이 등을 향하게 하고 팔을 바깥쪽으로 돌려준다. 팔이 뒤로 더 이상 움직이지 않을 때까지 목과 함께 최대한 뒤로 젖혀준다.

POINT 목이 앞으로 빠져서는 안 된다.

1세트 10개
2세트(총 20개)

척추, 골반 체형 교정 운동 1

얼굴 비대칭 상태에서 동시에 비틀어지는 척추와 골반의 불균형을 바르게 잡아줘 교정된 얼굴이 다시 재발되지 않도록 도와준다. 척추 스트레칭을 통해 척추 근육과 등 근육 전체를 개운하게 펴서 교정시켜 보자.

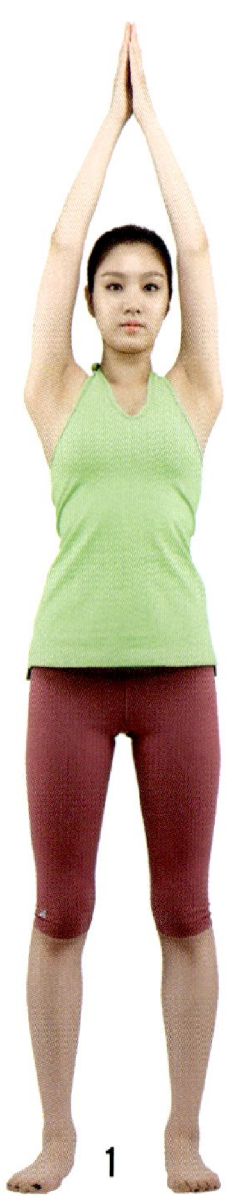

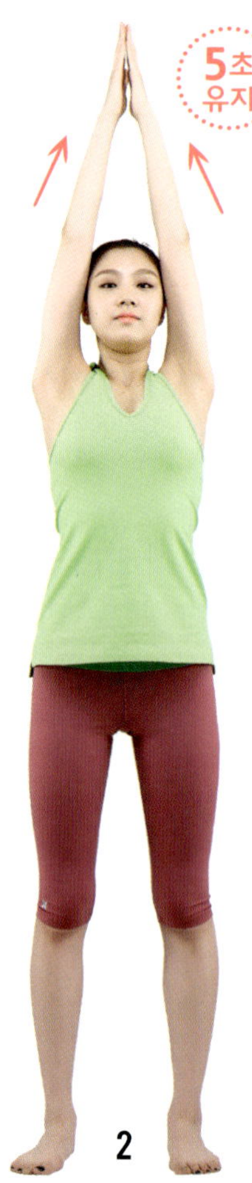

1 양발은 골반 넓이로 벌리고 바른 자세로 선다. 양손을 마주 대고 양팔을 귀 옆에 붙인다.

2 척추와 등 근육이 곧게 펴지도록 팔을 최대한 쭉 들어올린다. 5~10초 동안 가만히 유지한다.

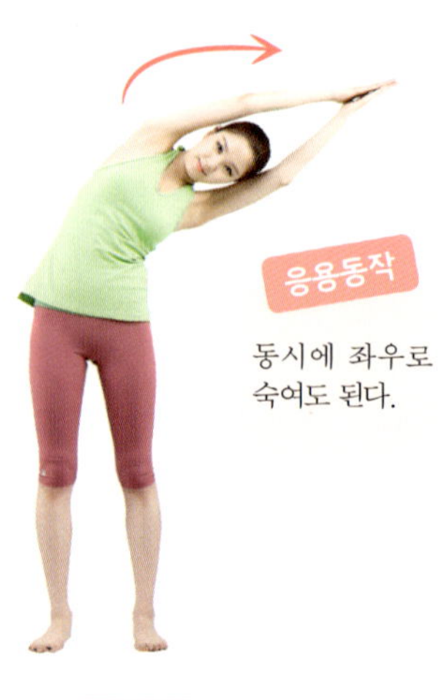

동시에 좌우로 숙여도 된다.

1세트 10개
2세트(총 20개)

척추 뒤쪽 견갑 스트레칭

뻣뻣한 어깨와 견갑골을 풀어주고 굽은 어깨를 교정시켜준다.

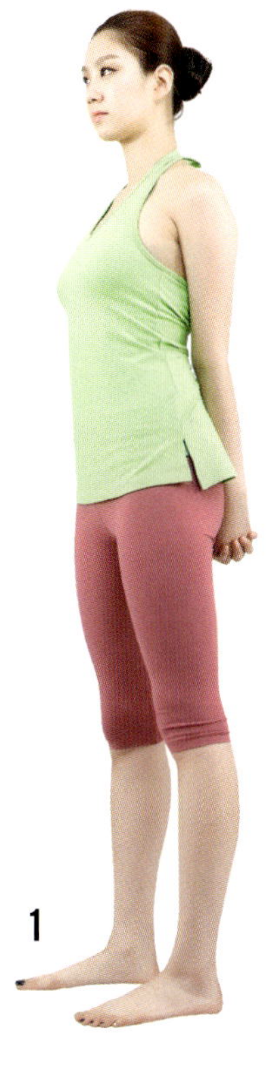

1 양발은 골반 넓이로 벌리고 바른 자세로 선다. 양손은 뒤로 깍지를 낀다.

2 팔과 머리에 힘을 빼고 상체를 아래쪽으로 숙인다. 상체를 굴곡시킬 때 양손의 깍지 낀 손바닥이 천장을 향하도록 팔을 비틀어 올린다. 5초 동안 멈췄다가 원위치한다.

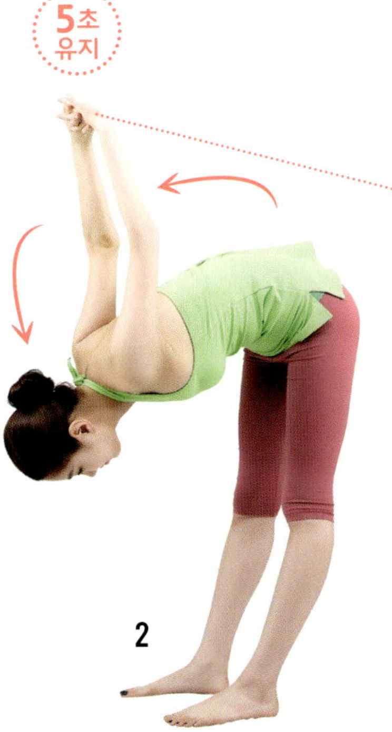

POINT 양손을 최대한 비틀어 올릴수록 스트레칭 효과가 크다.

1세트 10개
2세트(총 20개)

척추 45도 스트레칭

뻣뻣한 등 전체가 개운해지며 휘어진 척추를 곧게 교정시킨다.

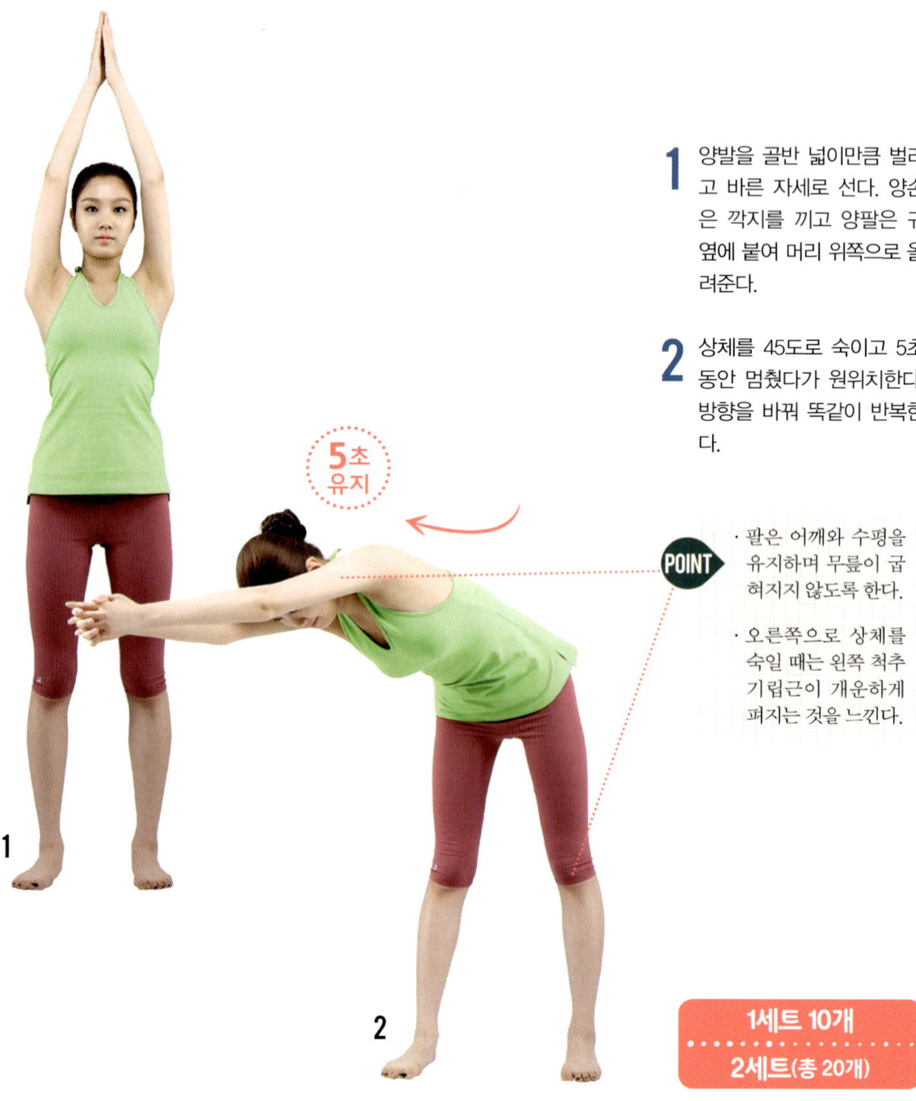

1 양발을 골반 넓이만큼 벌리고 바른 자세로 선다. 양손은 깍지를 끼고 양팔은 귀 옆에 붙여 머리 위쪽으로 올려준다.

2 상체를 45도로 숙이고 5초 동안 멈췄다가 원위치한다. 방향을 바꿔 똑같이 반복한다.

POINT
· 팔은 어깨와 수평을 유지하며 무릎이 굽혀지지 않도록 한다.

· 오른쪽으로 상체를 숙일 때는 왼쪽 척추 기립근이 개운하게 펴지는 것을 느낀다.

1세트 10개
2세트(총 20개)

무릎 꿇고 몸통 비틀기

등과 허리 근육이 개운해지면서 판판하게 펴지는 것을 느낀다.

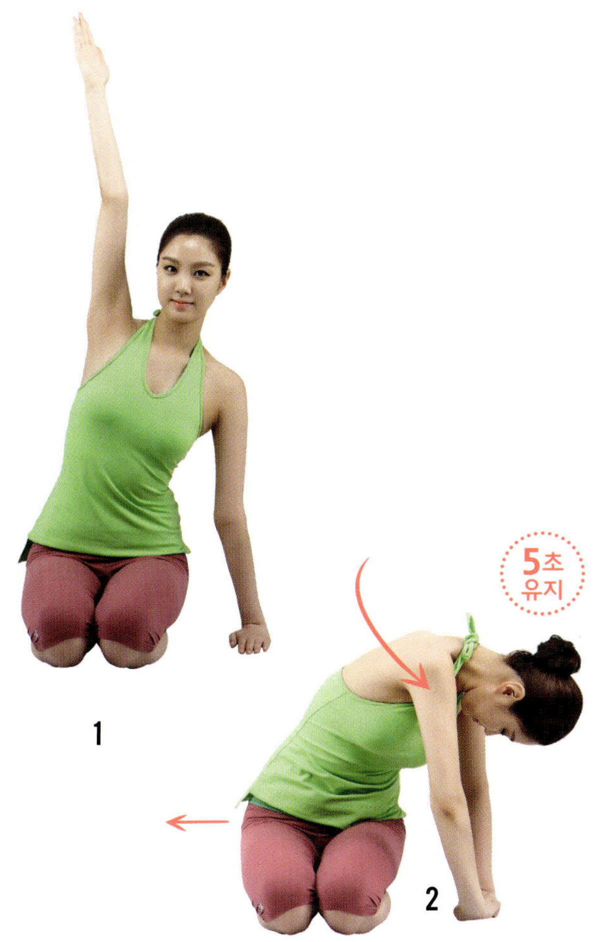

1 척추의 정렬을 바로잡아 상체를 곧게 펴 무릎을 꿇고 앉는다. 왼손을 바닥에 갖다 댄다. 동시에 오른팔을 곧게 공중으로 뻗어 척추를 늘린다.

2 그대로 오른손을 왼손 위에 얹고 몸통을 왼쪽으로 비틀면서 고개를 숙인다. 엉덩이를 오른쪽으로 빼면서 척추 근육을 최대한 늘려준다. 5초 동안 멈췄다가 원위치한다. 팔을 바꿔 똑같이 반복한다.

응용동작

골반을 양 발목 바깥 방향으로 빼주면, 휘어진 척추와 뻣뻣한 척추기립근에 보다 강한 자극을 줘 확실한 척추 교정 효과를 얻게 된다.

1세트 10개
2세트(총 20개)

척추, 골반 체형 교정 운동 2

골반

비뚤어진 골반을 교정시키기 위해 뻑뻑하게 굳은 골반을 시원하게 풀어주는 스트레칭을 해준다. 비틀어진 허리가 교정되면서 개운해진다. 이렇게 척추에서 골반까지 전신 체형 교정 운동을 해주면 얼굴 비대칭 교정에도 더욱 효과적이다.

한쪽 양반다리하고 상체 숙이기

구부린 다리의 굳은 골반과 고관절을 스트레칭해주고, 엉덩이를 힙업시켜준다.

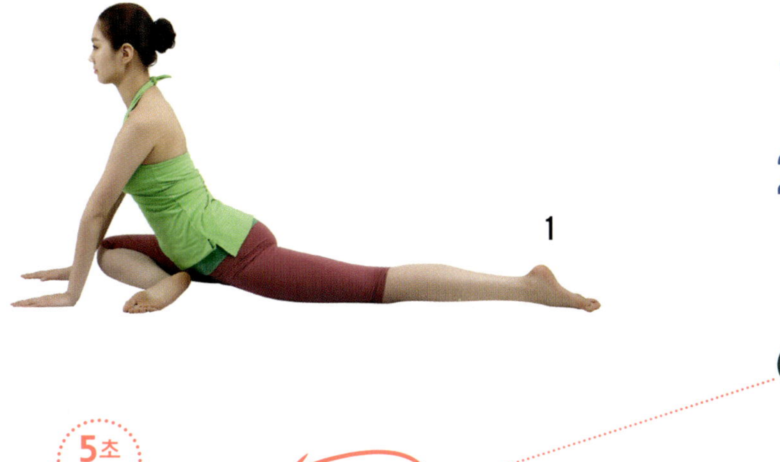

1 양반다리를 하고 앉아서 한 쪽 다리를 뒤로 쭉 뻗는다.

2 가슴이 바닥에 닿도록 상체를 앞으로 숙이고 근육을 이완시킨다. 다리를 바꿔 똑같이 반복한다.

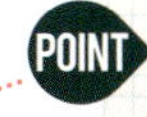

· 엉덩이를 최대한 지면에 붙여 흔들리지 않게 고정하고 다리는 곧게 뻗어준다.

· 허리와 복부가 개운하게 펴지는 것을 느낀다.

5초 유지

1세트 10개

좌우 3세트(총 30개)

119

발목 잡고 상체 숙이기

뻑뻑한 골반을 시원하게 풀어주고, 느슨해진 골반을 꽉 조여준다.

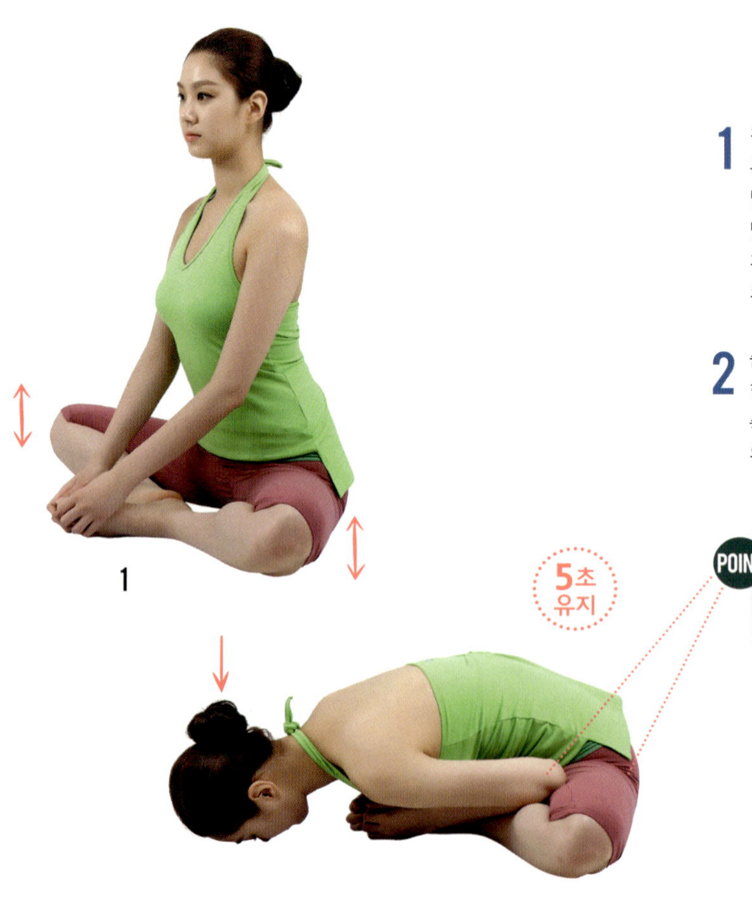

1 척추 라인이 중심이 잡히도록 반듯하게 앉아 발바닥과 발바닥이 서로 맞닿게 한다. 발을 양손으로 잡고 새가 날갯짓하듯이 두 무릎을 아래위로 움직여준다.

2 숨을 크게 내쉬면서 몸에서 힘을 빼고 상체를 앞으로 숙인다. 5초간 유지한 후 원위치한다.

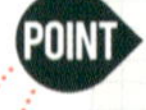

POINT

· 두 팔꿈치가 바닥에 닿을 수 있도록 아래로 깊이 내려간다.

· 엉덩이가 조여지는 느낌이 든다.

5초 유지

1세트 10개

3세트(총 30개)

골반 비틀기

비틀어진 골반을 교정시켜주고, 비뚤어진 허리 라인을 대칭으로 만들어준다.

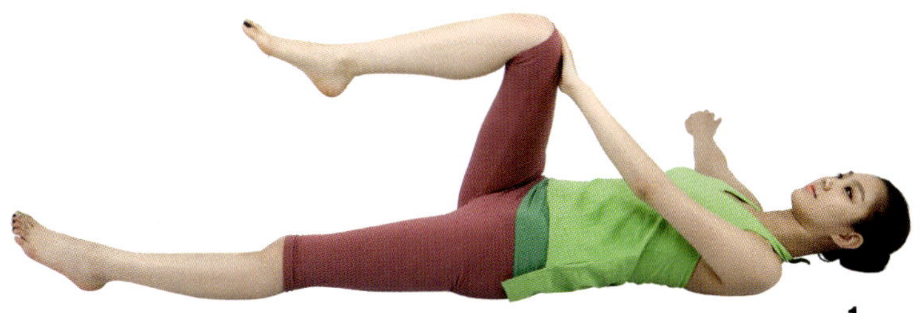

1 양팔을 90도로 뻗고 바른 자세로 눕는다. 오른쪽 다리를 들고 무릎을 90도로 접는다.

2 오른쪽 다리를 왼쪽으로 최대한 넘긴다. 이때 시선은 다리와 반대 방향으로 돌린다. 왼손으로 오른쪽 무릎을 눌러 최대한 몸통을 비튼 상태로 5초간 정지한다. 반대쪽도 똑같이 반복한다.

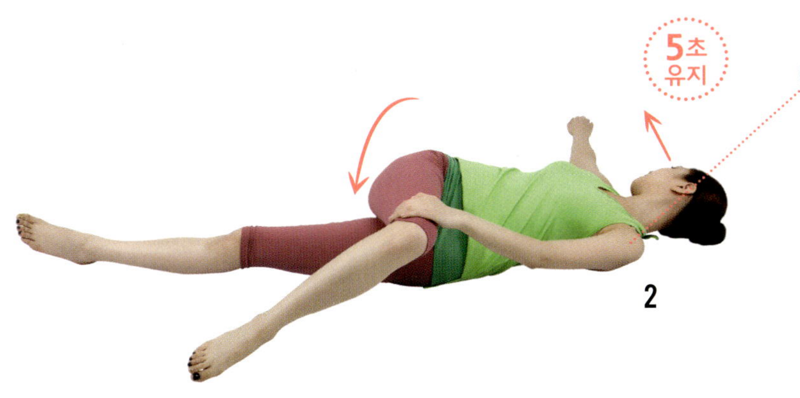

POINT

· 어깨가 뜨지 않아야 한다.

· 힘든 방향을 20회, 힘들지 않은 방향을 10회 해준다.

1세트 10개
2세트(총 20개)

팔꿈치 고정하고 뒤돌아보기

뻑뻑한 골반과 고관절을 스트레칭해주며, 골반을 개운하게 풀어준다.

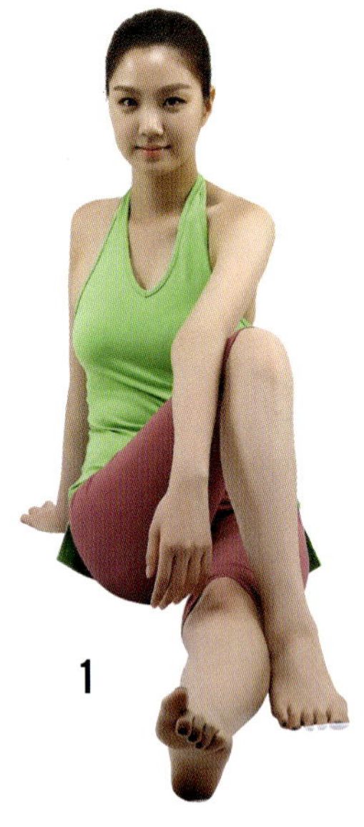

1 허리를 바로 펴고 앉아서 오른쪽 다리를 접어 왼쪽 무릎의 바깥쪽에 놓는다.

2 팔꿈치를 꼬아 무릎에 붙이고 밀어준다는 느낌으로 몸통을 비튼다. 시선은 뒤를 바로 본다. 최대한 몸통을 비튼 상태로 5초간 정지한다. 반대쪽도 똑같이 반복한다.

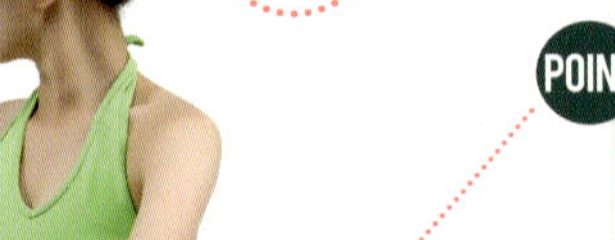

POINT

· 뒤돌아볼 때 자세가 고정되도록 손과 팔로 잡아준다.

· 힘든 방향을 20회, 힘들지 않은 방향을 10회 해준다.

1세트 10개
좌우 2세트(총 20개)

턱 교정 집중 운동 1

평소 잘못된 편측습관(한쪽으로 계속 반복하는 불량 자세. 예: 구부정한 스마트폰 자세, 다리 꼬기, 오징어나 껌 한쪽으로 씹기 등)은 신체 관절을 한쪽 방향으로 계속 비뚤어지게 만든다. 비뚤어진 관절은 오히려 그 반대 방향으로의 지속적인 힘과 동작이 반복되어야 관절 정렬이 바로 잡힌다. 턱관절 비대칭도 마찬가지다. 턱 교정 집중 운동은 턱관절의 정렬 효과와 동시에 턱 근육의 비대칭 상태를 바르게 만들어줘 균형 잡힌 턱관절(하악) 교정 효과를 가져온다.

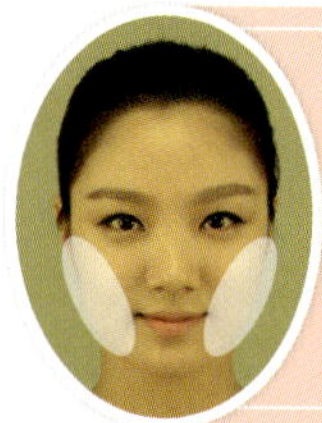

손가락으로 턱 집기

비틀어진 턱관절 부위가 반대 방향으로 균형 잡히는 것을 느낀다.

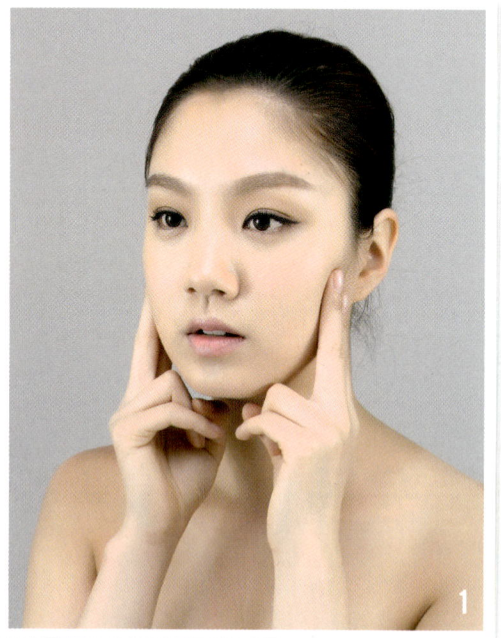

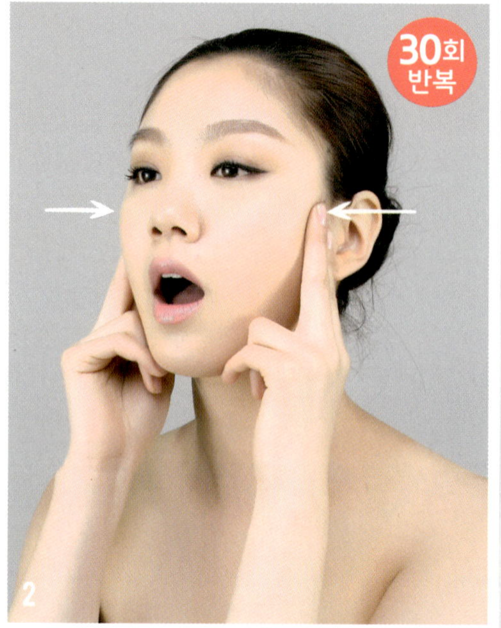

1 척추의 정렬을 바로잡고 허리를 펴고 앉는다. 턱에서 힘을 빼고 손가락 1개가 들어갈 정도만큼만 입을 약간 벌린 후, 양쪽 검지와 중지를 펴서 턱관절에 갖다 댄다.

2 입이 비뚤어져 벌려지기 시작하는 부분에 손가락을 대고 반대쪽 방향으로 힘을 주고 밀면서 입이 똑바로 벌려지도록 한다. 1회 5초씩, 30회 반복한다.

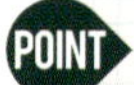 거울을 보면서 턱관절이 정렬이 잡힌 상태에서 벌려지도록 양쪽 손가락 2개로 조정한다.

한 손으로 턱관절 움직이기

뻣뻣한 턱관절 부분의 근육과 인대가 부드러워지면서
턱이 점점 균형 잡히는 것을 느낀다.

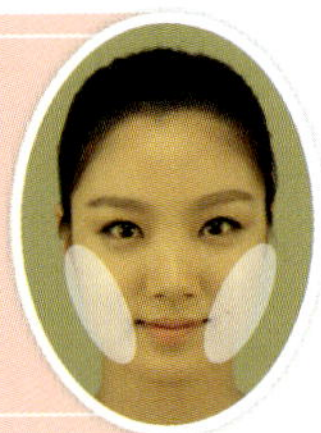

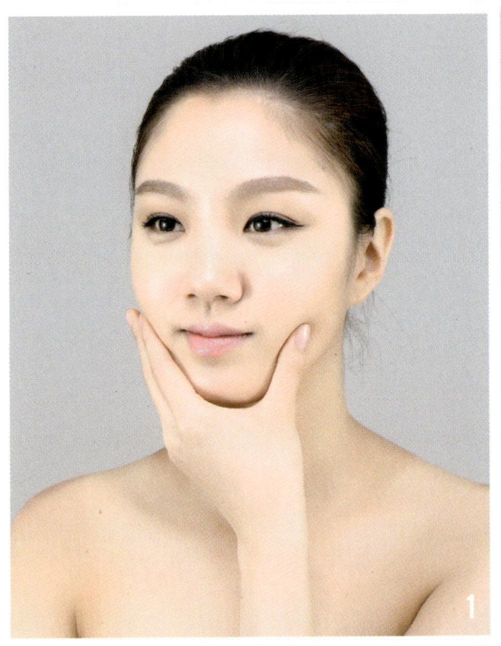

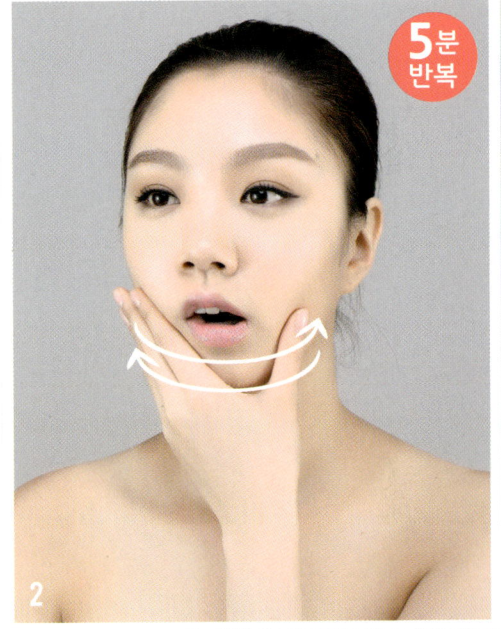

1 척추의 정렬을 바로잡고 허리를 펴고 앉는다. 턱에서 힘을 빼고 손가락 1개가 들어갈 정도만큼만 입을 약간 벌려준다(살짝 다물어도 된다). 한쪽 손을 펴서 턱관절을 지그시 잡는다.

2 거울을 보면서 3~4개의 손가락으로 턱관절을 좌우로 가볍게 흔들어준다. 비틀어진 턱의 반대 방향으로 더욱 오랫동안 지그시 틀어주고 가만히 있는다. 1세트 10~30회씩, 1~5분간 반복한다.

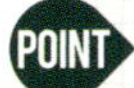 **POINT** 운동 후 통증이 생기면 약하게 하거나 잠시 휴식을 취한 후 다시 해준다.

입천장에 혀 대고 입벌리기

비틀어진 턱관절 부위가 반대 방향으로 균형 잡히는 것을 느낀다.

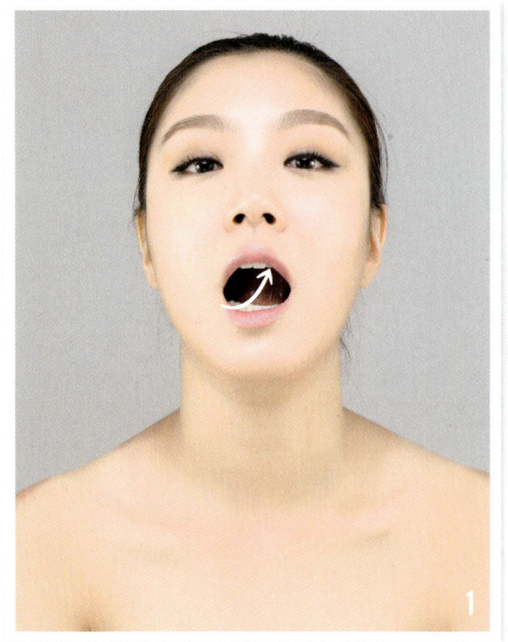

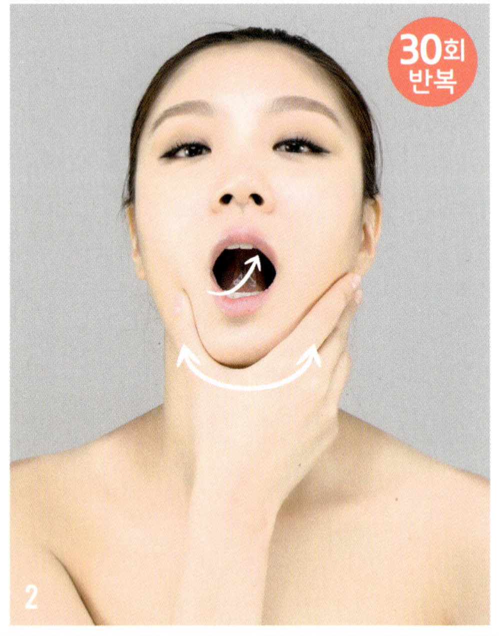

1 척추의 정렬을 바로잡고 허리를 펴고 앉는다. 턱에서 힘을 빼고 손가락 3개가 들어갈 정도만큼만 입을 약간 벌려준다. 비틀어진 턱관절 반대쪽 방향의 입천장에 혀를 갖다 대고 입을 최대한 벌려준다.

2 턱이 똑바로 벌려지도록 손을 이용해 턱 모양을 잡아준다. 더 이상 움직이지 않은 상태에서 3∼5초 정도 버틴다. 1회 5초씩, 30회 반복한다.

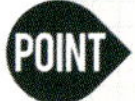 **POINT** 입천장에서 혀가 떨어지면 안 된다.

입 벌린 후 입술 다물기

비틀어진 턱관절 부위가 반대 방향으로 균형 잡히는 것을 느낀다.

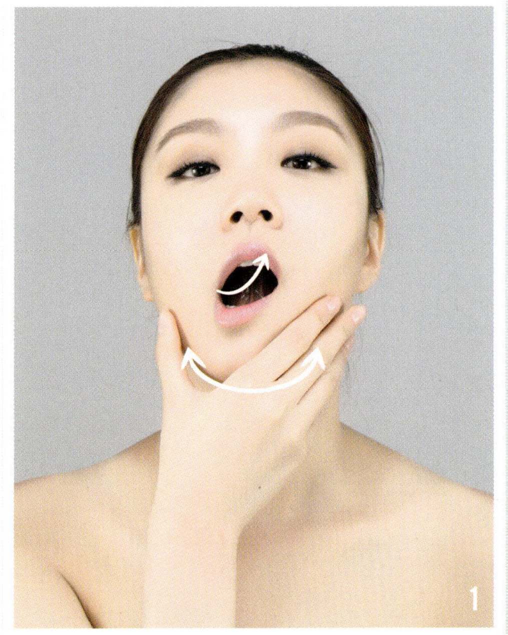

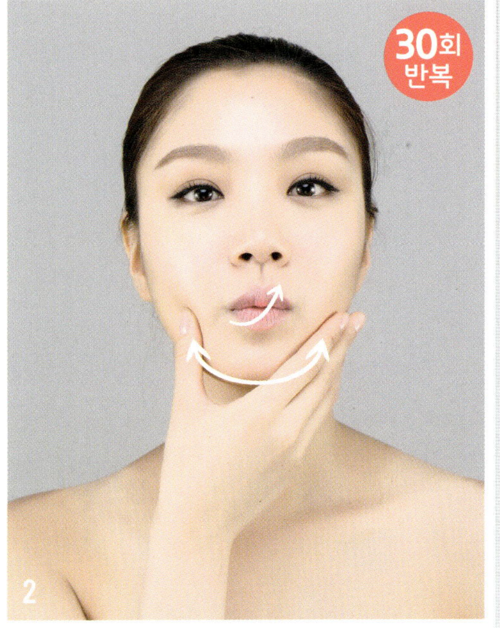

1 척추의 정렬을 바로잡고 허리를 펴고 앉는다. 턱에서 힘을 빼고 손가락 3개가 들어갈 정도만큼만 입을 약간 벌려준다. 비틀어진 턱관절 반대쪽 방향의 입천장에 혀를 갖다 대고 입을 최대한 벌려준다. 턱이 똑바로 벌려지도록 손을 이용해 턱 모양을 잡아준다. 더 이상 움직이지 않은 상태에서 3~5초 정도 버틴다.

2 다시 입술을 지그시 다물고, 코로 1회 3~5초 정도 숨을 들이마시고 내쉰다. 30회 반복한다.

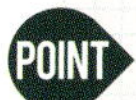 **POINT** 입술을 다문 후에도 입천장에서 혀가 떨어지면 안 된다.

턱 교정 집중 운동 2

입 다물고 턱 밀기

비뚤어진 턱의 반대 방향(교정 방향)으로 턱을 지그시 눌러 밀어준다. 관절이 제자리로 교정되면서 비대칭 턱 근육이 개운해지며 정렬이 바로잡힌다.

측두골에서 턱관절 쓸어내리기

비대칭 턱 근육이 개운해지며 정렬이 바로잡힌다.

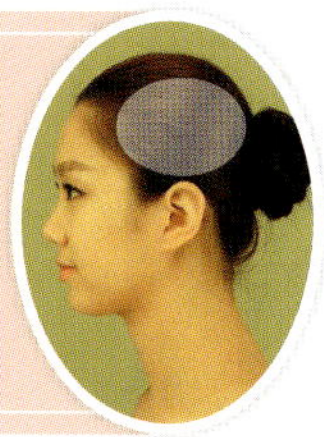

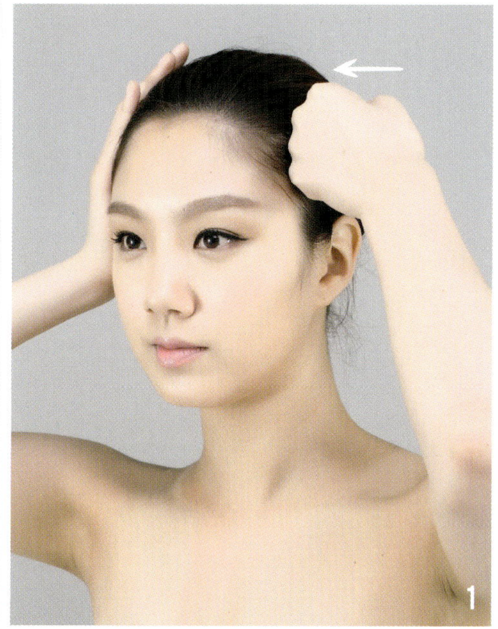

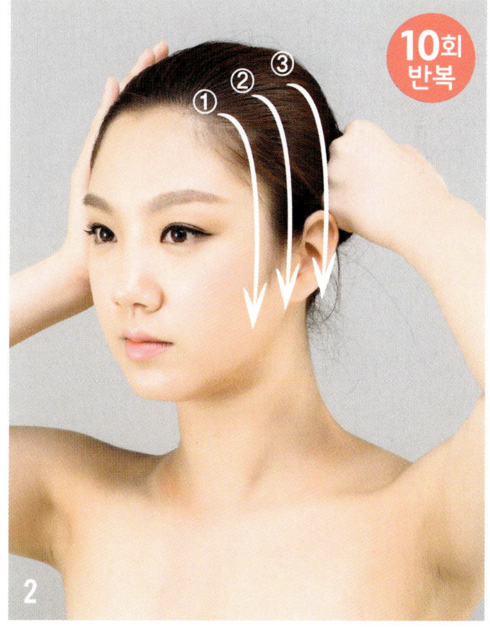

1 턱에서 힘을 빼고 손가락 1개가 들어갈 정도만큼만 입을 약간 벌려준다(살짝 다물어도 된다). 주먹을 쥐어 비틀어진 턱관절 방향 측두근에 갖다 댄다. 근육이 만져지도록 지그시 누른다.

2 턱관절까지 3개 부위로 나눠서 동일한 강도로 쓸어내린다. 좌우 비대칭 측두근이 대칭으로 교정된다. 10회 반복한다.

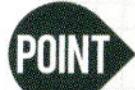 **POINT**   좀 더 강한 자극을 위해서 주먹 날을 사용하여 지그시 쓸면서 내려와도 된다.

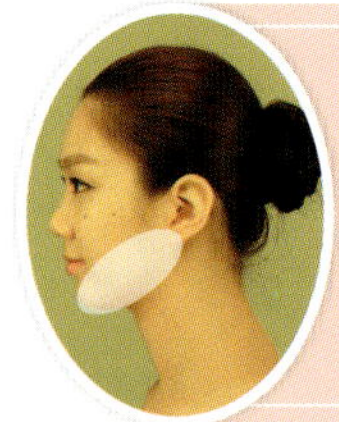

턱 쓸며 내려오기

한쪽으로 비뚤어진 턱 라인이 반대쪽으로 균형이 잡히며 교정된다.

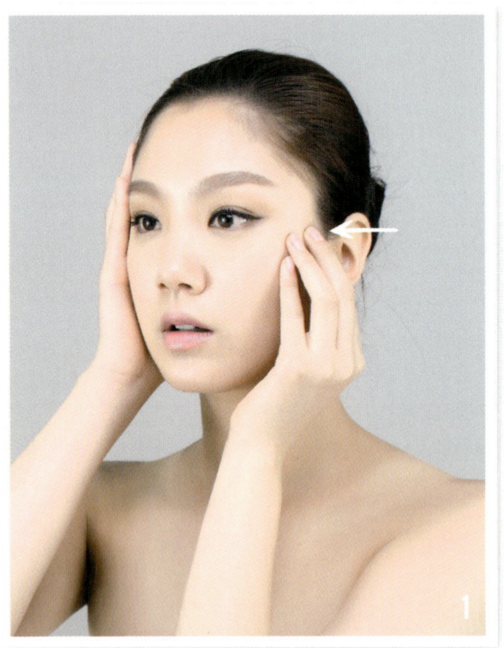

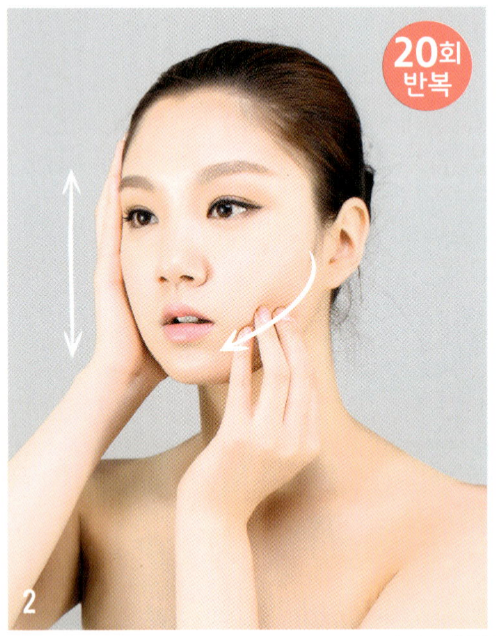

1 턱에서 힘을 빼고 손가락 1개가 들어갈 정도만큼만 입을 약간 벌려준다. 손을 갈고리 모양으로 만들어 비틀어진 턱관절에 놓는다. 근육이 만져지도록 턱관절 부분을 지그시 누른다.

2 동일한 강도로 턱 아래까지 지그시 쓸어내린다. 반대쪽 손은 얼굴과 목이 한쪽으로 기울어지지 않도록 잘 지탱해줘야 한다. 10~20회 반복한다.

POINT
· 중간에 쓸고 내려올 때 절대 손을 떼면 안 된다.
· 손가락은 더욱 갈고리 모양으로 만들어서 쓸어준다.

주먹 쥐고 턱 쓸며 내려오기

좌우 비대칭의 턱관절이 교정된다.

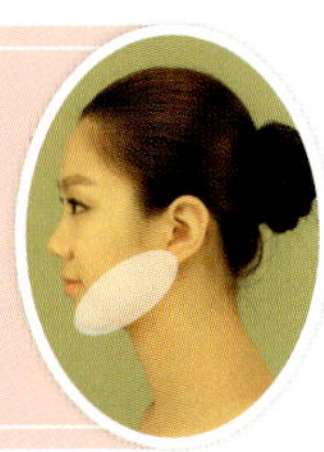

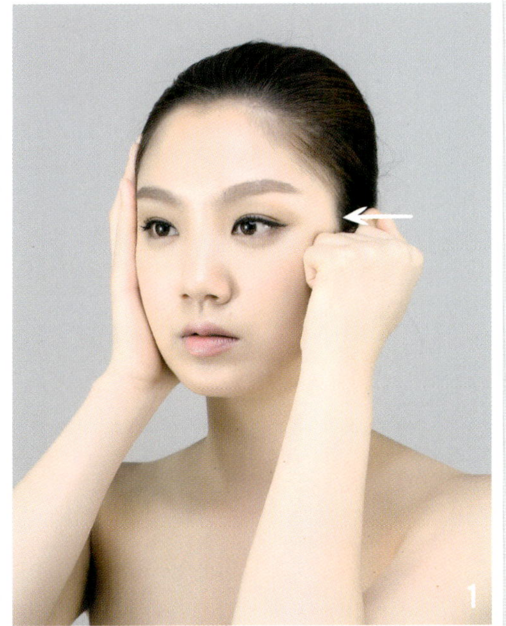

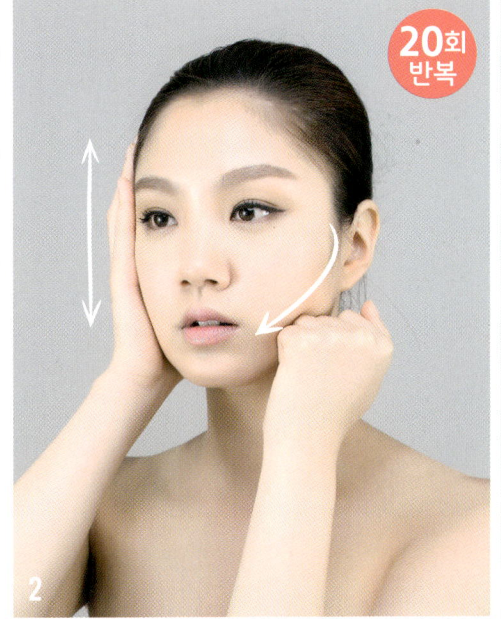

1 턱에서 힘을 빼고 손가락 1개가 들어갈 정도만큼만 입을 약간 벌려준다. 주먹을 쥐어 비틀어진 턱관절에 놓는다. 근육이 만져지도록 지그시 누른다.

2 동일한 강도로 턱 아래까지 지그시 쓸어내린다. 반대쪽 손은 얼굴과 목이 한쪽으로 기울어지지 않도록 잘 지탱해줘야 한다. 10~20회 반복한다.

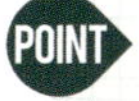

POINT 중간에 쓸고 내려올 때 절대 손을 떼면 안 된다.

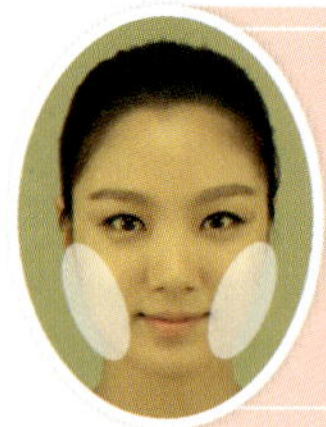

주먹 날로 턱 쓸며 내려오기

좌우 비대칭의 턱관절이 교정된다.

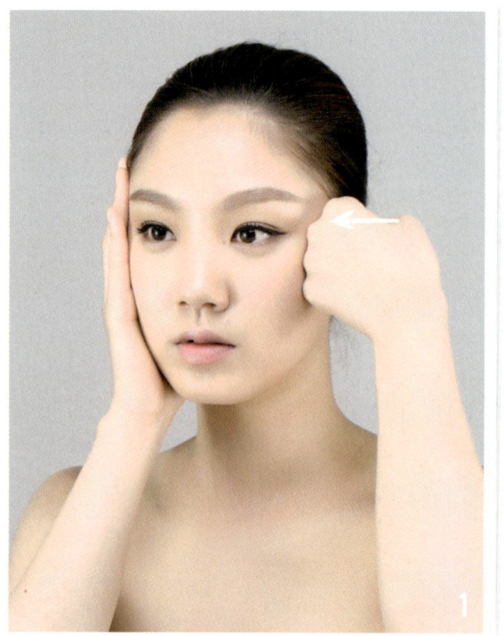
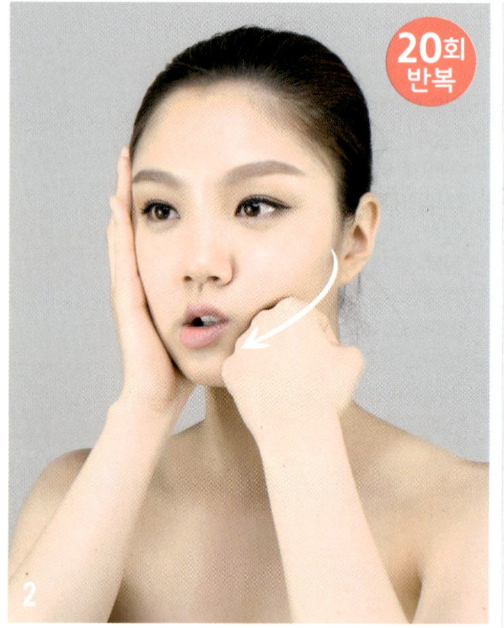

1 턱에서 힘을 빼고 손가락 1개가 들어갈 정도만큼만 입을 약간 벌려준다. 주먹을 쥐어 비틀어진 턱관절에 놓는다. 근육이 만져지도록 지그시 누른다.

2 동일한 강도로 턱 아래까지 지그시 쓸어내린다. 반대쪽 손은 얼굴과 목이 한쪽으로 기울어지지 않도록 잘 지탱해줘야 한다. 10~20회 반복한다.

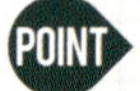 중간에 쓸고 내려올 때 절대 손을 떼면 안 된다.

턱 교정 집중 운동 3

비뚤어진 턱관절의 반대 방향으로 턱을 지그시 눌러 밀어준다. 관절이
제자리로 교정되면서, 비대칭 턱 근육이 개운해지고 정렬이 잡힌다.

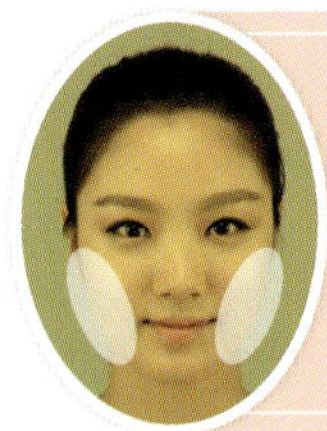

턱관절 밀어주기

비틀어진 턱관절 부위가 반대 방향으로 균형 잡히는 것을 느낀다.

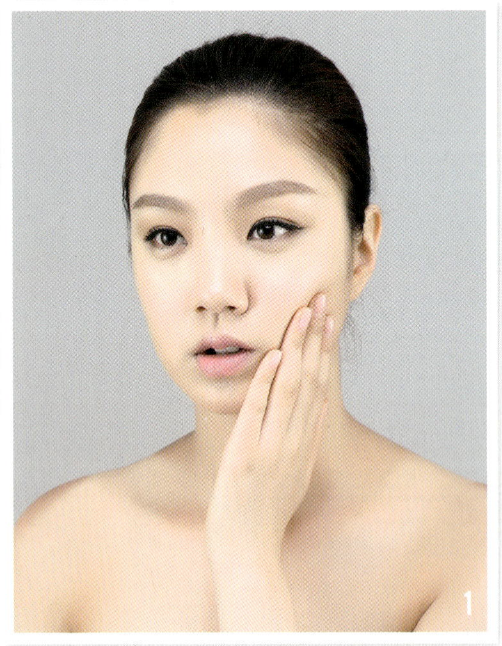

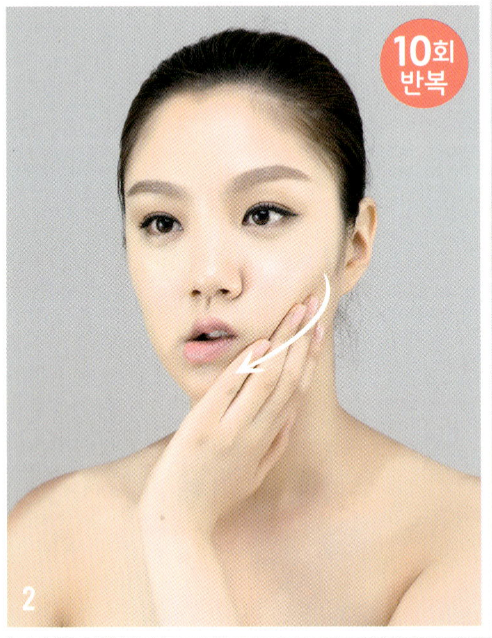

1 척추의 정렬을 바로잡고 허리를 펴고 앉는다. 턱에서 힘을 빼고 손가락 1개가 들어갈 정도만큼만 입을 약간 벌려준다. 한 쪽 손을 펴서 비틀어진 턱관절에 갖다 댄다.

2 비틀어진 턱관절 반대쪽 방향으로 지그시 밀어준다. 더 이상 움직이지 않은 상태에서 3~5초 정도 버틴다. 1회 5초씩, 10회 반복한다.

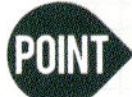 **POINT** 운동 후 통증이 생기면 약하게 하거나 잠시 휴식을 취한 후 다시 해준다.

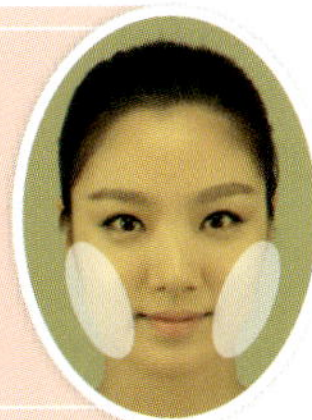

입천장에 혀 대고 턱관절 밀어주기

비틀어진 턱관절 부위가 반대 방향으로 균형 잡히는 것을 느낀다.

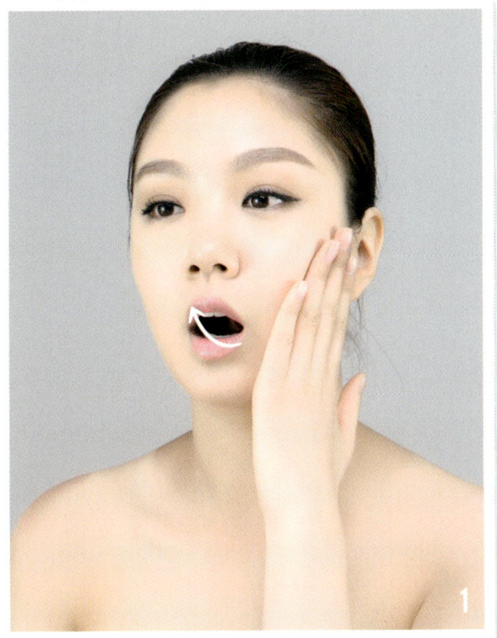

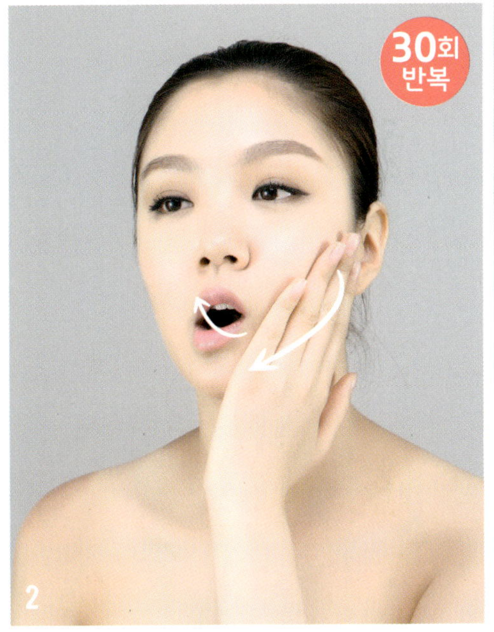

1 척추의 정렬을 바로잡고 허리를 펴고 앉는다. 턱에서 힘을 빼고 손가락 3개가 들어갈 정도만큼만 입을 약간 벌려준다. 비틀어진 턱관절 반대쪽 방향의 입천장에 혀를 갖다 대고 입을 최대한 벌려준다. 한쪽 손바닥을 펴서 비틀어진 턱관절에 갖다 댄다.

2 비틀어진 턱관절 반대쪽 방향으로 지그시 밀어준다. 더 이상 움직이지 않은 상태에서 3~5초 정도 버틴다. 1회 5초씩, 10~30회 반복한다.

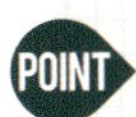

POINT
· 운동 후 통증이 생기면 약하게 하거나 잠시 휴식을 취한 후 다시 해준다.
· 입천장에서 혀가 떨어지면 안 된다.

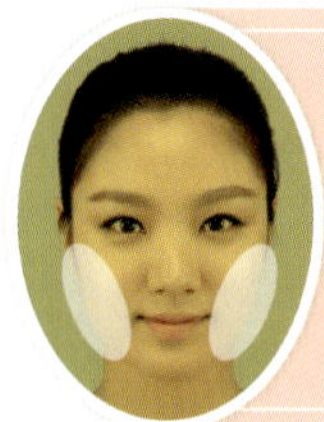

주먹으로 턱 쓸면서 밀어주기

비틀어진 턱관절을 균형 잡히도록 정돈시켜준다.

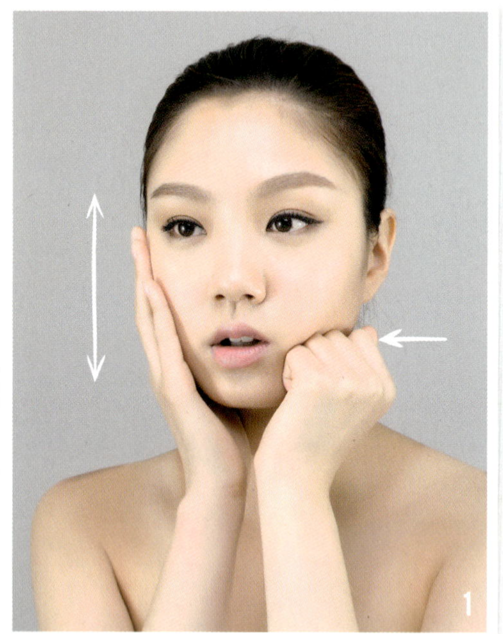

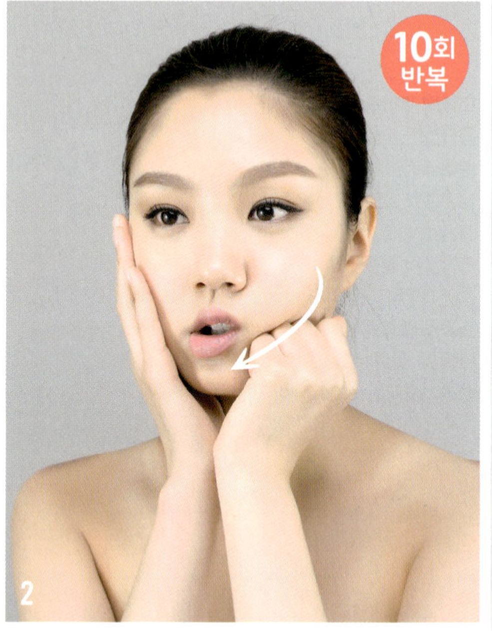

1 척추의 정렬을 바로잡고 허리를 펴고 앉는다. 얼굴 근육의 긴장이 풀리도록 턱에서 힘을 뺀다. 주먹을 쥐어 비틀어진 턱관절 아래쪽에 갖다 대고 지그시 눌러준다. 반대쪽 손바닥으로 얼굴을 지탱한다.

2 주먹으로 비틀어진 턱관절 반대쪽 방향으로 지그시 쓸면서 밀어준다. 더 이상 움직이지 않은 상태에서 3~5초 정도 버틴다. 1회 5초씩, 10회 반복한다.

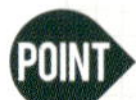 얼굴과 목이 한쪽으로 기울어지지 않도록 잘 지탱해줘야 한다.

입천장에 혀 대고 턱 주먹으로 밀어주기

비틀어진 턱관절을 균형 잡히도록 정돈시켜준다.

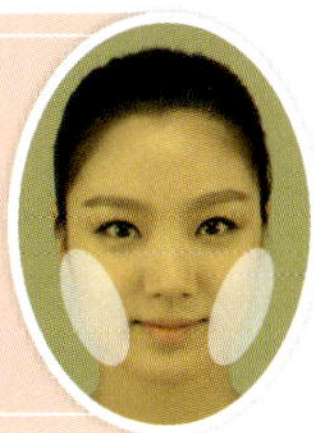

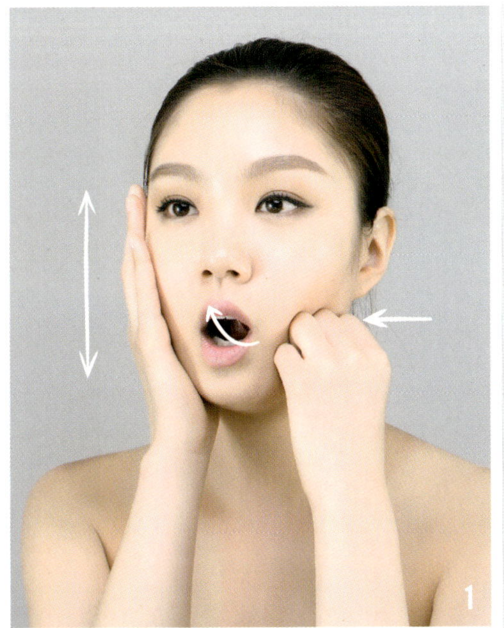

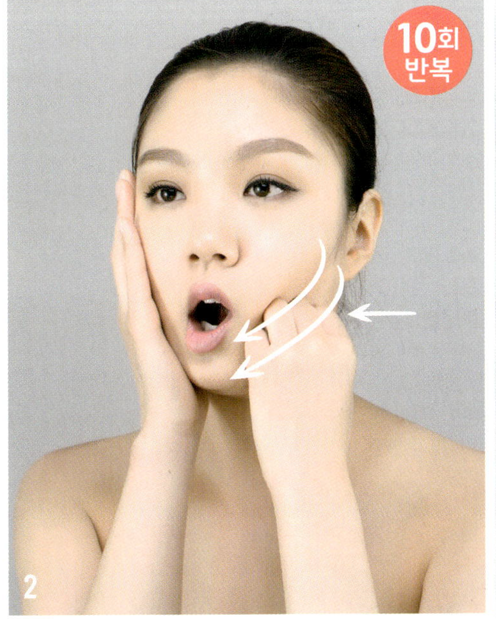

1 척추의 정렬을 바로잡고 허리를 펴고 앉는다. 얼굴 근육의 긴장이 풀리도록 턱에서 힘을 뺀다. 비틀어진 턱관절 반대 방향의 입천장에 혀를 갖다 대고 입을 벌려준다. 주먹을 쥐어 비틀어진 턱관절 아래쪽에 갖다 대고 지그시 눌러준다. 반대쪽 손바닥으로 얼굴을 지탱한다.

2 주먹으로 비틀어진 턱관절 반대쪽 방향으로 지그시 밀어준다. 더 이상 움직이지 않은 상태에서 3~5초 정도 버틴다. 1회 5초씩, 10회 반복한다.

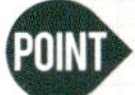 **POINT** 얼굴과 목이 한쪽으로 기울어지지 않도록 잘 지탱해줘야 한다.

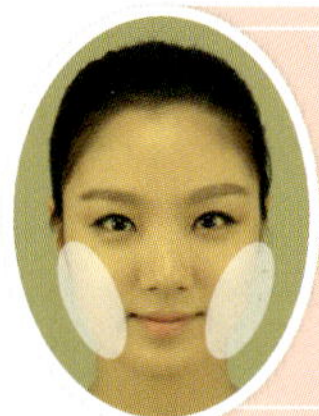

턱 뒤 잡아당겨 아래 턱 반대로 밀기

비틀어진 턱관절을 균형 잡히도록 정돈시켜준다.

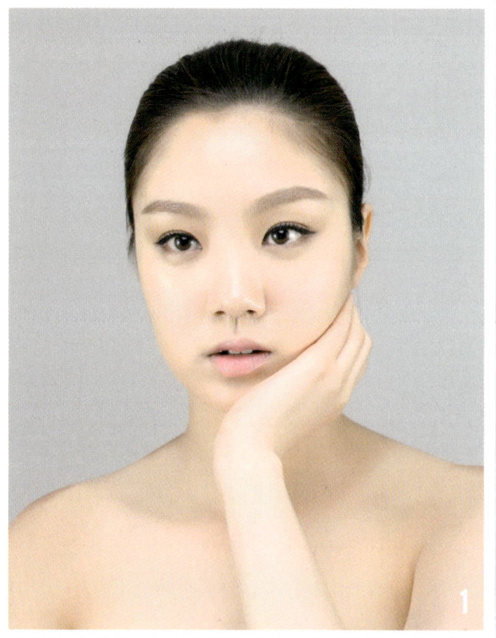

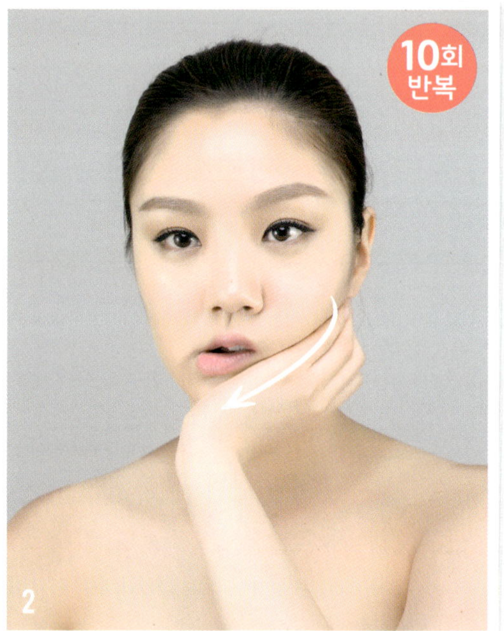

1 척추의 정렬을 바로잡고 허리를 펴고 앉는다. 얼굴 근육의 긴장이 풀리도록 턱에서 힘을 뺀다. 비틀어진 턱 뒤쪽(귀밑)을 검지, 중지, 약지 3개의 손가락으로 잡는다. 손바닥은 턱 밑 라인에 갖다 댄다(검지가 턱 밑 라인 아래로 내려가지 않도록 주의 한다).

2 손가락을 앞으로 빼주면서 아래 턱을 반대 방향으로 지그시 밀어준다. 더 이상 움직이지 않은 상태에서 3~5초 정도 버 틴다. 1회 5초씩, 10회 반복한다.

· 목이 한쪽으로 기울어지지 않도록 거울을 보면서 한다.
· 운동 후 통증이 생기면 약하게 하거나 잠시 휴식을 취한 후 다시 해준다.

입술 옆으로 쏠어주기

비틀어진 턱관절로 인한 입술 밑 부위의 근육을 균형 잡히도록 정돈시켜준다.

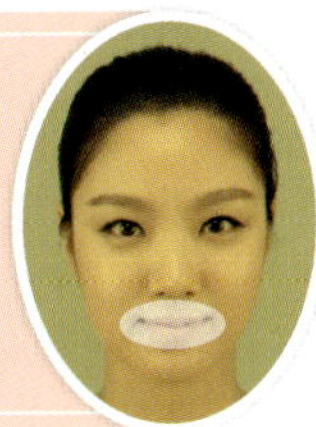

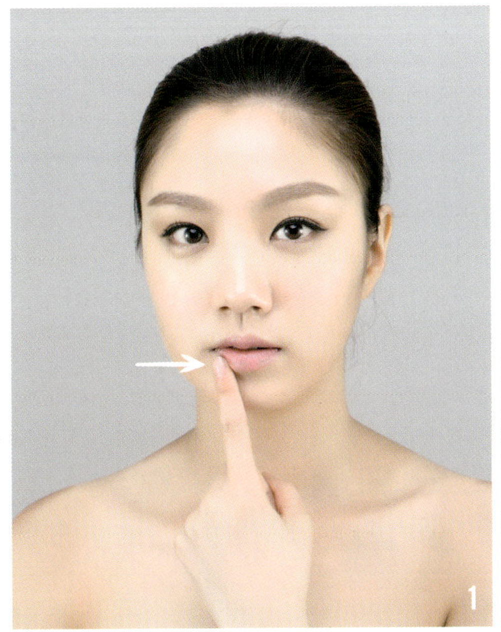

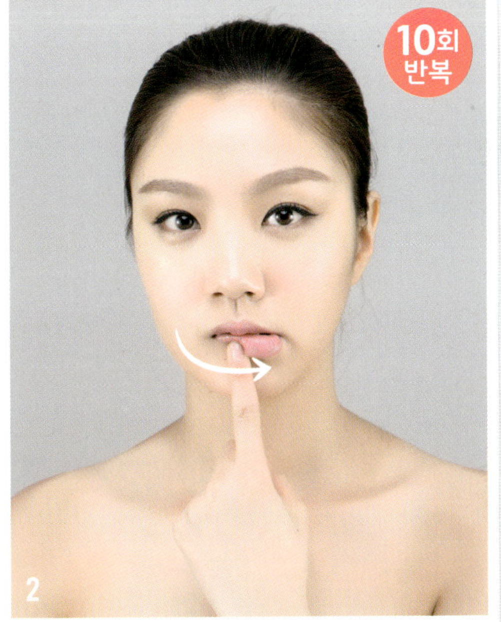

1 척추의 정렬을 바로잡고 허리를 펴고 앉는다. 얼굴 근육의 긴장이 풀리도록 턱에서 힘을 빼준다. 검지를 곧게 펴서 비틀어진 방향의 입술 부근에 갖다 대고 지그시 눌러준다.

2 반대쪽 방향으로 입술을 지그시 밀어준다. 더 이상 움직이지 않은 상태에서 3~5초 정도 버틴다. 1회 5초씩, 10회 반복한다.

POINT 운동 후 통증이 생기면 약하게 하거나 잠시 휴식을 취한 후 다시 해준다.

턱 교정 집중 운동 4

근육은 움직임에 저항하여 지탱하는 힘을 반대 방향에서 가해주면 약화된 근육을 더욱 강화시켜준다. 이러한 성질을 이용하여, 비뚤어진 턱관절(하악) 근육 비대칭 교정 효과를 배가시킬 수 있다. 비뚤어진 턱관절 반대 방향으로 지그시 턱을 움직여준다. 동시에 밀리지 않도록 반대 방향에서 힘을 줘 지탱해주면 비뚤어진 턱관절 근육의 비대칭 상태가 확실하게 개선된다.

턱 밀며 반대 방향 손가락으로 지탱하기

비틀어진 턱관절 부위가 반대 방향으로 균형 잡히는 것을 느낀다.

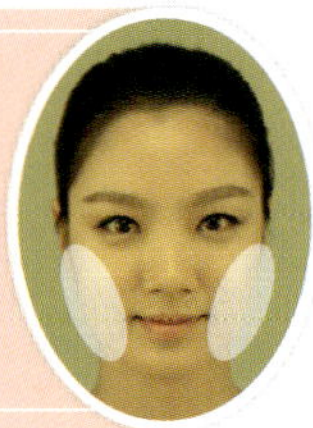

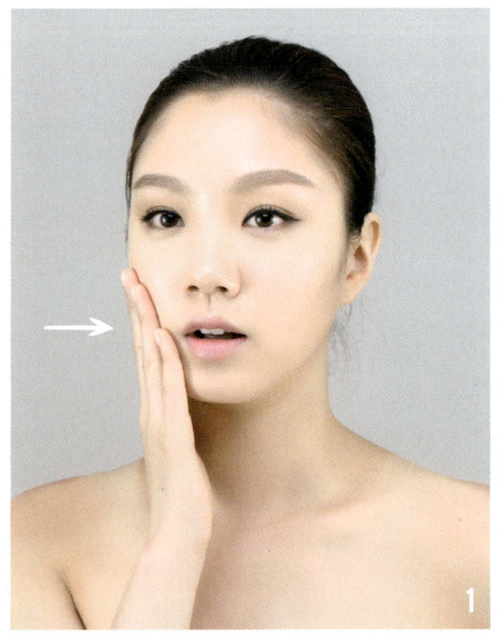

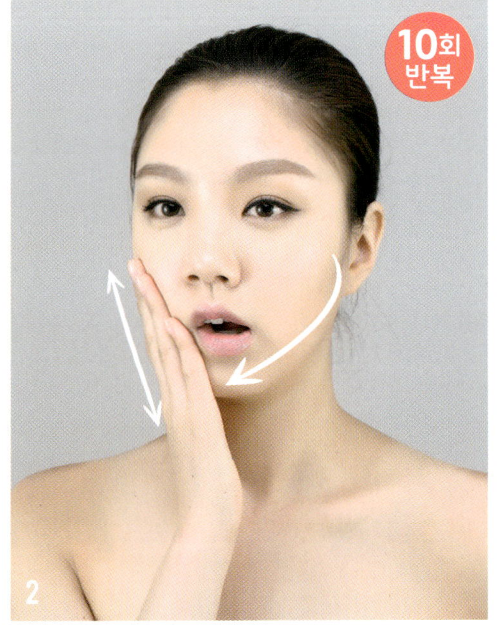

1 척추의 정렬을 바로잡고 허리를 펴고 앉는다. 턱에서 힘을 빼고 손가락 3개가 들어갈 정도만큼만 입을 약간 벌려준다. 검지, 중지, 약지 3개 손가락을 펴서 비틀어진 턱관절에 갖다 대고 지그시 눌러준다.

2 손가락으로는 턱을 지탱하고 반대편 턱을 움직여 지그시 밀어준다. 더 이상 움직이지 않은 상태에서 3~5초 정도 버틴다. 1회 5초씩, 10회 반복한다.

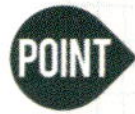

· 얼굴과 목이 한쪽으로 기울어지지 않도록 거울을 보면서 한다.
· 운동 후 통증이 생기면 약하게 하거나 잠시 휴식을 취한 후 다시 해준다.

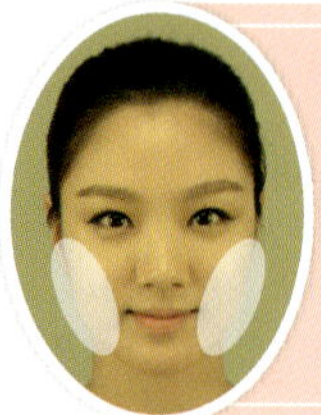

주먹으로 턱 쓸어주면서 밀기

비틀어진 턱관절을 균형 잡히도록 정돈시켜준다.

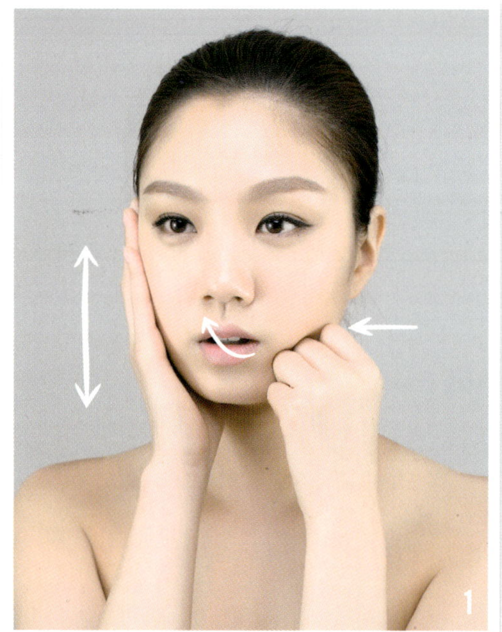

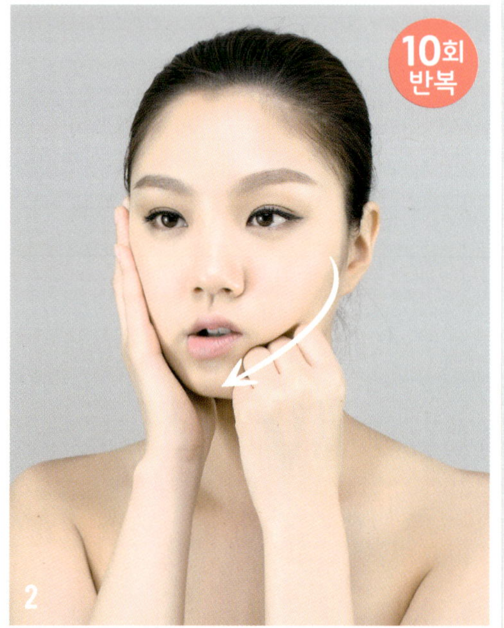

1 척추의 정렬을 바로잡고 허리를 펴고 앉는다. 얼굴 근육의 긴장이 풀리도록 턱에서 힘을 뺀다. 비틀어진 턱관절 반대 방향의 입천장에 혀를 갖다 대고 입을 벌려준다. 주먹을 쥐어 비틀어진 아래 턱 부근에 갖다 대고 지그시 눌러준다. 반대쪽 손바닥으로 얼굴을 지탱한다.

2 비틀어진 턱관절 반대쪽 방향으로 아래 턱을 지그시 밀어준다. 더 이상 움직이지 않은 상태에서 3~5초 정도 버틴다. 1회 5초씩, 10회 반복한다.

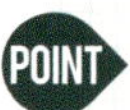

· 얼굴과 목이 한쪽으로 기울어지지 않도록 잘 지탱해줘야 한다.
· 운동 후 통증이 생기면 약하게 하거나 잠시 휴식을 취한 후 다시 해준다.

균형 잡힌 얼굴이 예쁘다

턱 뒤 잡아당겨 아래 턱 반대로 밀기

비틀어진 턱관절을 균형 잡히도록 정돈시켜준다.

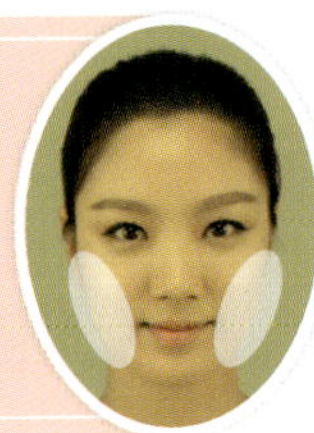

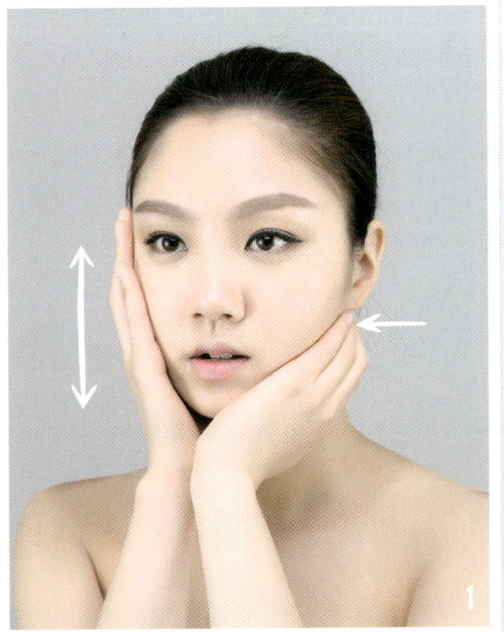

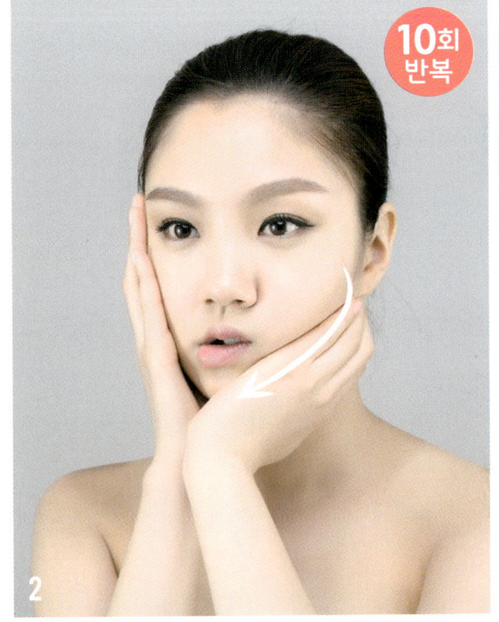

1 척추의 정렬을 바로잡고 허리를 펴고 앉는다. 얼굴 근육의 긴장이 풀리도록 턱에서 힘을 뺀다. 비틀어진 턱 뒤쪽(귀밑)을 검지, 중지, 약지 3개의 손가락으로 잡는다. 손바닥은 지그시 턱 밑 라인에 갖다 댄다(검지가 턱 밑 라인 아래로 내려가지 않도록 주의한다). 반대쪽 손바닥으로 얼굴을 지탱한다.

2 손가락을 앞으로 빼주면서 아래 턱을 반대 방향으로 지그시 밀어준다. 더 이상 움직이지 않은 상태에서 3~5초 정도 버틴다. 1회 5초씩, 10회 반복한다.

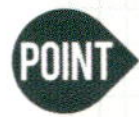

POINT
· 얼굴과 목이 한쪽으로 기울어지지 않도록 거울을 보면서 한다.
· 운동 후 통증이 생기면 약하게 하거나 잠시 휴식을 취한 후 다시 해준다.

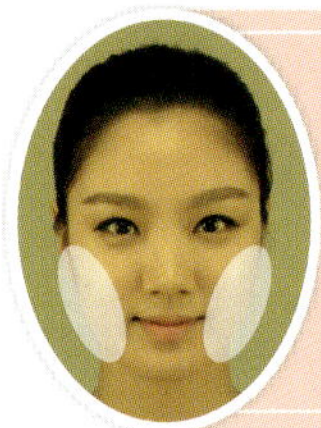

턱 뒤 잡고 반대로 밀기

비틀어진 턱관절을 균형 잡히도록 정돈시켜준다.

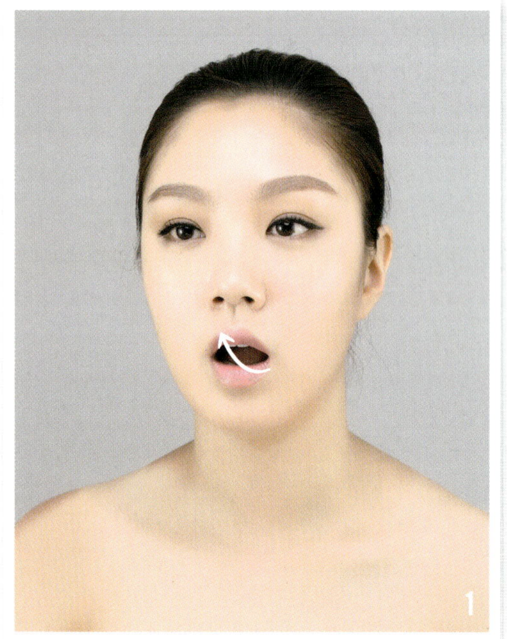

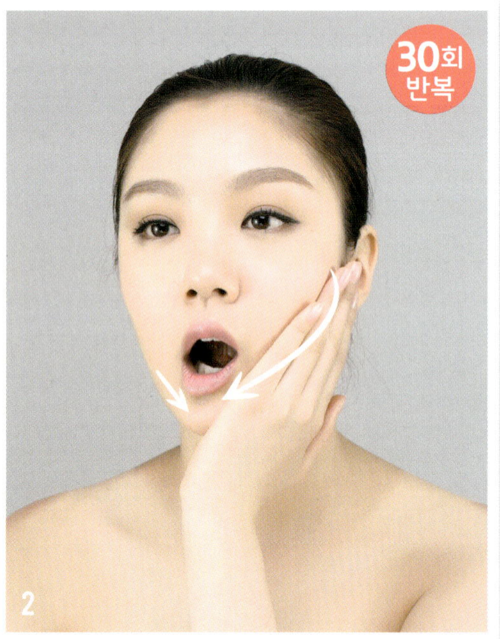

1 척추의 정렬을 바로잡고 허리를 펴고 앉는다. 턱에서 힘을 빼고 손가락 3개가 들어갈 만큼만 입을 약간 벌려준다. 비틀어진 턱관절 반대쪽 방향의 입천장에 혀를 갖다 대고 입을 최대한 벌려준다.

2 비틀어진 턱관절에 손을 갖다 대고 반대쪽 방향으로 지그시 밀어준다. 동시에 턱은 움직이지 않도록 반대 방향으로 지탱해준다. 더 이상 움직이지 않은 상태에서 3~5초 정도 버틴다. 1회 5초씩, 30회 반복한다.

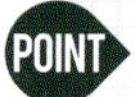 입천장에서 혀가 떨어지면 안 된다.

오른발과 오른손만 사용하는 습관을 고치자

우리 몸은 좌우로 균형되게 사용해야 척추와 골반의 골격 구조가 바르게 잡히게 된다. 특히 좌우 근육과 골격을 골고루 사용해줘야 좌우 뇌신경이 균형되게 신체에 전달되어 균형 잡힌 골격이 만들어진다.

하지만 이와 반대로 한쪽 관절을 한쪽 방향으로만 사용하게 되면 골반, 척추 등 신체 골격이 한쪽으로 비틀어지게 된다. 턱관절과 얼굴도 마찬가지다.

대표적인 경우가 스포츠 분야에서 스피드 스케이트, 쇼트트랙, 야구, 발레 등과 같이 한쪽 방향으로만 움직이거나 한쪽 방향의 신체 부위를 많이 사용하는 선수들이다. 이들이 목이나 허리, 무릎 부상 등에 빈번하게 시달리고 턱관절, 경추(일자목), 척추, 골반 뒤틀림이 상당한 것은 자연적인 이치이다. 이렇게 신체 일부를 한쪽 방향으로만 사용하는 습관을 편측 자세 습관이라 한다.

실제 이들이 방송 인터뷰를 하는 사진에서 얼굴이나 전신을 보면 상당한 선수들의 좌우 눈높이, 콧대, 입꼬리, 어깨 높낮이, 등, 걸음걸이 등이 매우 불균형한 것을 보게 된다. 다음과 같은 편측 자세 습관을 주의하자.

한쪽으로만 하는 대표적인 편측 자세 습관

1. 한쪽으로만 씹는 습관
2. 한쪽으로만 다리를 꼬는 습관
3. 한쪽 어깨로만 가방을 메는 습관
4. 한쪽 다리로 짝다리를 짚는 습관
5. 벽에 항상 기대어 서 있는 습관
6. 항상 같은 방향, 옆으로만 잠을 자는 습관

비뚤어진 얼굴 방치하면, 전신 비대칭의 원인이 된다

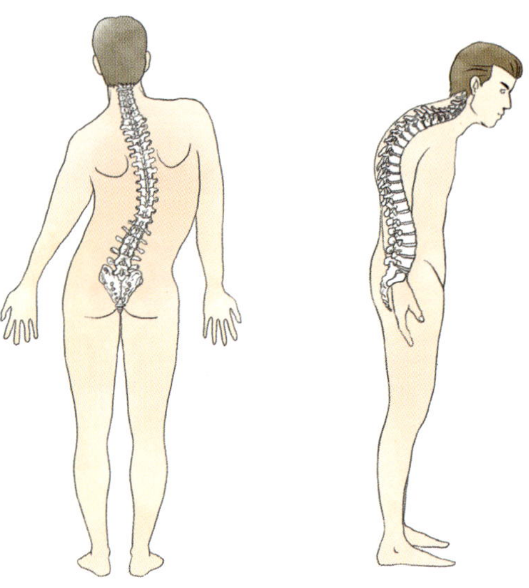

얼굴 비대칭으로 인해 턱에 문제가 있다고 하면 대부분 보기 안 좋게 얼굴이 비뚤어졌거나, 턱이 아파서 입이 벌어지지 않고 턱이 빠지는 정도로 생각한다. 그러나 문제는 그렇게 간단하지 않다.

턱관절은 우리 몸의 다른 관절과 마찬가지로 관절과 물렁뼈, 인대, 근육 등으로 이뤄져 있고, 이들 중 하나에 문제가 생기면 신경과 혈관이 눌리면서 여러 가지 이상 증상뿐만 아니라 얼굴의 모양을 비뚤게 만드는 얼굴 비대칭, 턱관절 장애 증상이 나타나게 된다.

턱이 이상하다고 느낄 때는 입을 벌리거나 다물 때 관자놀이 부분에서 소리가 나고 통증이 느껴지게 된다. 이 또한 얼굴 비대칭이 심한 경우로 음식을 씹거나 말하고 입을 벌리는 것이 힘들어진다. 심한 사람의 경우 입을 벌리는 크기가 12mm도 안 되는 사람들도 있고, 일반 숟가락을 입에 넣지 못하는 경우도 있다. 그만큼 얼굴 비대칭을 오랫동안 방치하면 문제는 더욱 심각해진다.

얼굴이 심하게 비뚤어지면서 입을 제대로 벌리지 못하는 것은 사회 활동에 큰 제한을 받기 때문에 대인 기피증까지 생길 수 있다. 무엇보다 얼굴 비대칭을 간과해선 안 되는 이유는 턱의 문제가 전신 체형(척추, 골반)과 연결되어 있기 때문이다.

특히 턱관절의 연결이 틀어져 전신의 문제로 악화되는 것이 가장 큰 문제라 할 수 있다. 얼굴이 비뚤어진 사람들은 한결같이 일자목(정상적인 목의 C자 커브가 일자로 변형됨)과 척추가 좌우로 휘어지는 척추측만증, 골반이 심하게 뒤틀어지는 골반불균형 증상, 한쪽 다리 길이가 짧아지면서 좌우 어깨의 높낮이가 비대칭되는 전신의 비대칭 체형을 동시에 갖게 된다.

그 이유는 턱 주위의 인대와 근육들 주변에 우리 몸의 중추신경이 되는 뇌신경과 혈관들이 분포하고 있어서 턱이 비뚤어지면 이들 신경과 혈관, 인대, 근육이 압박되면서 직간접적으로 연결된 전신에 안 좋은 영향을 끼치기 때문이다.

따라서 얼굴 비대칭으로 인한 턱관절 교정, 부정교합 교정과 치아 교정도 물론 중요하지만, 전신 균형을 바로잡는 것을 더욱 강조하고 싶다. 실제로 턱 교정, 부정교합 교정 후에도 다시 턱 틀어짐이 재발되었거나 증상이 여전하다는 후기를 많이 보게 되는 것은 이러한 이유 때문이다.

얼굴 비대칭의 좀 더 근본적인 원인이 되는 전신의 비대칭 상태를 확인해서 이미 심하게 뒤틀어진 다른 체형 부위를 찾아 동시에 교정해야 하며, 이보다 더 중요한 것은 턱에 문제가 생기기 전에 바른 자세와 습관으로 예방하는 것이다.

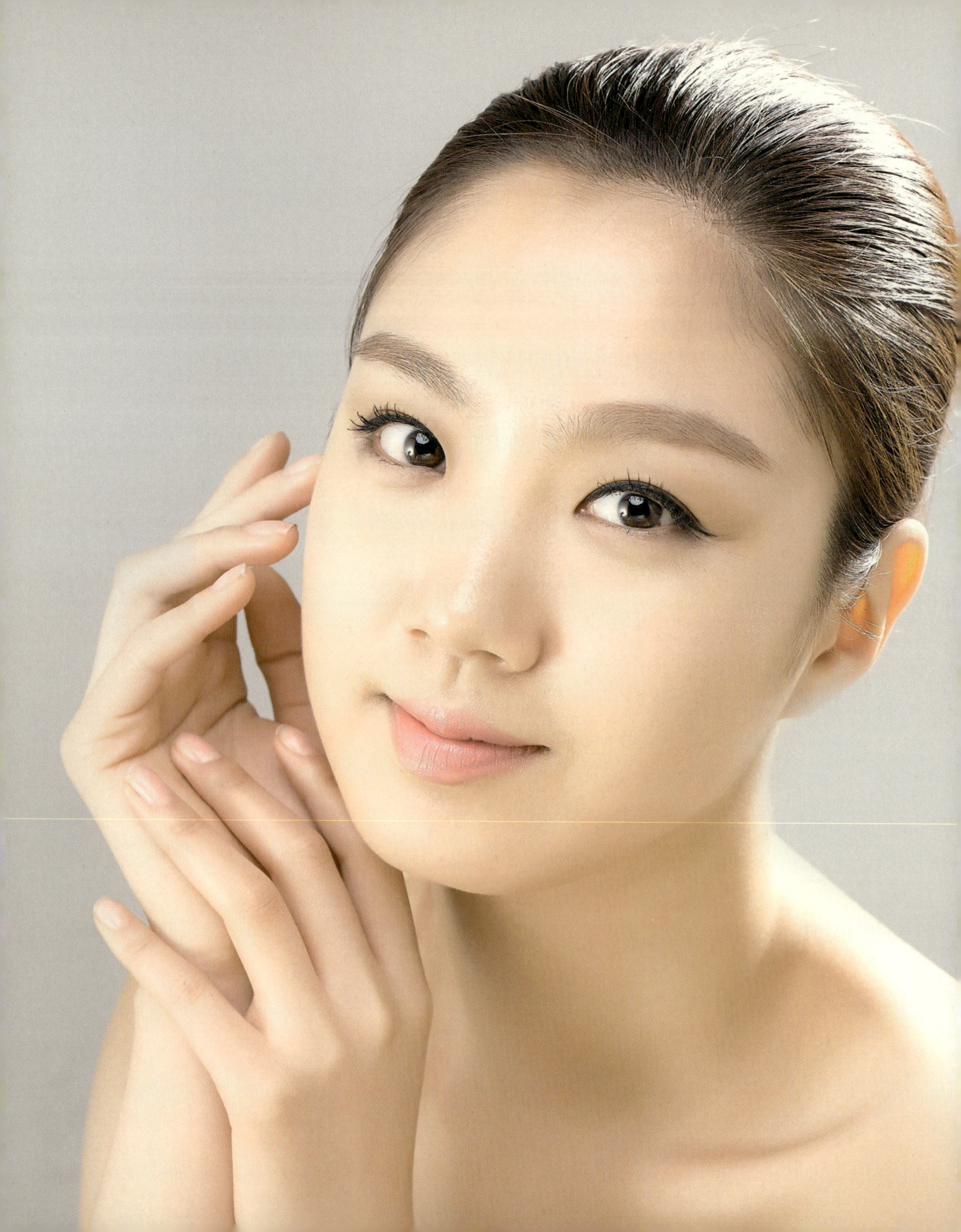

3
턱관절 장애 교정 운동
&
근막 마사지

턱관절 장애 교정 운동과 근막 마사지는 얼굴 전체 근육의 긴 장을 풀어줘 얼굴 비대칭에서 유발되는 턱 통증과 두통, 목이나 어깨 통증, 기타 불편한 증상들이 놀랍게 개선되는 것을 느끼게 해준다. 또 과도하게 발달된 턱 근육을 지속적으로 풀어줌으로써 주걱턱과 돌출 입, 사각 턱 교정에 큰 도움을 준다.

턱관절 장애 교정 운동의 효과

입을 벌리고 닫을 수 없을 정도의 심각한 얼굴 비대칭, 턱관절 장애에서 유발되는 턱 통증은 대부분 이 근육이 과도하게 손상되거나 긴장되는 경우다. 동시에 연결 관절인 목뼈(경추) 1~2번을 시계 방향, 반시계 방향으로 심하게 뒤틀어지게 만들어, 목과 두개골(머리)을 지탱해주는 목 근육이 과도하게 긴장되면서 심한 두통과 얼굴 통증에 시달리게 된다. 특히 코와 눈 주변의 부비강이 막히게 되어, 답답한 축농증과 눈 통증으로 고생하는 경우가 대부분이다.

본 턱관절 장애 교정 운동 및 근막 마사지는 얼굴 전체 근육의 긴장을 풀어줘 1주일 정도의 마사지만으로도 얼굴 비대칭에서 유발되는 턱 통증과 두통, 목, 어깨 통증, 기타 불편한 증상들이 놀랍게 개선되는 것을 느끼게 해준다. 특히 혈액 순환에 도움을 줘 얼굴이 환하고 밝아 보이게 만드는 것이 무엇보다 장점이다.

왜 입 속 근육을 풀어줘야 턱 소리와 통증이 제거될까?

턱관절을 지탱해주는 입 속 근육 중 하나인 익상근을 개운하게 풀어주면 입속 근육의 비대칭 상태를 개선하고 신경과 혈관을 압박하는 구조에서 벗어나게 되어 턱관절 장애에 확실한 도움을 주게 된다. 본 운동을 통해 턱 속 근육을 부드럽게 풀어줘 얼굴 비대칭 교정과 더불어 유발되는 불편한 턱 통증을 개운하게 제거해보자. 동시에 평소 입을 꽉 깨무는 습관을 하지 말아야 하며 입속을 깨끗이 하도록 치아 건강에 유의해야 한다.

운동 목차

1. 턱관절 소리&통증 제거 운동
2. 축농증, 비염, 눈 떨림, 얼굴 화끈거림 해소 운동
3. 두통, 목, 어깨 근육통 자가 마사지

턱관절 장애 교정 운동 1

턱관절 소리&통증 제거 운동

턱관절이 어긋나 얼굴이 비뚤어지게 되면 초기 증상으로, 턱관절 속에서 '뚝뚝' 하는 뼈 소리와 '사각사각' 바람 소리가 나게 된다. 이를 '관절 잡음'이라 한다. 증상이 계속 방치되면 턱관절 주변의 근육과 인대가 경직되면서 결국 관절 속을 관통하는 턱 신경이 압박되어 입을 움직일 때마다 통증을 느끼게 된다. 심한 경우는 손가락 1개 이하로 입을 벌릴 수 없게 된다. 본 운동들은 턱관절 속에서 유발되는 턱 소리를 없애주는 동시에, 긴장된 턱관절 주변을 풀어줘 통증을 확연하게 호전시켜주게 된다.

볼 안쪽 근육 이완시키기

입 속 근육을 부드럽게 이완시켜 풀어주면 개운해지면서 턱 통증이 호전된다.

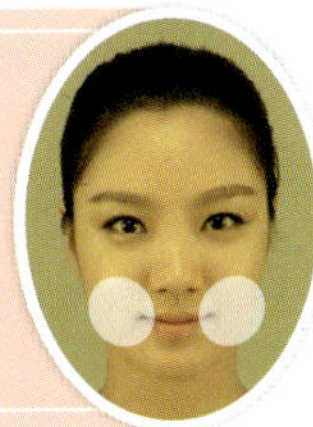

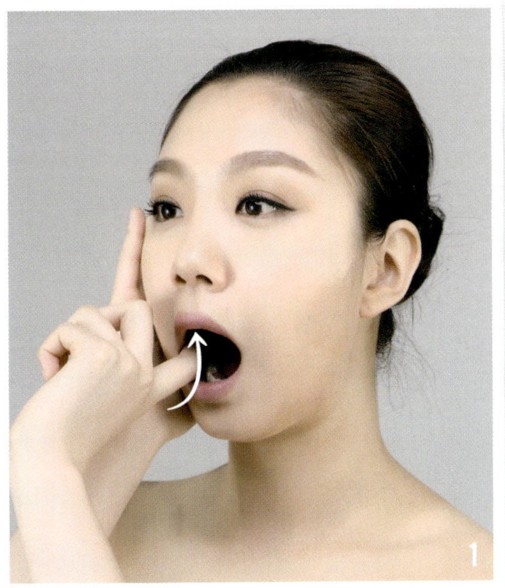

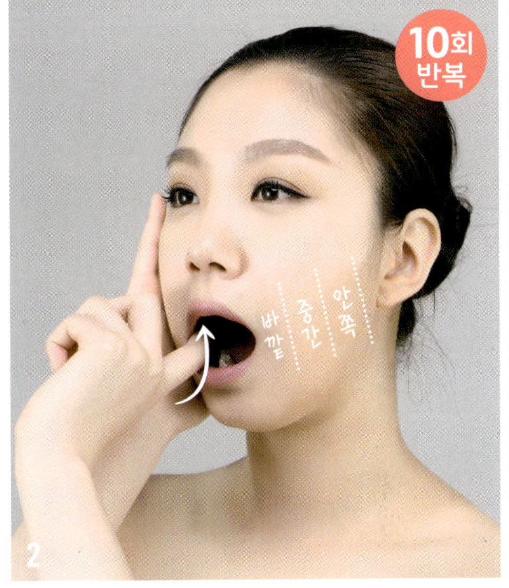

1 턱에서 힘을 빼고 손가락 3개가 들어갈 정도만큼만 입을 벌려준다. 검지를 볼과 어금니 사이 공간에 끼워 넣는다. 얼굴이 틀어진 경우 이 부위가 대단히 아프기 때문에 처음에는 너무 깊게 집어넣지 않는다.

2 볼 안쪽을 지그시 눌러 볼이 볼록하게 나올 정도로 어금니 사이를 벌려준다. 바깥, 중간, 안쪽 3개 부위로 나눠서 점점 깊게 들어가면서 벌려준다. 5~10회 반복한다. 반대쪽도 똑같이 해준다.

POINT 턱관절 안쪽 삼차 신경이 심하게 눌린 경우 이 부위를 마사지한 후 더욱 아플 수 있다. 이는 심한 경우이므로 약하게 마사지한다.

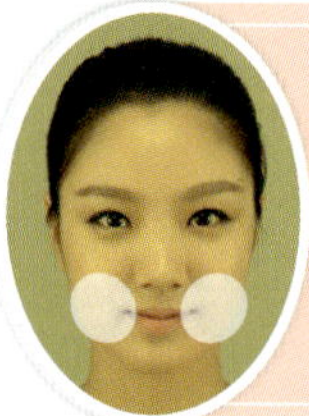

볼 안쪽 손가락으로 동그라미 돌리기

입 속 근육을 부드럽게 이완시켜 풀어주면 개운해지면서 턱 통증이 호전된다.

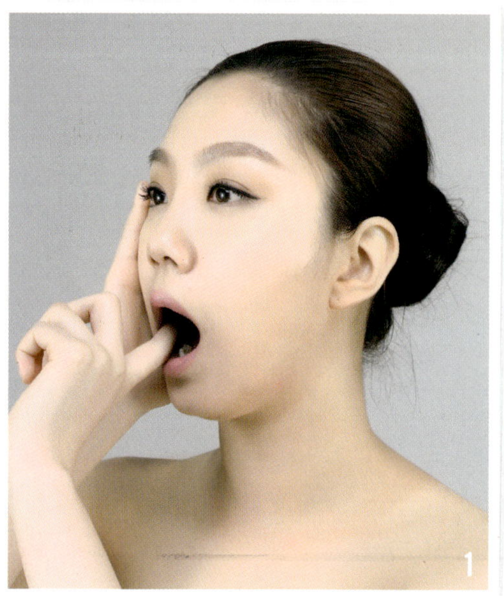

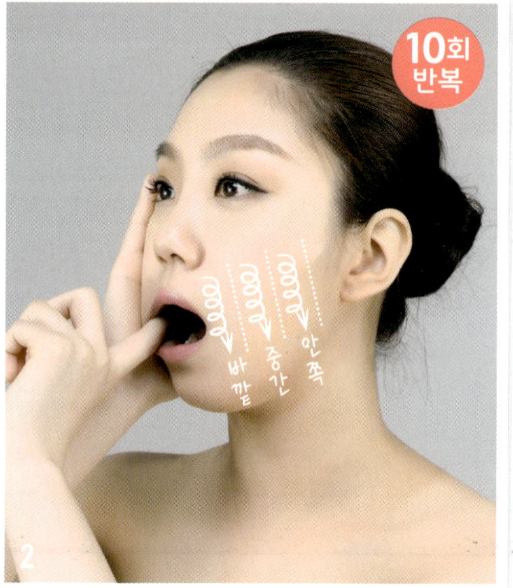

1 턱에서 힘을 빼고 손가락 3개가 들어갈 정도만큼만 입을 벌려준다. 검지를 볼과 어금니 사이에 끼워 넣는다. 얼굴이 틀어진 경우 이 부위가 대단히 아프기 때문에 처음에는 너무 깊게 집어넣지 않는다.

2 볼 안쪽을 시계 방향으로 지그시 누르면서 돌려준다. 바깥, 중간, 안쪽 3개 부위로 나눠서 점점 깊게 손가락을 넣어 돌리면서 마사지를 해준다. 5~10회 반복한다. 반대쪽도 똑같이 해준다.

POINT 턱관절 안쪽 삼차 신경이 심하게 눌린 경우 이 부위를 마사지한 후 더욱 아플 수 있다. 이는 심한 경우이므로 약하게 마사지한다.

저작근 찌르기

턱관절과 저작근이 부드럽게 풀리면서 턱 통증이 확실히 호전된다.

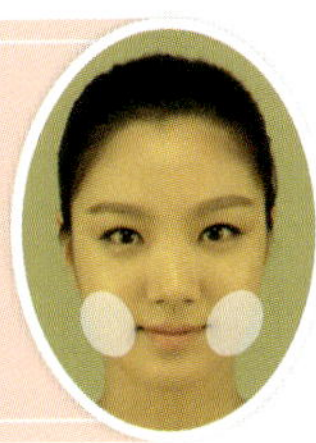

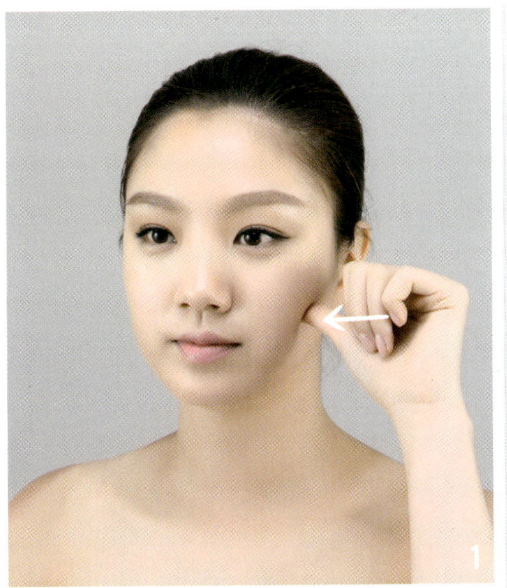

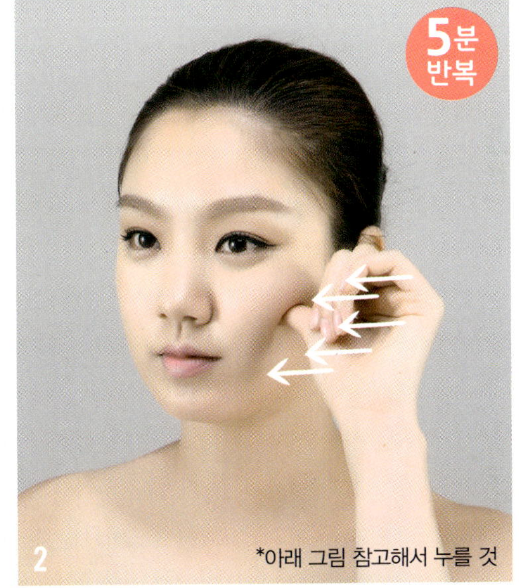

1 척추의 정렬을 바로잡고 허리를 펴고 앉는다. 턱에서 힘을 빼고 손가락 1개가 들어갈 정도만큼만 입을 약간 벌려준다(살짝 다물어도 된다). 엄지손가락을 곧게 펴서 턱관절 부근의 저작근을 지그시 찔러준다. 이를 꽉 깨물 때 턱관절 부위에서 턱 라인까지 툭 튀어나온 근육이 저작근이다.

2 귀 옆부터 턱 라인 저작근까지 5개 부위로 나눠서 찔러 내려온다. 1회 5~10초씩 같은 부위를 눌러준다. 3, 4번부터 7번 부위까지 천천히 내려오면서 지그시 풀어준다. 양쪽 턱관절 중 더욱 뻣뻣하게 굳은 쪽을 더 오래 눌러준다.

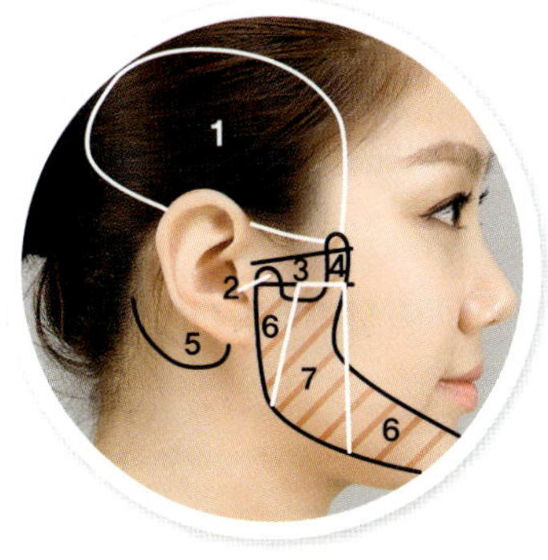

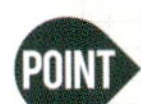 **POINT** 턱관절 안쪽 삼차 신경이 심하게 눌린 경우 이 부위를 마사지한 후 더욱 아플 수 있다. 이는 심한 경우이므로 약하게 마사지한다.

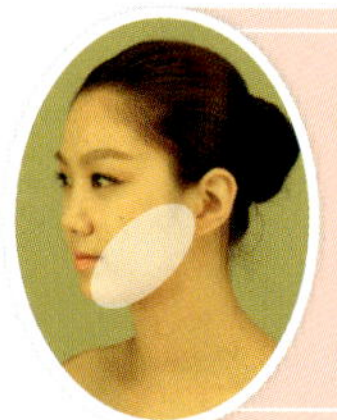

저작근 동그라미 돌리기

턱관절과 저작근이 부드럽게 풀리면서 턱 통증이 확실히 호전된다.

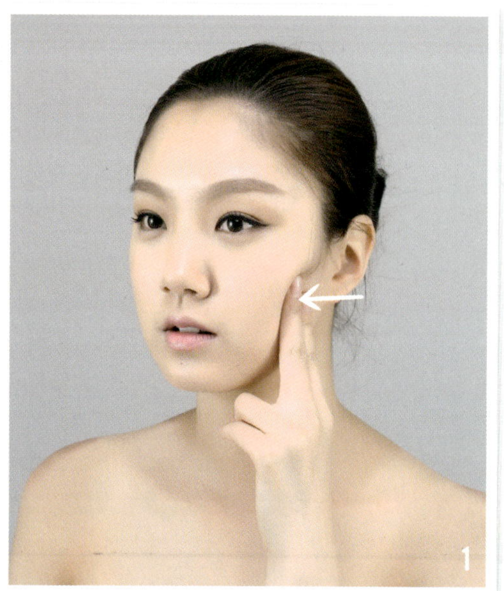

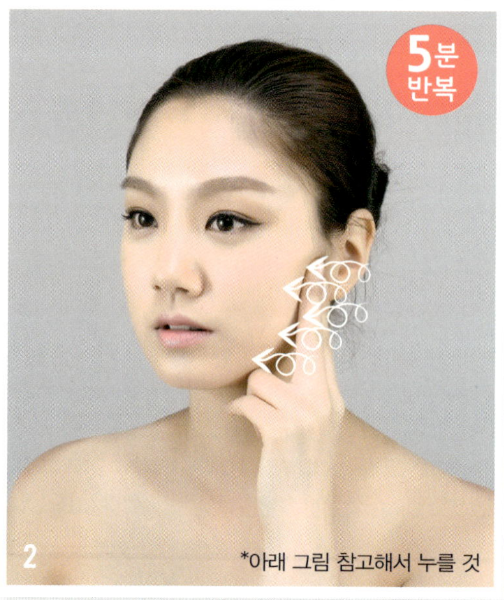

*아래 그림 참고해서 누를 것

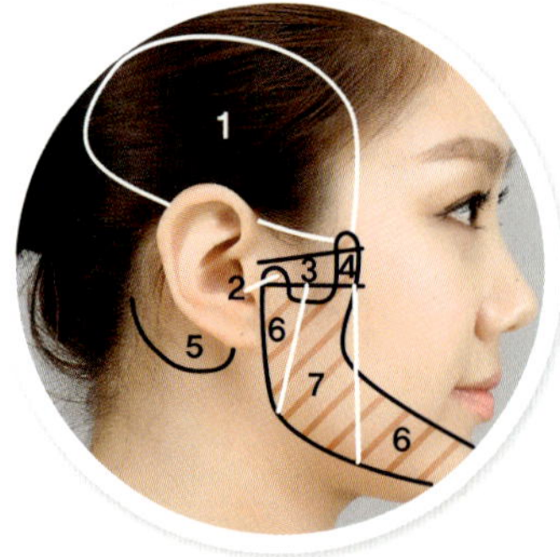

1 척추의 정렬을 바로잡고 허리를 펴고 앉는다. 턱에서 힘을 빼고 손가락 1개가 들어갈 정도만큼만 입을 약간 벌려준다. 검지와 중지를 펴서 귀 옆 턱관절 부근의 저작근에 갖다 대고 지그시 눌러준다.

2 귀 옆부터 턱 라인 저작근까지 5개 부위로 나눠서 동그라미를 그리며 천천히 눌러 내려온다. 1회 5~10초씩 같은 부위를 돌려준다. 3, 4번부터 7번 부위까지 천천히 내려오면서 지그시 풀어준다. 양쪽 턱관절 저작근 중 더욱 뻣뻣하게 굳은 쪽을 더 오래 풀어준다.

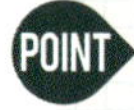 **POINT** 턱관절 안쪽 삼차 신경이 심하게 눌린 경우 이 부위를 마사지한 후 더욱 아플 수 있다. 이는 심한 경우이므로 약하게 마사지한다.

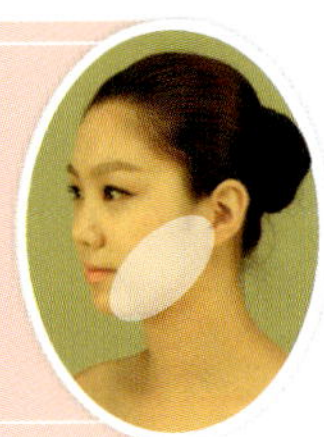

턱관절에 동그라미 그리며 쓸어내리기

턱관절과 저작근이 부드럽게 풀리면서 턱 통증이 확실히 호전된다.

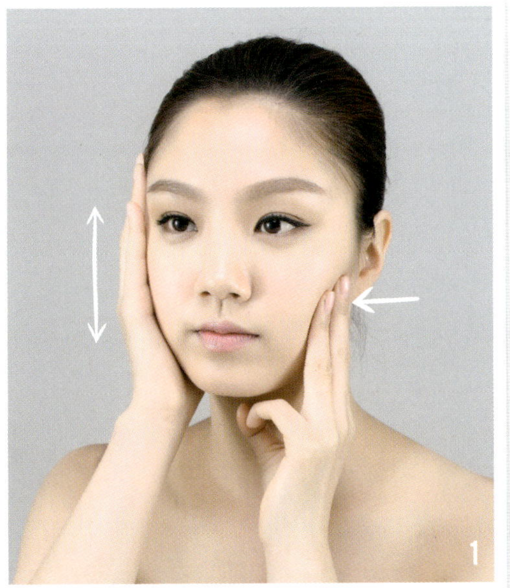

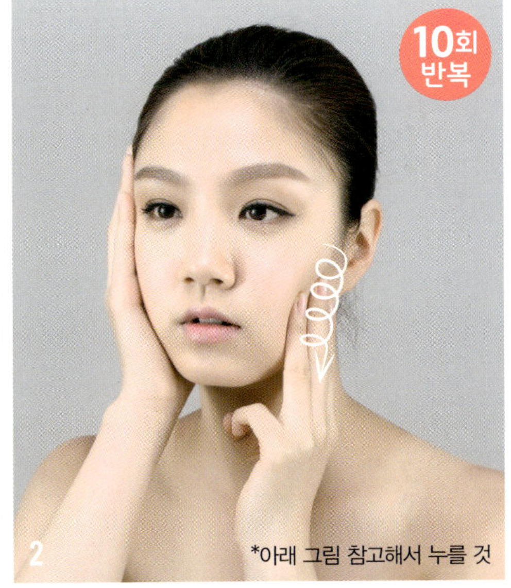

1 척추의 정렬을 바로잡고 허리를 펴고 앉는다. 턱에서 힘을 빼고 손가락 1개가 들어갈 정도만큼만 입을 약간 벌려준다(살짝 다물어도 된다). 검지와 중지, 약지 3개의 손가락을 펴서 귀 옆 턱관절 부근에 갖다 대고 지그시 눌러준다. 반대쪽 손바닥으로 얼굴을 지탱한다.

2 2, 3, 4번부터 7번까지 5개 부위로 나눠서 동그라미를 그리며 천천히 내려온다. 같은 부위를 5~10회 돌려준다. 양쪽 턱관절 중 더욱 뻣뻣하게 굳은 쪽을 더 오래 풀어준다.

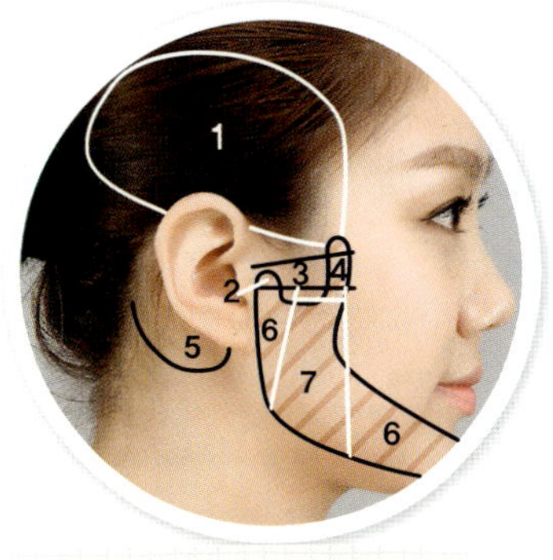

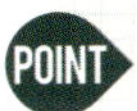

POINT
· 얼굴과 목이 한쪽으로 기울어지지 않도록 잘 지탱해줘야 한다.
· 턱관절 안쪽 삼차 신경이 심하게 눌린 경우 이 부위를 마사지한 후 더욱 아플 수 있다. 이는 심한 경우이므로 약하게 마사지한다.

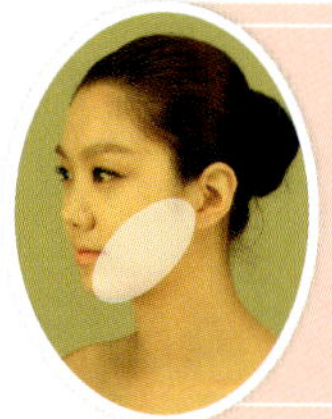

턱 쓸며 내려오기

한쪽으로 비틀어진 턱 라인이 반대쪽으로 균형이 잡히면서 교정된다.

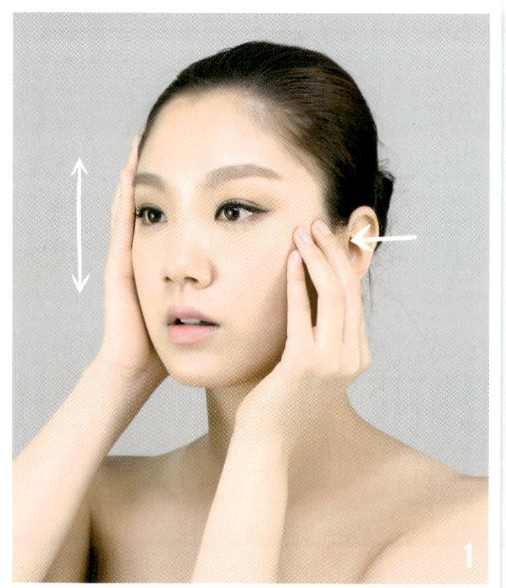
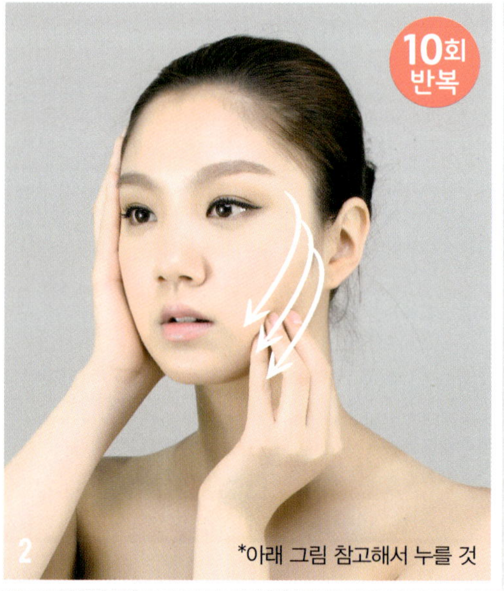

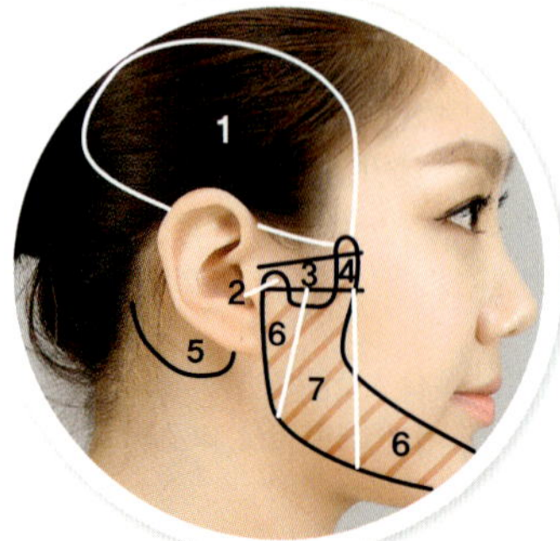

1 턱에서 힘을 빼고 손가락 1개가 들어갈 정도만큼만 입을 약간 벌려준다. 손가락을 펴서 귀 옆 턱관절 부근에 갖다 대고 지그시 눌러준다. 반대쪽 손바닥으로 얼굴을 지탱한다.

2 2, 3, 4번부터 6번까지 위에서 아래로 천천히 내려오면서 지그시 쓸어준다. 중간에 절대 손을 떼면 안 된다. 같은 부위를 5~10회씩 쓸어내린다. 양쪽 턱관절 중 더욱 뻣뻣하게 굳은 쪽을 더 오래 풀어준다.

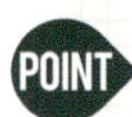

POINT
- 얼굴과 목이 한쪽으로 기울어지지 않도록 잘 지탱해줘야 한다.
- 턱관절 안쪽 삼차 신경이 심하게 눌린 경우 이 부위를 마사지한 후 더욱 아플 수 있다. 이는 심한 경우이므로 약하게 마사지한다.

균형 잡힌 얼굴이 예쁘다

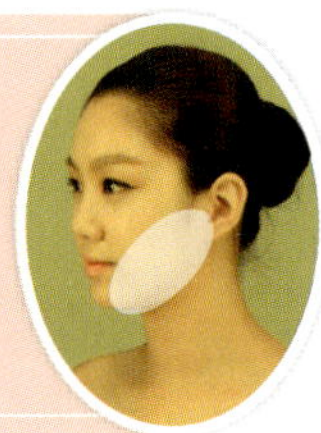

주먹 쥐고 측두근과 턱관절 쓸어내리기

좌우 비대칭 측두근과 턱관절이 대칭으로 교정된다.

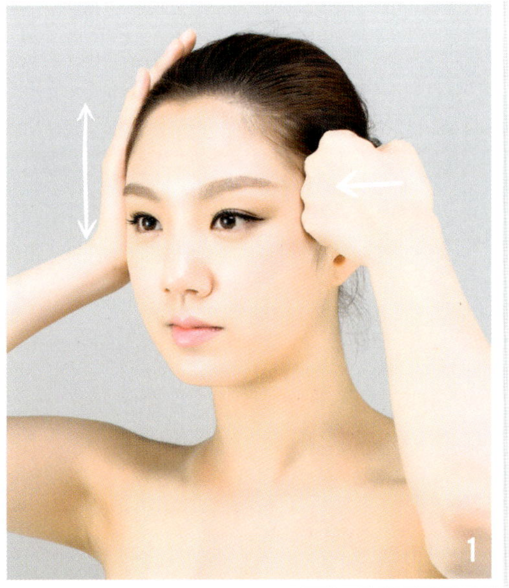

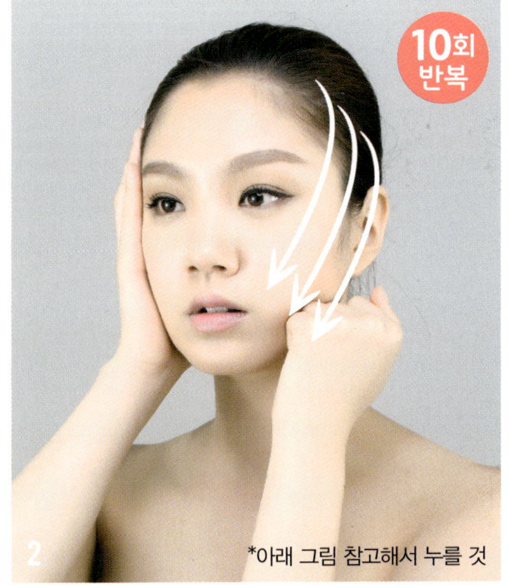

1 턱에서 힘을 빼고 손가락 1개가 들어갈 정도만큼만 입을 약간 벌려준다(살짝 다물어도 된다). 주먹을 쥐고 비틀어진 턱관절 방향의 측두골과 측두근 부위에 갖다 대고 지그시 눌러준다. 반대쪽 손바닥으로 얼굴을 지탱한다.

2 근육이 만져지도록 지그시 누른다. 동일한 강도로 하되 1번 부위만 먼저 약한 강도로 하고 2번부터 7번 부위까지 강하게 눌러준다. 10회 반복한다.

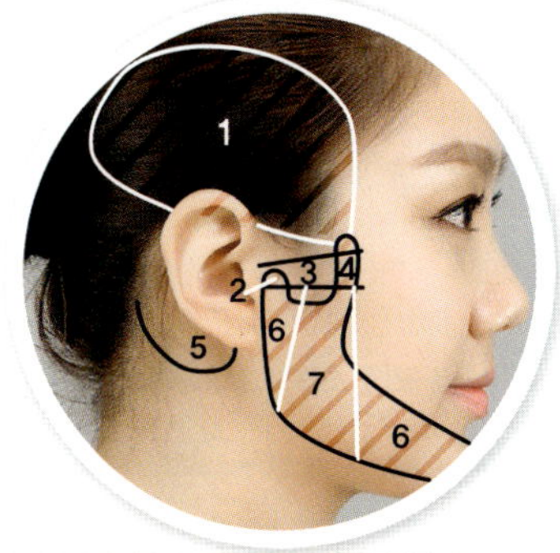

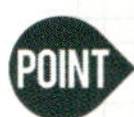

POINT
- 좀 더 강한 자극을 위해서 주먹날을 사용하여 지그시 쓸면서 내려와도 된다.
- 턱관절 안쪽 삼차 신경이 심하게 눌린 경우 이 부위를 마사지한 후 더욱 아플 수 있다. 이는 심한 경우이므로 약하게 마사지한다.

턱관절 장애 교정 운동 2

축농증, 비염, 눈 떨림, 얼굴 화끈거림 해소 운동

얼굴 비대칭이 심한 사람들은 공통적으로 얼굴 근육 전체가 뻣뻣하게
경직되어 있을 뿐 아니라 축농증(비염), 눈 떨림, 다크서클, 얼굴 화끈거
림 등으로 심하게 고생하게 된다. 얼굴 근막을 균형 잡히도록 판판하게
펴주는 동시에, 콧속에 막힌 부비강을 개운하게 뚫어주는 자가 마사지
는 턱관절 교정 효과를 배가시킬 뿐 아니라, 얼굴 전체를 개운하게 만
들어 환한 얼굴을 만들어준다.

이마 쓸기

이마 부위가 개운해지고 가벼워지는 것을 느낀다.
얼굴의 혈액 순환을 풀어주는 데 확실하게 도움이 된다.

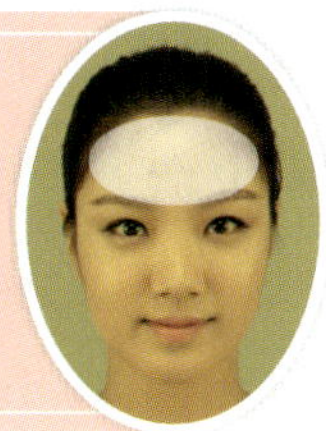

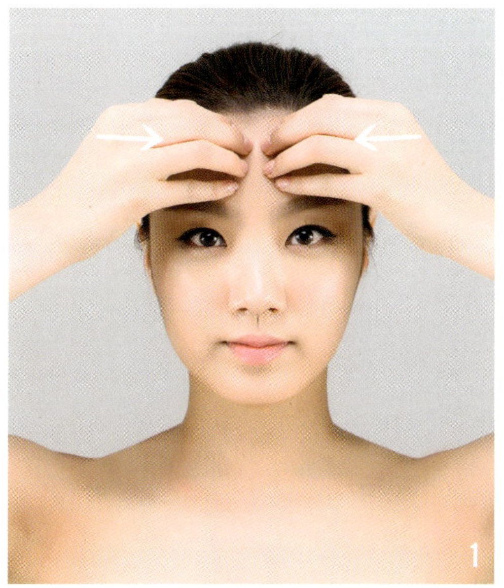

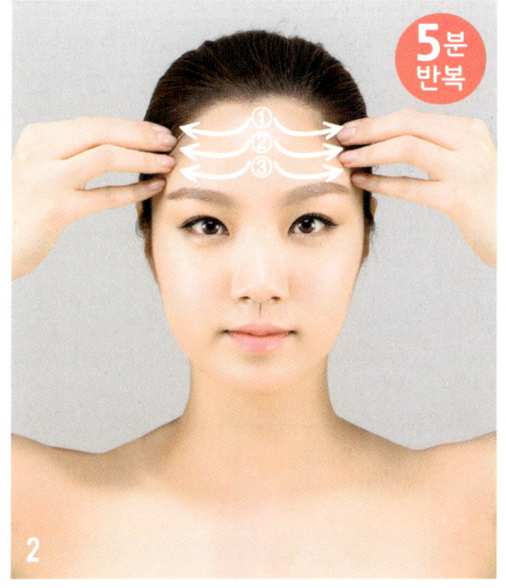

1 척추의 정렬을 바로잡고 허리를 펴고 앉는다. 턱에서 힘을 빼고 손가락 1개가 들어갈 정도만큼만 입을 약간 벌려준다(살짝 다물어도 된다). 양손 엄지손가락을 제외한 4개의 손가락을 이마에 갖다 대고 지그시 눌러준다.

2 이마 안쪽에서 바깥쪽으로 상, 중, 하 3개 부위를 나눠서 천천히 누르면서 쓸어준다. 1회 5~10초씩, 1~5분 반복한다.

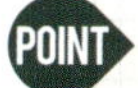 **POINT** 빨리 쓸어주면 교정 효과가 적으며, 중간에 손을 때면 절대 안 된다.

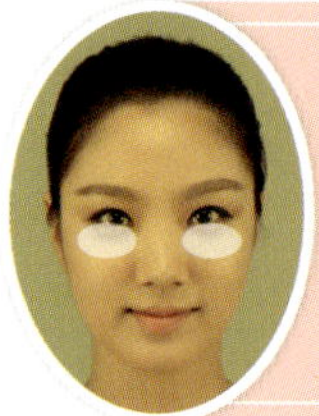

눈 밑 쓸어주기

눈 아래가 개운해지고 가벼워지는 것을 느낀다.

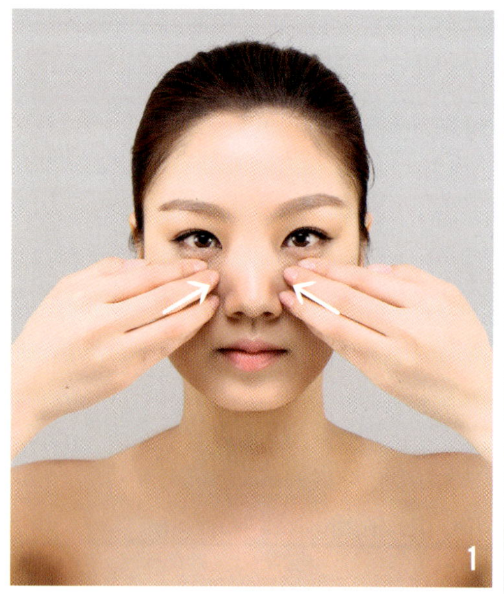

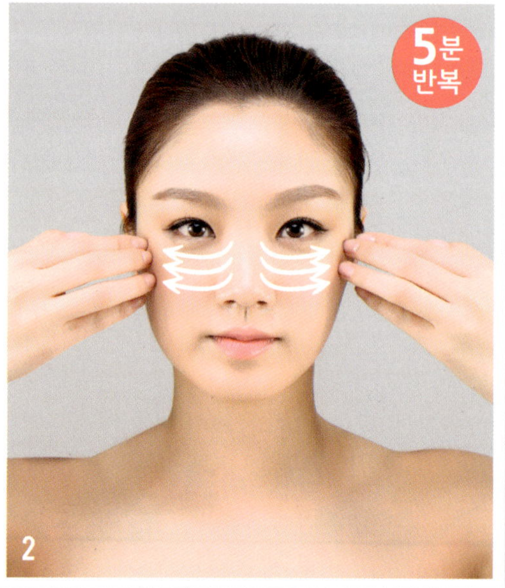

1 척추의 정렬을 바로잡고 허리를 펴고 앉는다. 얼굴 근육의 긴장이 풀리도록 턱에서 힘을 빼고 입을 약간 벌려준다(살짝 다 물어도 된다). 양손 검지, 중지, 약지 3개의 손가락을 눈 밑, 콧대 바로 옆 부위에 갖다 대고 지그시 눌러준다.

2 콧대 바로 옆 부위에서 바깥쪽으로 천천히 누르면서 옆으로 쓸어준다. 1회 5〜10초씩, 1〜5분 반복한다.

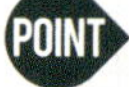 **POINT** 빨리 쓸어주면 교정 효과가 적으며, 중간에 손을 떼면 절대 안 된다.

균형 잡힌 얼굴이 예쁘다

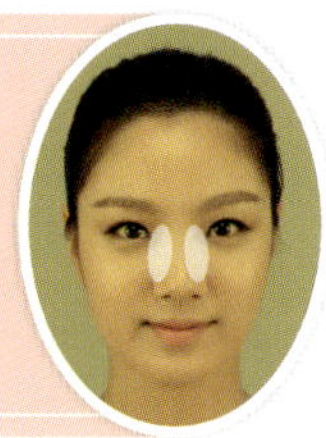

코 쓸어내리기

막힌 코가 개운해지고 가벼워지는 것을 느낀다.

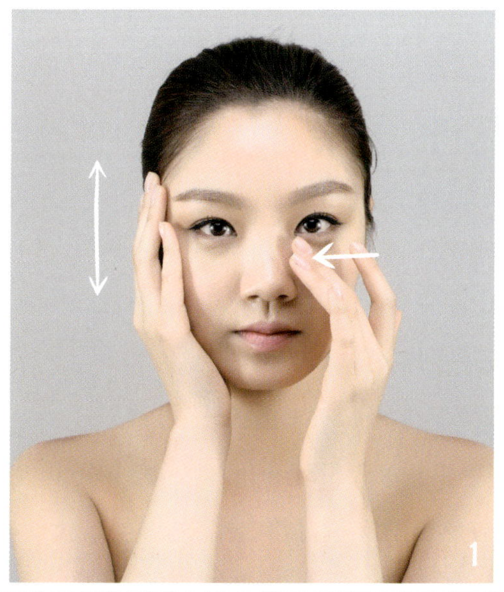

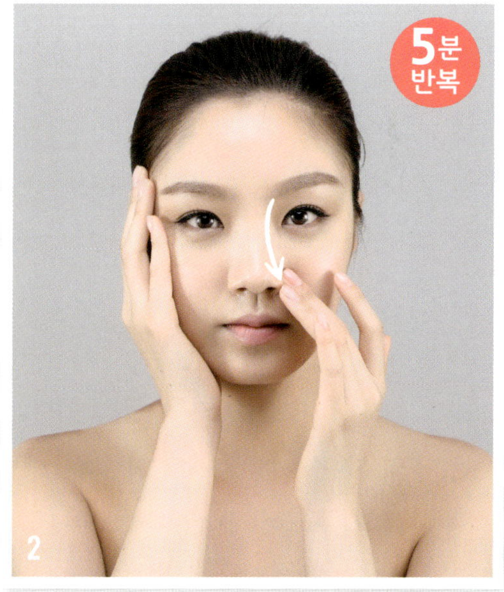

1 척추의 정렬을 바로잡고 허리를 펴고 앉는다. 얼굴 근육의 긴장이 풀리도록 턱에서 힘을 빼고 입을 약간 벌려준다(살짝 다물어도 된다). 한쪽 중지와 약지 2개의 손가락을 눈 안쪽 사이 콧대 바로 옆에 갖다 대고 지그시 눌러준다. 반대쪽 손바닥으로 얼굴을 지탱한다.

2 코 아래로 천천히 쓸어내리며 광대뼈 사이 팔자 주름이 파인 곳까지 지그시 눌러 내려온다. 1회 5~10초씩, 1~5분 반복한다. 반대쪽도 똑같이 해준다.

응용동작

양쪽 손가락으로 동시에 해도 된다.

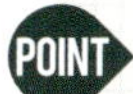 **POINT** 빨리 쓸어주면 교정 효과가 적으며, 중간에 손을 떼면 절대 안 된다.

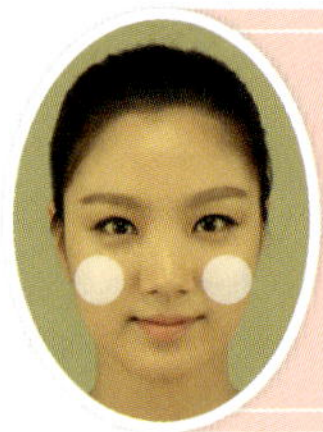

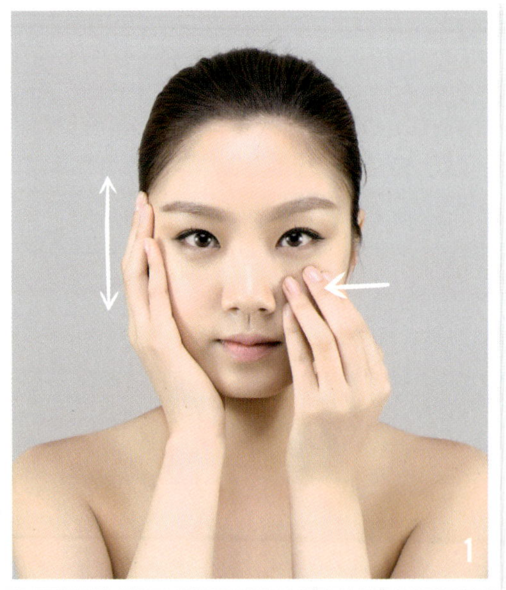

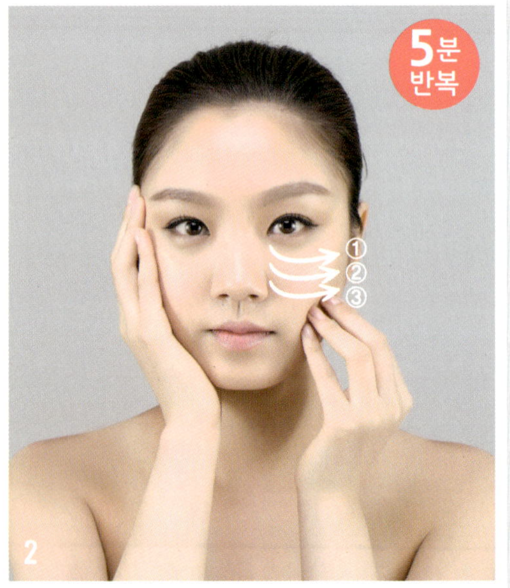

1 척추의 정렬을 바로잡고 허리를 펴고 앉는다. 턱에서 힘을 빼고 손가락 1개가 들어갈 정도만큼만 입을 약간 벌려준다(살짝 다물어도 된다). 엄지손가락을 제외한 4개의 손가락을 광대뼈 위에 갖다 대고 지그시 눌러준다. 반대쪽 손바닥으로 얼굴을 지탱한다.

2 광대 안쪽에서 바깥쪽으로 상, 중, 하 3개 부위로 나눠서 각각 눌러 쓸어준다. 1회 5~10초씩, 1~5분 반복한다. 반대쪽도 똑같이 해준다.

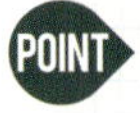

POINT
· 얼굴과 목이 한쪽으로 기울어지지 않도록 잘 지탱해줘야 한다.
· 중간에 손을 떼면 절대 안 된다.

주먹 쥐고 광대뼈 쓸어주기

얼굴의 혈액 순환이 개선되고, 광대 부위가 개운해지고 가벼워진다.

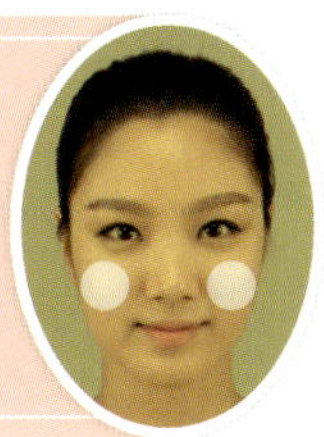

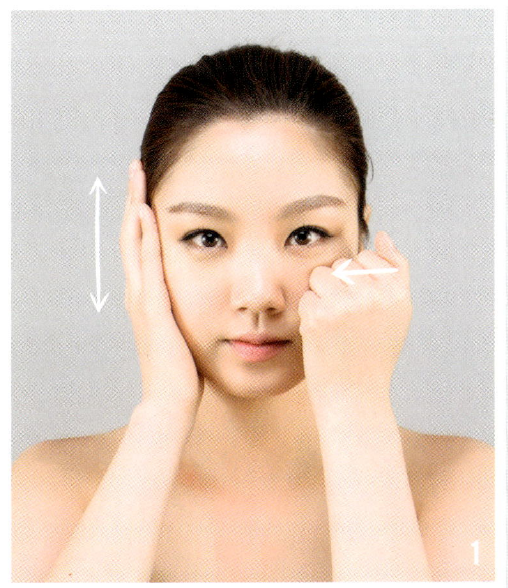

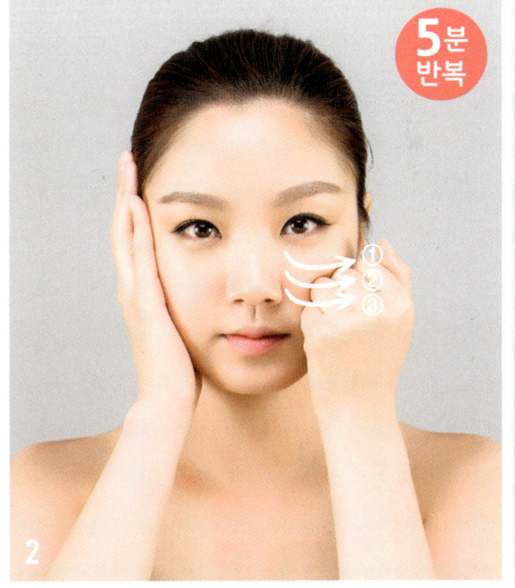

1 척추의 정렬을 바로잡고 허리를 펴고 앉는다. 턱에서 힘을 빼고 손가락 1개가 들어갈 정도만큼만 입을 약간 벌려준다(살짝 다물어도 된다). 주먹을 쥔 손가락 마디 부분을 광대뼈 위에 갖다 대고 지그시 눌러준다.

2 광대 안쪽에서 바깥쪽으로 상, 중, 하 3개 부위로 나눠서 각각 눌러 쓸어준다. 1회 5~10초씩, 1~5분 반복한다. 반대쪽도 똑같이 해준다.

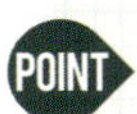
POINT
· 얼굴과 목이 한쪽으로 기울어지지 않도록 잘 지탱해줘야 한다.
· 중간에 손을 떼면 절대 안 된다.

팔자 주름 쓸어내리기

막힌 코가 개운해지고 가벼워지는 것을 느낀다.

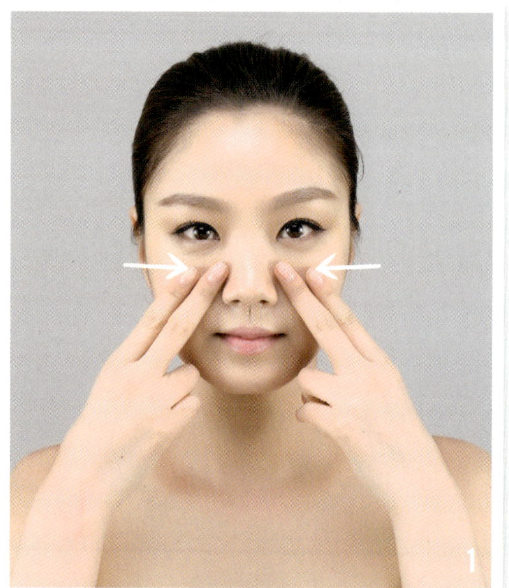

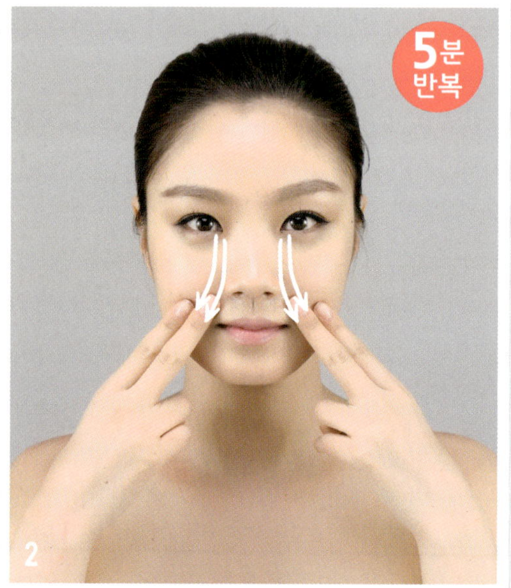

1 척추의 정렬을 바로잡고 허리를 펴고 앉는다. 얼굴 근육의 긴장이 풀리도록 턱에서 힘을 빼고 입을 약간 벌려준다(살짝 다물어도 된다). 양손 검지와 중지를 팔자 주름이 시작되는 콧대 바로 옆에 갖다 대고 지그시 눌러준다.

2 팔자 주름을 따라 누르면서 천천히 아래로 쓸어내린다. 1회 5~10초씩, 1~5분 반복한다.

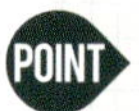
POINT
· 빨리 돌려주면 교정 효과가 적다.
· 중간에 손을 떼지 말고 같은 강도로 끝까지 쓸어준다.

턱관절 장애 교정 운동 3

턱관절(하악골)이 비뚤어지면 턱관절을 관통하는 9개의 뇌신경 중 5번 삼차 신경과 혈관이 압박을 받는다. 동시에 목(경추)이 한쪽으로 휘어지면서 꺾이게 되어 일자목이 유발된다. 이러한 이유로 턱관절 장애로 고생하는 분들 중 대부분이 머리가 깨질 듯한 두통, 목과 어깨 통증으로 고생을 하고 있다.

본 운동과 자가 마사지는 장시간 비뚤어진 목 관절과 변형된 근육을 부드럽게 풀어주면서 얼굴, 목, 어깨 부위를 개운하게 만든다. 동시에 목 근육을 판판하게 펴줘 얼굴과 목 라인이 바르고 균형 잡히게 해준다.

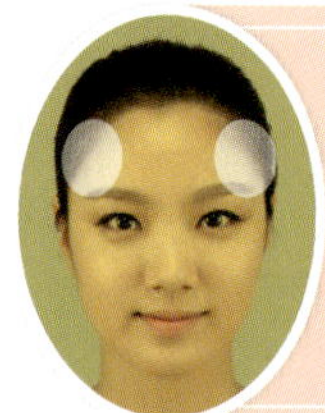

이마 옆 라인 돌려주기

얼굴의 혈액 순환이 개선되고, 이마 부위가 개운해지며 가벼워지는 것을 느낀다.

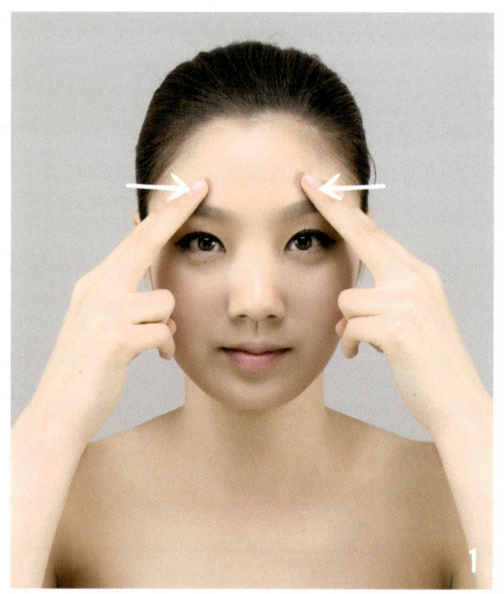

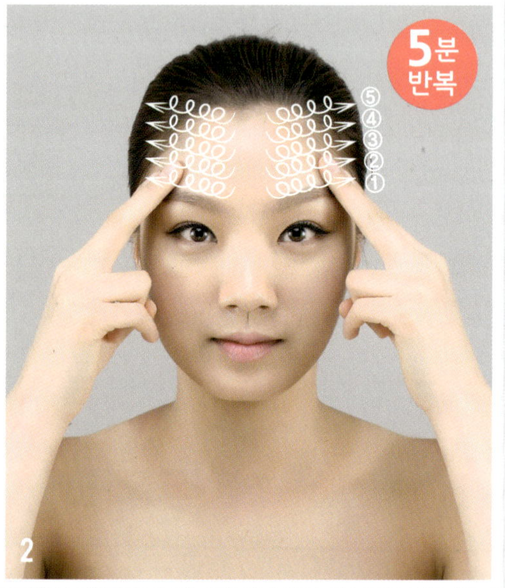

1 척추의 정렬을 바로잡고 허리를 펴고 앉는다. 턱에서 힘을 빼고 손가락 1개가 들어갈 정도만큼만 입을 약간 벌려준다(살짝 다물어도 된다). 양손 검지와 중지 2개의 손가락을 눈썹 라인이 끝나는 부분 바로 옆에 갖다 대고 지그시 눌러준다.

2 앞 이마와 옆 이마 사이의 접합 부위(튀어나온 뼈) 부분을 앞에서 뒤로 동그라미를 그리면서 풀어준다. 이마를 5개 부위로 나눠서 각각 돌려주어야 한다. 1회 5~10초씩, 1~5분 반복한다.

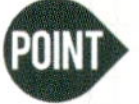

POINT
· 빨리 돌려주면 교정 효과가 적다.
· 중간에 손을 떼지 말고 같은 강도로 끝까지 돌려준다.

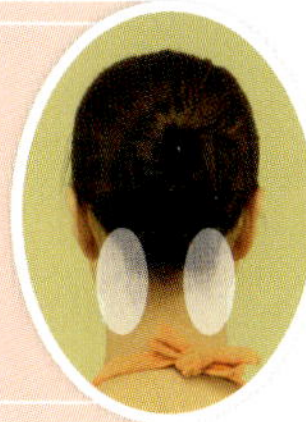

후두골 마사지

후두골 전체와 목 뒤의 돌처럼 뭉친 근육을 부드럽고 개운하게 풀어준다.

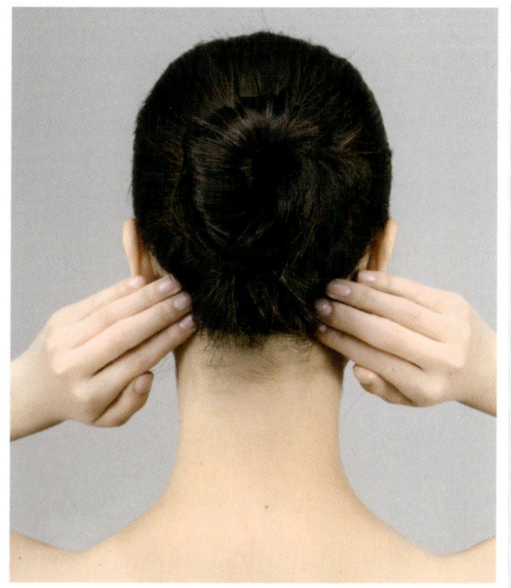

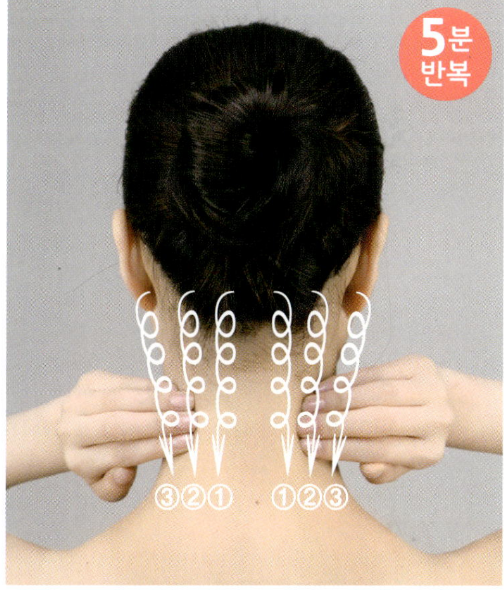

1 턱에서 힘을 빼고 손가락 1개가 들어갈 정도만큼만 입을 약간 벌려준다. 양손 엄지손가락을 제외한 손가락 4개를 갈고리 모양으로 만들어 후두골에 갖다 댄다.

2 후두골부터 목 뒤쪽까지 지그시 돌리면서 내려온다. 뒤에서 볼 때 좌우로 각각 3개 부위로 나눠서 마사지를 해야 한다. 1회 5~10초, 1~5분 반복한다.

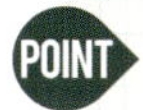
POINT
· 빨리 돌려주면 교정 효과가 적다.
· 중간에 손을 떼지 말고 같은 강도로 끝까지 돌려준다.

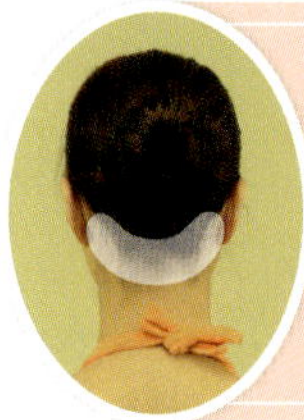

엄지손가락으로 뒤통수 눌러주기

뒤통수와 목 경계선의 돌처럼 굳은 목 근육을 개운하게 풀어준다.
특히 머리가 개운해지는 것을 느낀다.

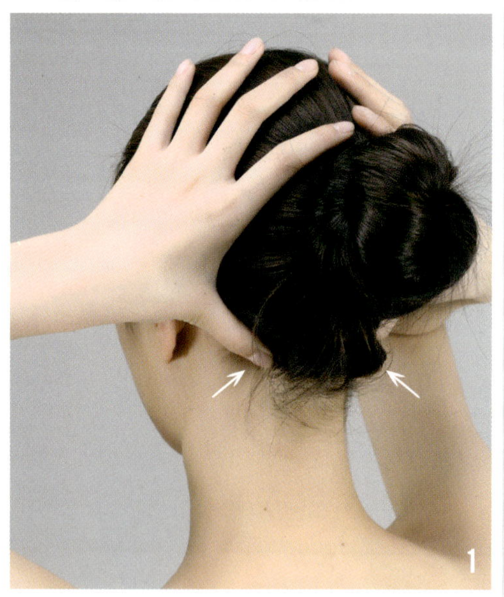

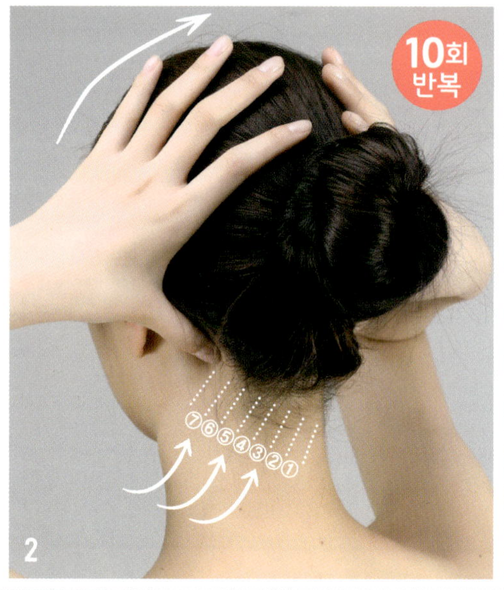

1 척추의 정렬을 바로잡고 허리를 펴고 앉는다. 양손을 펴서 목과 뒤통수(후두골)가 만나는 경계선에 찌르듯이 갖다 댄다.

2 목을 천천히 뒤로 젖혀주면서 더욱 찔러 넣는다. 목 가운데에서 턱 뒤까지 7개 부위로 나눠 0.5~1cm씩 귀 쪽으로 엄지 손가락을 이동시키면서 지그시 눌러준다. 1회 5초씩, 10회 반복한다.

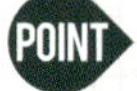 **POINT** 중간에 손을 떼지 말고 같은 강도로 끝까지 눌러준다.

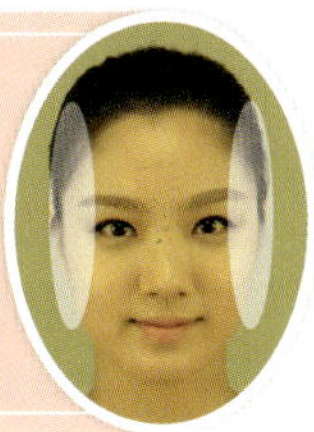

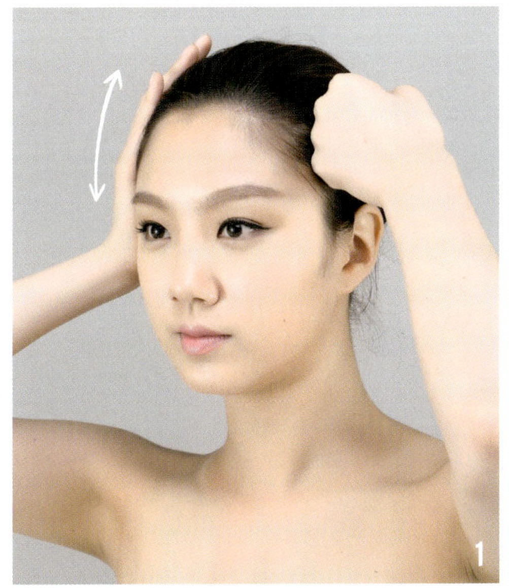

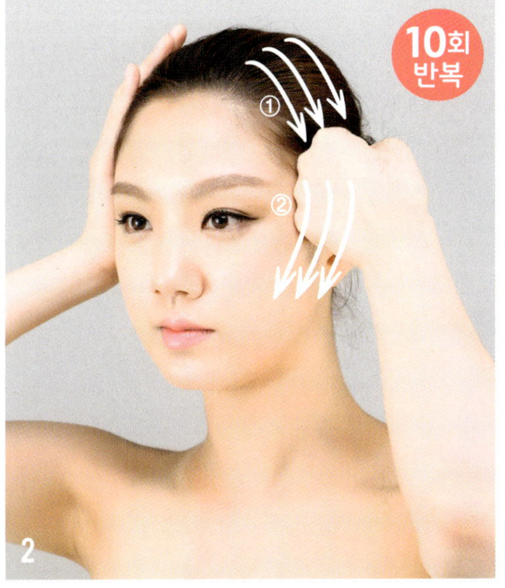

1 턱에서 힘을 빼고 손가락 1개가 들어갈 정도만큼만 입을 약간 벌려준다(살짝 다물어도 된다). 주먹을 쥐고 비틀어진 턱관절 방향의 측두근에 갖다 댄다. 반대쪽 손바닥으로 얼굴을 지탱한다.

2 주먹으로 측두근을 지그시 누르면서 쓸어내린다. 동일한 강도로 턱관절과 저작근까지 쓸어내린다. 10회 반복한다.

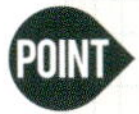
POINT
· 얼굴과 목이 한쪽으로 기울어지지 않도록 잘 지탱해줘야 한다.
· 좀 더 강한 자극을 위해서 주먹날을 사용하여 지그시 쓸면서 내려와도 된다.

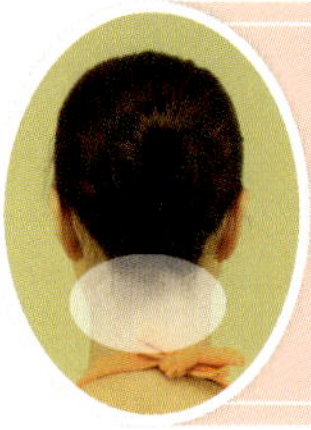

목 젖혀 목덜미 꾹 주물러주기

목 뒤의 혈액 순환이 개선되며, 경직된 목 근육을 개운하게 풀어준다.

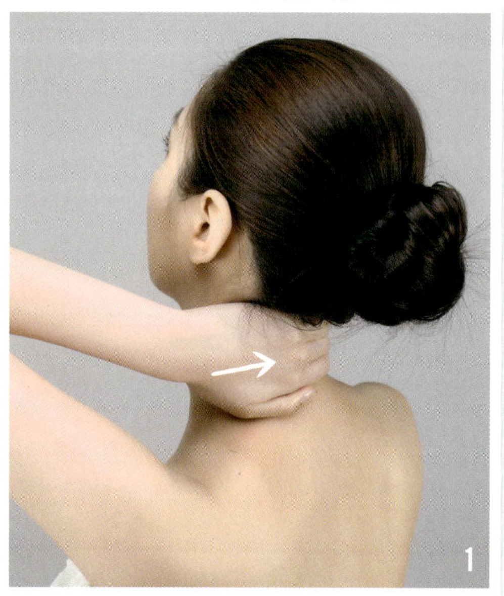

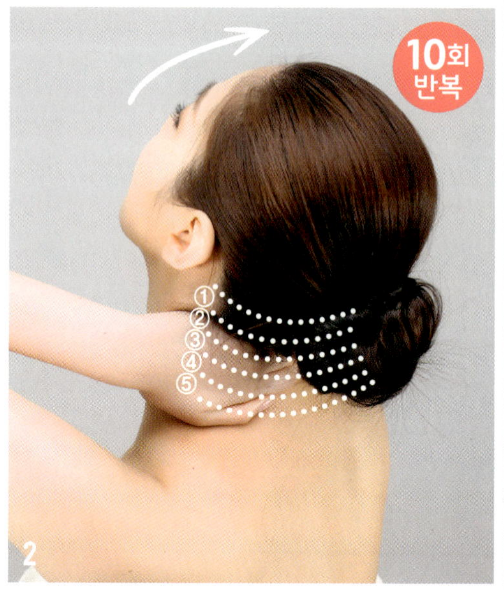

1 척추의 정렬을 바로잡고 허리를 펴고 앉는다. 목을 천천히 뒤로 젖혀준다. 한쪽 손을 목과 뒤통수(후두골)가 만나는 경계선에 갖다 대고 지그시 쥐어 잡는다.

2 목 뒷부분을 5개 부위로 나눠 1~2cm씩 아래로 손바닥을 이동시킨다. 목을 뒤로 젖힌 채 3~5초 동안 지그시 쥐어 잡으면서 목 근육을 풀어준다. 1회 5초씩, 10회 반복한다. 손을 바꿔 똑같이 해준다.

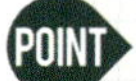 **POINT** 중간에 손을 떼지 말고 같은 강도로 끝까지 눌러준다.

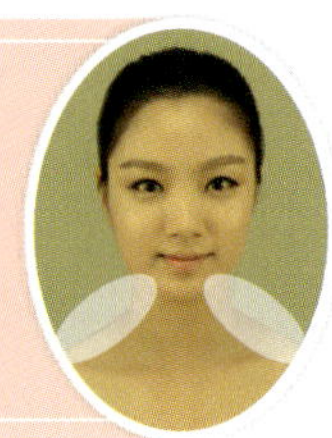

목 젖혀 어깨 끝까지 주물러주기

목과 어깨의 혈액 순환이 개선되고, 뻣뻣한 어깨 근육을 개운하게 풀어준다.

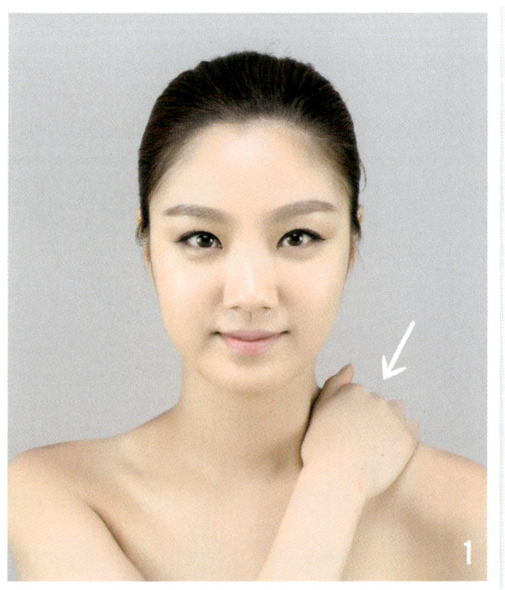

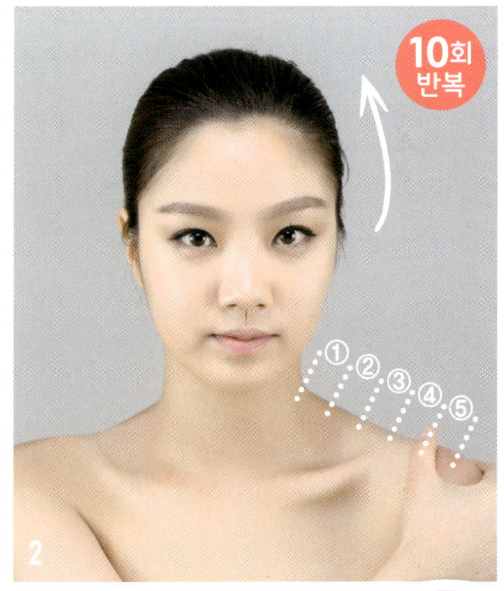

1 척추의 정렬을 바로잡고 허리를 펴고 앉는다. 목을 천천히 뒤로 젖혀준다. 한쪽 손을 목과 어깨가 만나는 경계선 부위(승모근)에 갖다 대고 지그시 쥐어 잡는다.

2 마사지할 어깨를 5개 부위로 나눠 1~2cm씩 목에서 어깨 부위로 손바닥을 이동시킨다. 목을 뒤로 지그시 젖힌 채 3~5초 동안 쥐어 잡으면서 어깨 근육을 풀어준다. 1회 5초씩, 10회 반복한다. 반대쪽에도 똑같이 해준다.

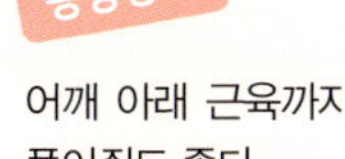

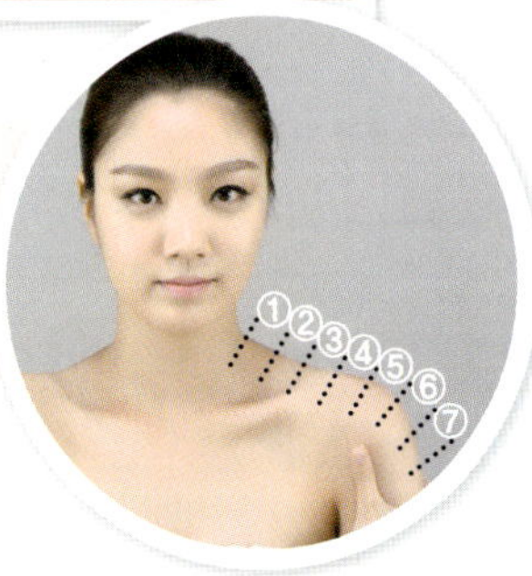

어깨 아래 근육까지 풀어줘도 좋다.

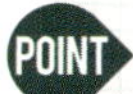
POINT 중간에 손을 떼지 말고 같은 강도로 끝까지 눌러준다.

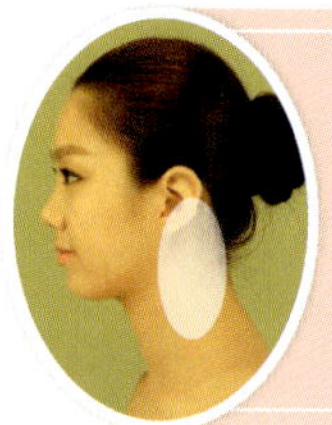

세 손가락으로 경추 돌리기

비뚤어진 경추(목뼈)로 인해 돌처럼 굳은 목 옆 근육을 개운하게 풀어준다.

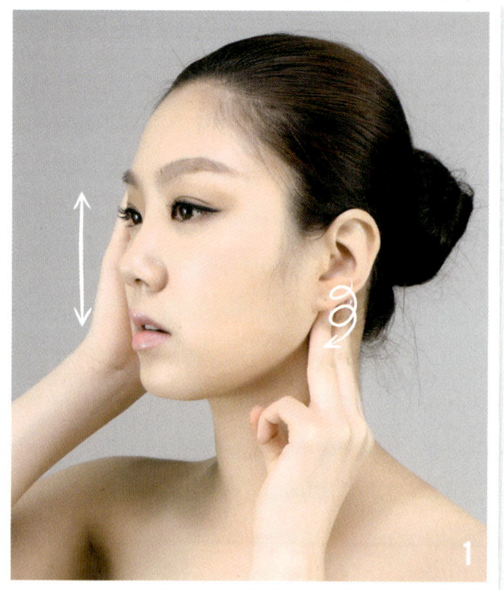

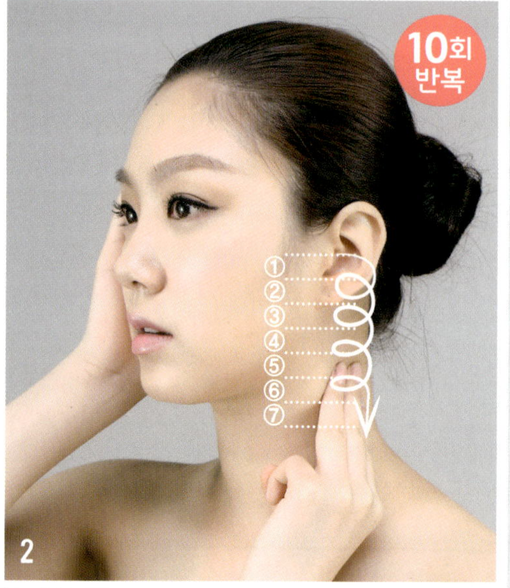

1 척추의 정렬을 바로잡고 허리를 펴고 앉는다. 검지, 중지, 약지 3개 손가락을 곧게 펴고 턱 뒤에 딱딱한 뼈(유양돌기) 바로 아래에 지그시 갖다 댄다. 목을 반대로 기울이며 손가락을 천천히 돌리면서 마사지해준다. 반대쪽 손바닥으로 얼굴을 지탱한다.

2 목뼈가 7개이므로 목뼈가 시작되는 첫 번째 마디부터 0.5∼1cm씩 손가락을 아래쪽으로 이동시키면서 마지막 마디까지 지그시 돌리면서 마사지해준다. 1회 5초씩, 10회 반복한다. 반대쪽도 똑같이 해준다.

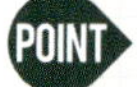 중간에 손을 떼지 말고 같은 강도로 끝까지 눌러준다.

귀밑부터 목 밑까지 쓸어내리기

목 뒤쪽에 돌처럼 뭉친 근육이 개운하게 풀리고 혈액 순환이 개선된다.

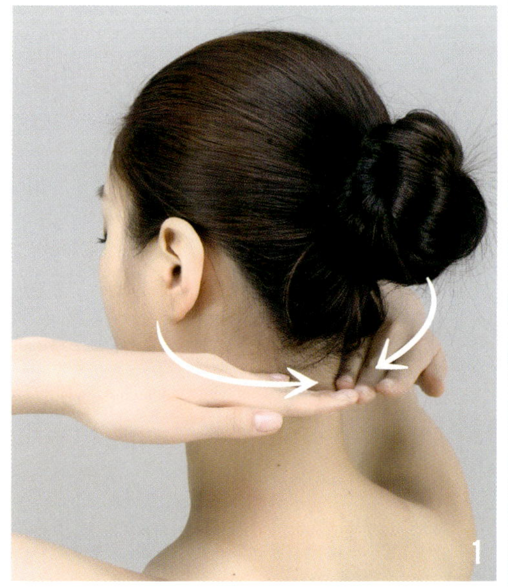

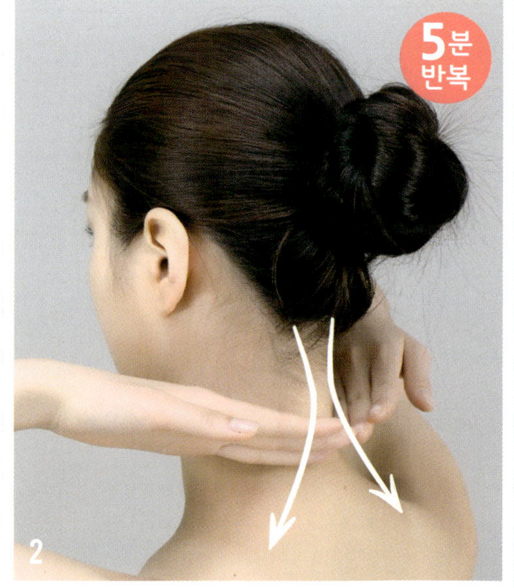

1 턱에서 힘을 빼고 손가락 1개가 들어갈 정도만큼만 입을 약간 벌려준다. 양쪽 손날을 귀밑 머리 뒤쪽(뒤통수)과 목이 시작되는 움푹 들어간 데 바로 위에 갖다 댄다. 목 근육이 살짝 눌리도록 지그시 눌러준다.

2 동일한 강도로 목 뒤까지 천천히 쓸며 내려온다. 1회 5〜10초, 1〜5분 반복한다.

중간에 손을 떼지 말고 끝까지 쓸면서 내려온다.

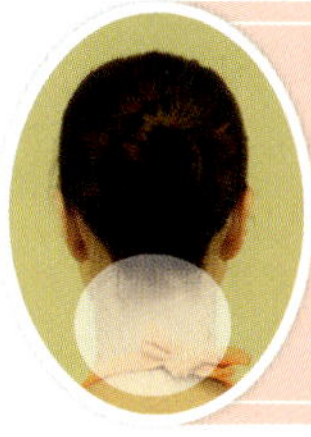

후두부부터 어깨까지 쓸어내리기

목 뒤쪽에 돌처럼 뭉친 근육이 개운하게 풀리고 혈액 순환이 개선된다.

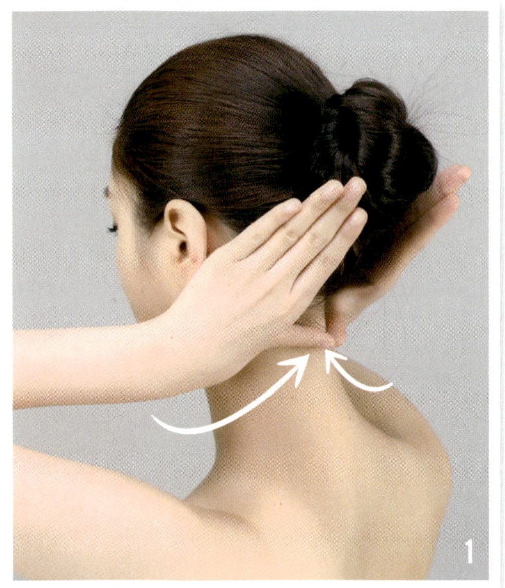

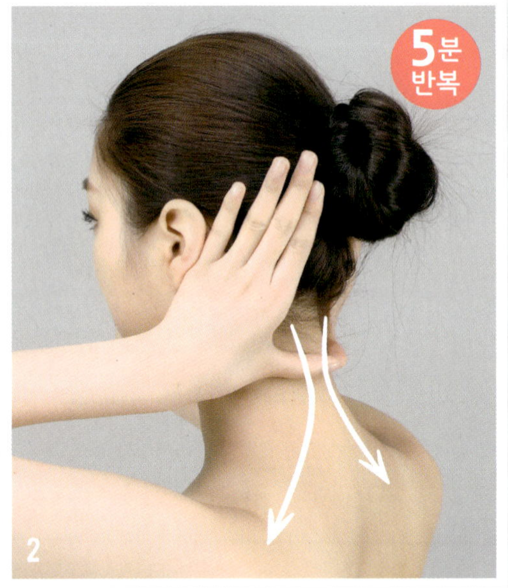

1 턱에서 힘을 빼고 손가락 1개가 들어갈 정도만큼만 입을 약간 벌려준다. 양쪽 엄지손가락 안쪽의 볼록하게 튀어나온 부분을 머리 뒤쪽(뒤통수)과 목이 시작되는 움푹 들어간 데 바로 위에 갖다 댄다. 목 근육이 살짝 눌리도록 지그시 눌러준다.

2 동일한 강도로 팔이 시작되는 어깨까지 지그시 쓸며 내려온다. 1회 5〜10초씩, 1〜5분 반복한다.

 **POINT** 중간에 손을 떼지 말고 끝까지 쓸면서 내려온다.

균형 잡힌 얼굴이 예쁘다

귀밑부터 어깨 끝까지 쓸어내리기

목과 어깨 뒤쪽에 돌처럼 뭉친 근육을 부드럽고 개운하게 풀어준다.

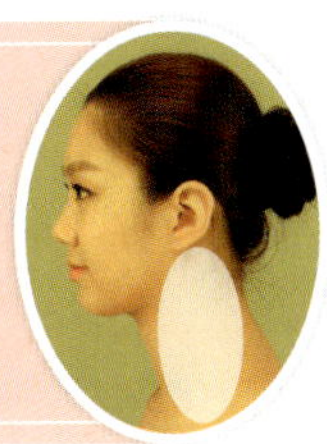

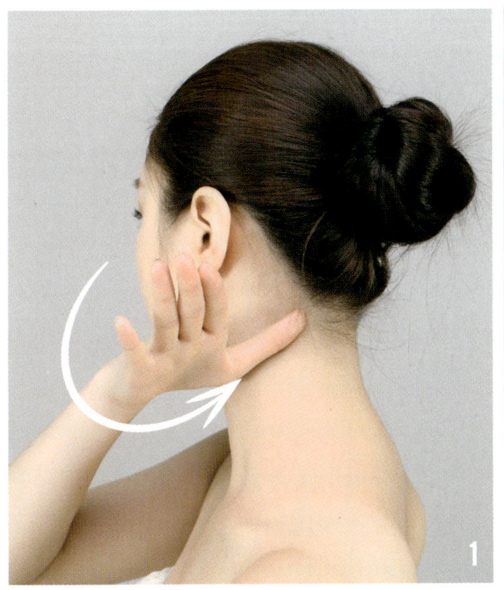

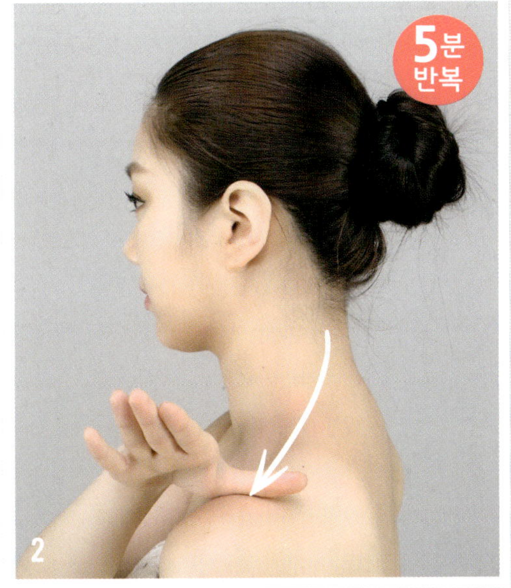

1 턱에서 힘을 빼고 손가락 1개가 들어갈 정도만큼만 입을 약간 벌려준다. 엄지손가락을 펴서 반대쪽 방향의 머리 뒤쪽(뒤통수)과 목이 시작되는 움푹 들어간 데 바로 위에 갖다 댄다. 목 근육이 살짝 눌리도록 지그시 눌러준다.

2 동일한 강도로 팔이 시작되는 어깨까지 지그시 쓸어내린다. 1회 5~10초씩, 1~5분 반복한다. 반대쪽도 똑같이 해준다.

응용동작

동시에 목을 반대 방향으로 젖혀주면 더욱 개운하다.

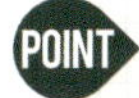 **POINT** 　중간에 손을 떼지 말고 동일한 강도로 쓸어내린다.

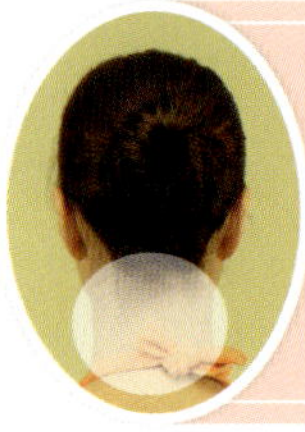

손날 끼워넣고 목 45도 스트레칭

목 뒤쪽에 돌처럼 뭉친 근육을 개운하게 풀어주어 혈액 순환이 개선된다.

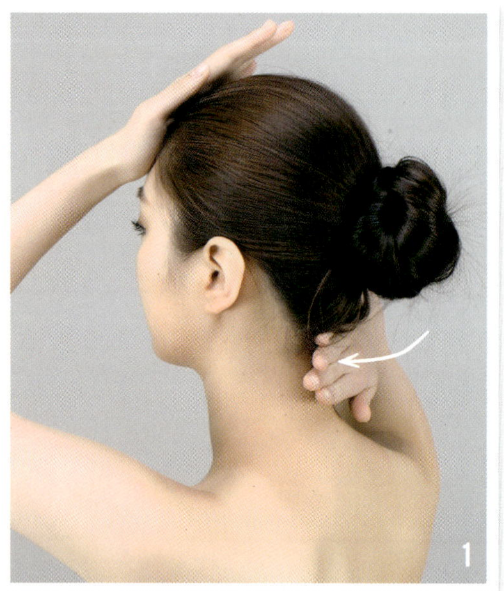

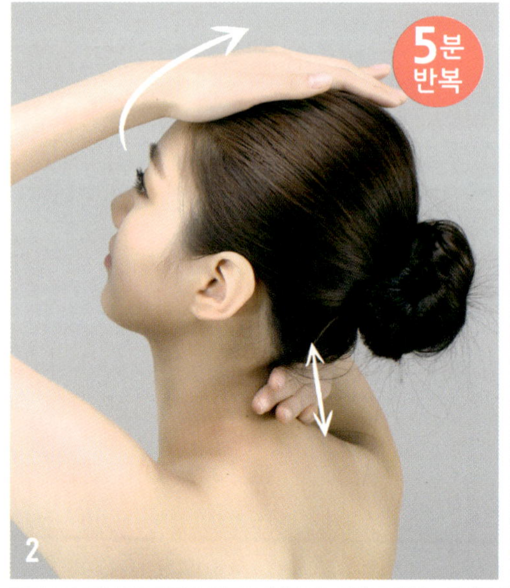

1 턱에서 힘을 빼고 손가락 1개가 들어갈 정도만큼만 입을 약간 벌려준다. 한쪽 손날을 머리 뒤쪽(뒤통수)과 목이 시작되는 움푹 들어간 데 바로 위에 갖다 댄다. 반대쪽 손은 이마에 대고 뒤로 천천히 밀어준다.

2 목을 45도 뒤로 젖히면서 목 뒤에 있는 엄지손가락이 어깨에 살짝 눌리도록 지그시 눌러준다. 목뼈가 7개이므로 목뼈가 시작되는 첫 번째 마디부터 0.5〜1cm씩 아래쪽으로 이동시키면서 마지막 마디까지 새끼손가락을 갖다 대고 목을 뒤로 지그시 3〜5초 동안 젖혀준다. 1회 5〜10초, 1〜5분 반복한다. 손을 바꿔 똑같이 해준다.

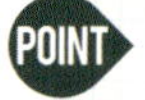 **POINT** 손날이 밀리지 않도록 지탱한다.

균형 잡힌 얼굴이 예쁘다

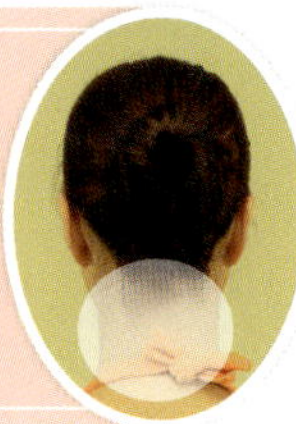

손날로 목 C커브 만들어주기

일자목으로 변형된 경추(목뼈)를 정상적인 C형 커브로 교정시킨다.

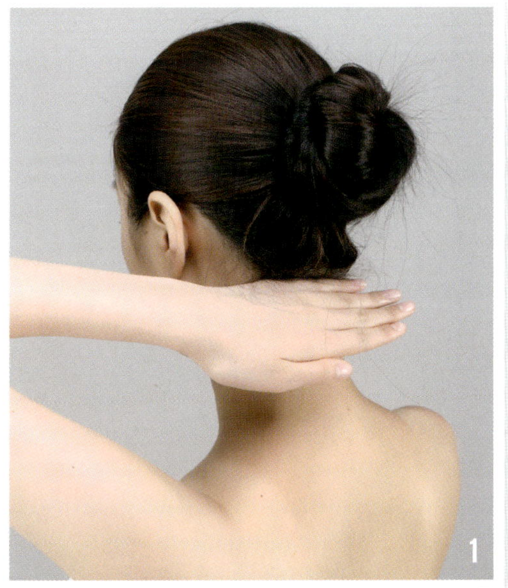

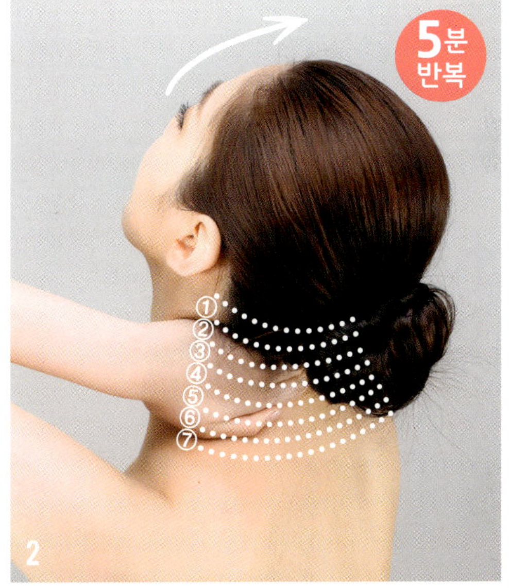

1 척추의 정렬을 바로잡고 허리를 펴고 앉는다. 한쪽 손날을 목과 뒤통수(후두골)가 만나는 경계선에 갖다 댄다. 손바닥이 꺾여져 휘어지지 않도록 손바닥을 펴준다.

2 목을 천천히 뒤로 젖혀준다. 목뼈가 7개이므로 목뼈가 시작되는 첫 번째 마디부터 0.5∼1cm씩 아래쪽으로 이동시키면서 마지막 마디까지 새끼손가락을 갖다 대고 목을 뒤로 지그시 3∼5초 동안 젖혀준다. 손을 바꿔 똑같이 해준다.

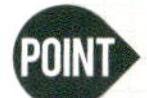 **POINT** 시신경은 목 근육과 연결되어 있어 시선을 뒤로 할수록 목도 더 젖힐 수 있다.

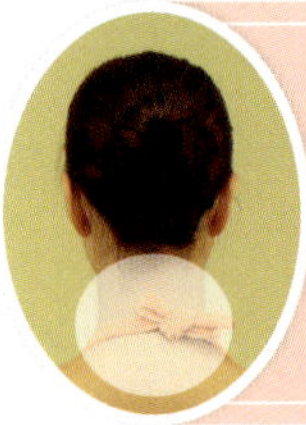

손가락으로 목 C커브 만들어주기

일자목으로 변형된 경추(목뼈)를 정상적인 C형 커브로 교정시켜주고
뻣뻣하게 굳은 목 뒤 근육을 개운하게 풀어준다.

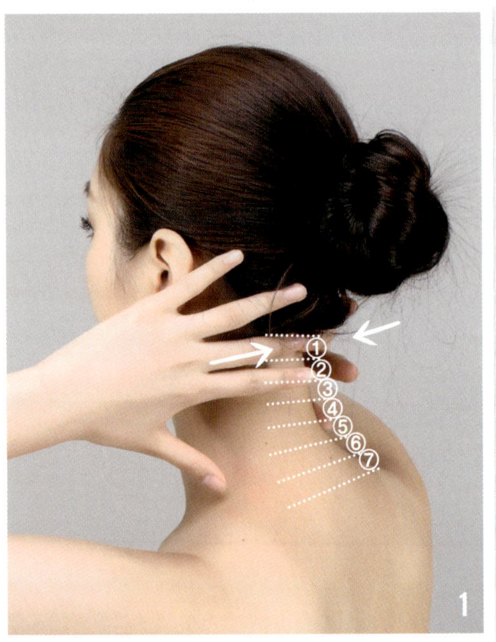

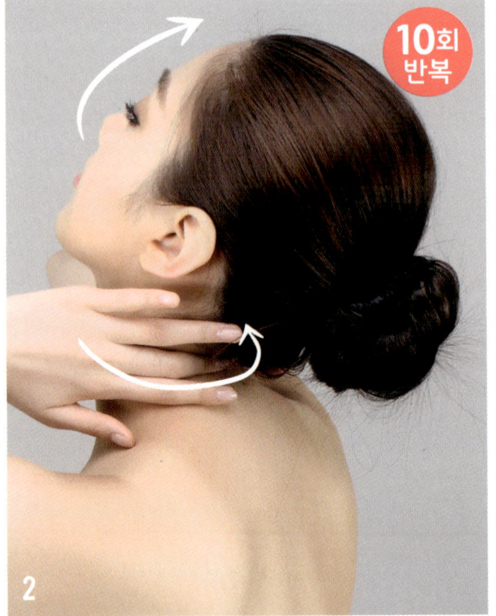

1 척추의 정렬을 바로잡고 허리를 펴고 앉는다. 양손의 중지를 펴고 서로 겹쳐서 목과 뒤통수(후두골)가 만나는 경계선에 갖다 댄다. 목뼈가 7개이므로 목뼈가 시작되는 첫 번째 마디부터 0.5∼1cm씩 중지를 아래쪽으로 이동시키면서 마지막 마디까지 눌러준다.

2 목을 뒤로 지그시 3∼5초 동안 젖혀준다. 더 이상 목이 뒤로 젖혀지지 않는 상태에서 양손의 중지를 앞으로 지그시 잡아당겨 목의 C커브를 더욱 강하게 만들어준다. 1회 5초씩, 10회 반복한다.

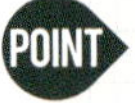 **POINT**
· 시신경은 목 근육과 연결되어 있어 시선을 뒤로 할수록 목도 더 젖힐 수 있다.
· 양손의 중지는 최대한 앞으로 지그시 잡아당긴다.

균형 잡힌 얼굴이 예쁘다

스페셜 턱 교정 운동의 효과

턱관절(하악)이 각각 앞이나 뒤로 튀어나오는 주걱턱과 돌출 입을 교정해본다.
선천적인 뼈 문제, 심각한 턱관절 디스크 손상을 동반하는 턱관절 비대칭의 경
우는 본 운동으로 교정이 어렵다. 하지만 증상의 초기에 해당되는 가벼운 주걱
턱과 돌출 입 증상은 손쉽게 확실한 효과를 얻을 수 있다. 특히 사각 턱처럼 과
도하게 턱 근육(저작근)이 발달된 경우는 지속적으로 근육을 풀어주면서 교정
운동을 해주면 효과가 크다.

운동 목차

1. 주걱턱 교정
2. 돌출 입 교정
3. 사각 턱 교정

스페셜 턱 교정 운동 1

턱관절(하악)이 앞으로 튀어나오는 주걱턱은 교정되어야 할 방향인 뒤쪽으로 주기적으로 계속 밀어주게 되면 튀어나온 턱이 확실하게 개선된다. 간혹 심한 주걱턱의 경우 턱관절 손상과 염증으로 인해 본 교정 운동 후 통증을 느낄 수 있다. 이때는 운동 강도를 약하게 하거나 잠시 휴식을 취하면서 실행해야 한다.

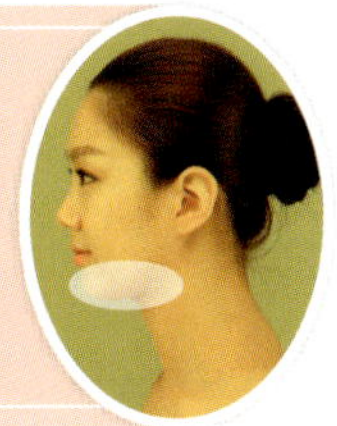

손가락으로 턱 밀어넣고 목 뒤 세우기

지속적으로 하면 앞으로 튀어나온 주걱턱과 거북목 교정에 효과가 있다.

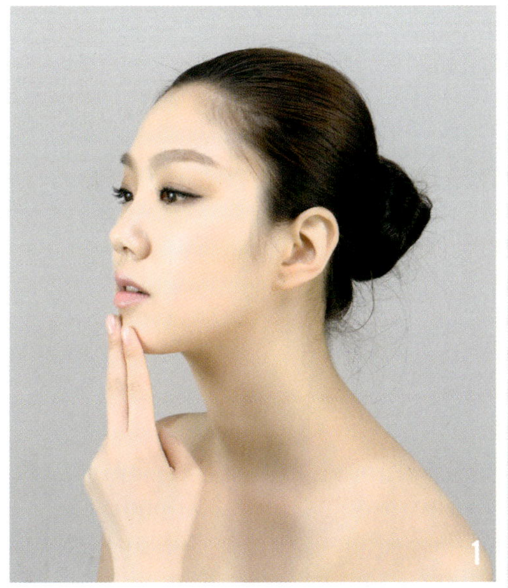

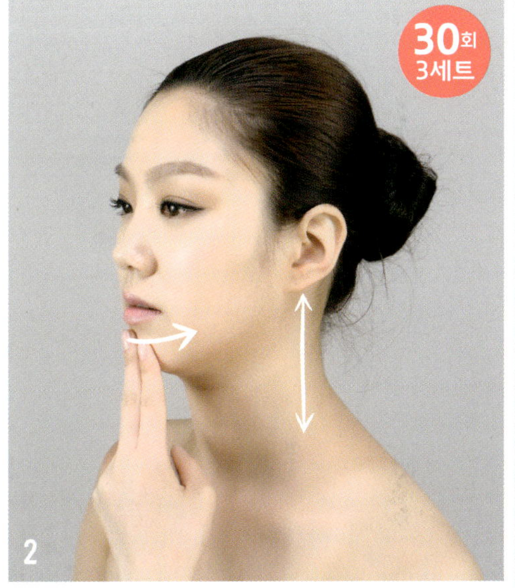

1 척추의 정렬을 바로잡고 허리를 펴고 앉는다. 얼굴 근육의 긴장이 풀리도록 턱에서 힘을 빼준다. 한쪽 검지와 중지 2개의 손가락을 펴서 턱 부위에 갖다 댄다.

2 거울을 보면서 턱관절을 뒤로 밀어 넣어준다. 동시에 목 뒤를 곧게 세워 턱이 더욱 뒤로 들어가게 만든다. 더 이상 뒤로 밀어지지 않은 상태에서 손가락 1개가 들어갈 정도로 입을 벌린 후, 다소 강한 강도로 더욱 밀어넣고 5초 동안 지탱한다. 1세트 10~30회씩, 3세트 반복한다.

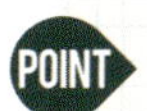

· 입을 다물면 안 되며, 목과 어깨가 뒤로 밀리지 않아야 한다.
· 갑자기 턱에 무리가 되어 턱 통증, 귀 통증이 발생할 수 있다. 이런 경우에는 1/5~1/10의 강도로 약하게 한다. 그래도 통증이 계속된다면 운동을 중지한다. 턱관절 손상이 심한 상태이다.

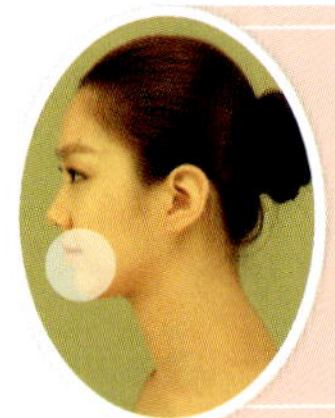

두 손가락 겹쳐서 턱 밀어넣기

지속적으로 하면 앞으로 튀어나온 주걱턱과 거북목 교정에 효과가 있다.

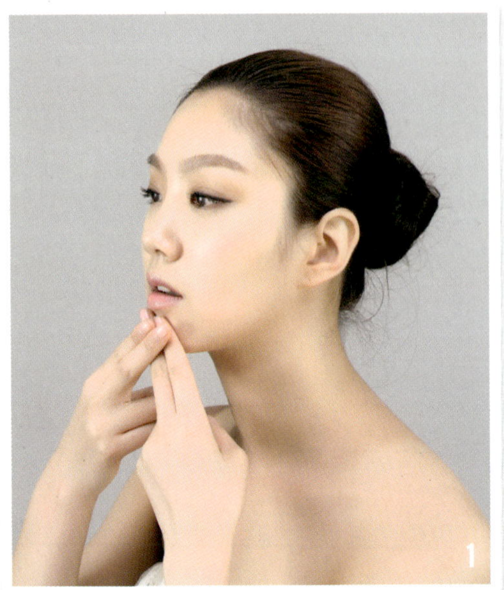

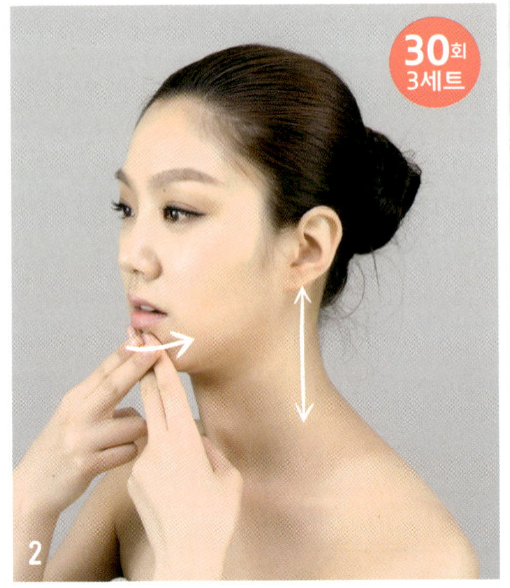

1 척추의 정렬을 바로잡고 허리를 펴고 앉는다. 얼굴 근육의 긴장이 풀리도록 턱에서 힘을 빼준다. 양손 검지와 중지 2개의 손가락을 펴서 턱 부위에 겹쳐서 갖다 댄다.

2 거울을 보면서 턱관절을 뒤로 지그시 밀어넣는다. 동시에 목 뒤를 곧게 세워 턱이 더욱 뒤로 들어가게 만든다. 더 이상 뒤로 밀어지지 않은 상태에서 손가락 1개가 들어갈 정도로 입을 벌린 후, 다소 강한 강도로 더욱 밀어넣고 5초 동안 지탱한다. 1세트 10~30회씩, 3세트 반복한다.

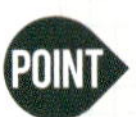
POINT
· 입을 다물면 안 되며, 목과 어깨가 뒤로 밀리지 않아야 한다.
· 갑자기 턱에 무리가 되어 턱 통증, 귀 통증이 발생할 수 있다. 이런 경우에는 1/5~1/10의 강도로 약하게 한다. 그래도 통증이 계속된다면 운동을 중지한다. 턱관절 손상이 심한 상태이다.

균형 잡힌 얼굴이 예쁘다

입술 밑 쓸어내리며 턱 뒤로 밀기

지속적으로 하면 앞으로 튀어나온 주걱턱과 거북목 교정에 효과가 있다.

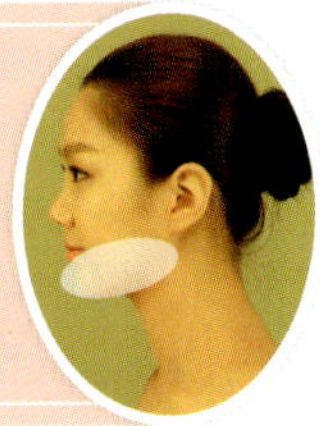

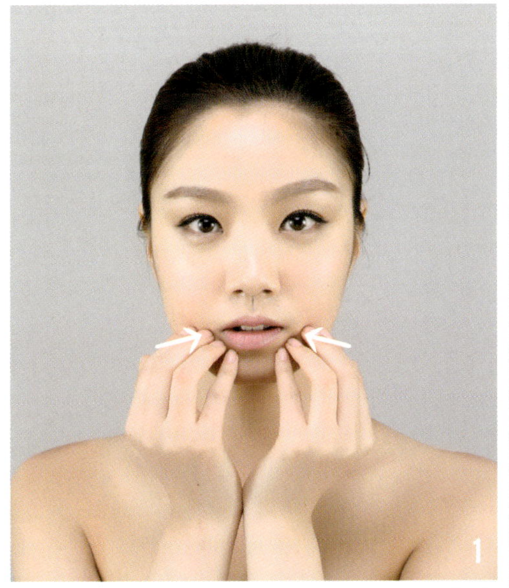

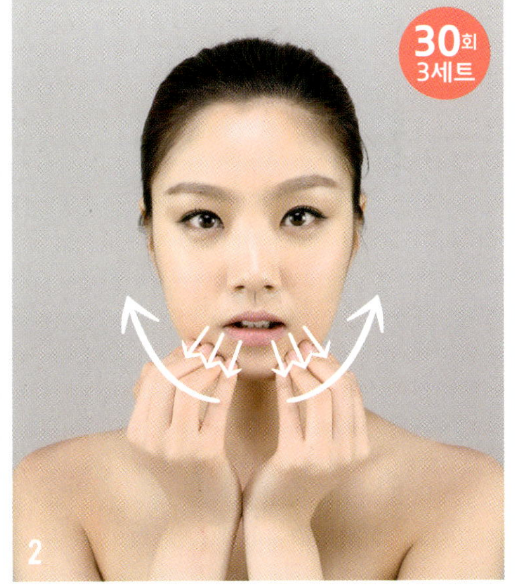

1 척추의 정렬을 바로잡고 허리를 펴고 앉는다. 얼굴 근육의 긴장이 풀리도록 턱에서 힘을 빼준다. 양손 엄지손가락을 제외한 4개의 손가락을 입술 밑 라인에 갖다 대고 지그시 눌러준다.

2 거울을 보면서 입을 벌린 후, 입술 밑 근육을 아래로 쓸어내리면서 턱을 뒤로 밀어넣는다. 동시에 목 뒤를 곧게 세워 턱이 더욱 뒤로 들어가게 만든다. 더 이상 뒤로 밀어지지 않은 상태에서 손가락 1개가 들어갈 정도로 입을 벌린 후, 다소 강한 강도로 더욱 밀어넣고 5초 동안 지탱한다. 1세트 10~30회씩, 3세트 반복한다.

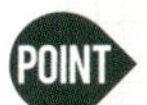

· 입을 다물면 안 되며, 목과 어깨가 뒤로 밀리지 않아야 한다.
· 갑자기 턱에 무리가 되어 턱 통증, 귀 통증이 발생할 수 있다. 이런 경우에는 1/5~1/10의 강도로 약하게 한다. 그래도 통증이 계속된다면 운동을 중지한다. 턱관절 손상이 심한 상태이다.

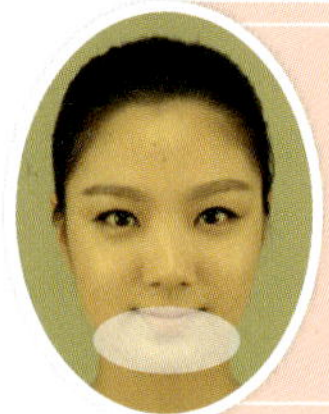

목 젖혀 입술 밑 쓸어내리며 턱 뒤로 밀기

지속적으로 하면 앞으로 튀어나온 주걱턱과 거북목 교정에 효과가 있다.

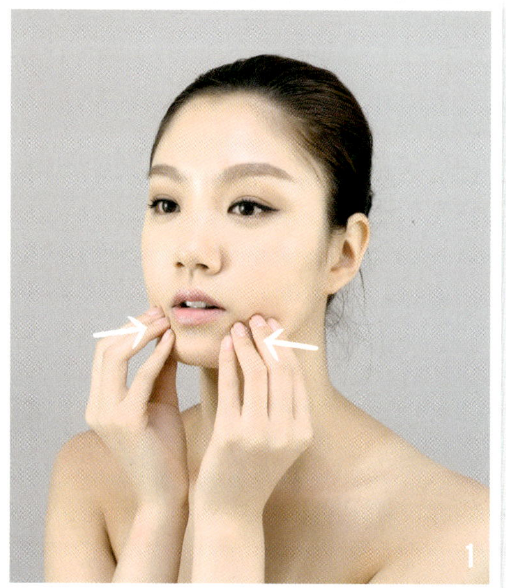

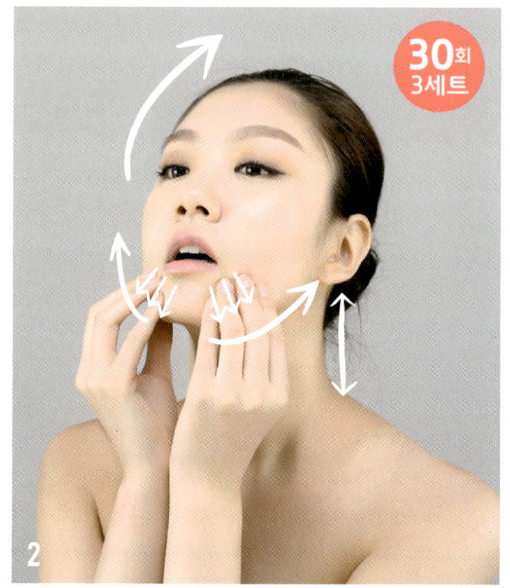

1 척추의 정렬을 바로잡고 허리를 펴고 앉는다. 얼굴 근육의 긴장이 풀리도록 턱에서 힘을 빼준다. 양손 엄지손가락을 제외한 4개의 손가락을 펴서 턱 밑 라인에 갖다 대고 지그시 눌러준다.

2 거울을 보면서 입을 벌린 후, 입술 밑 근육을 아래로 쓸어내리면서 턱을 뒤로 밀어넣는다. 동시에 목을 뒤로 젖혀주면서 목 뒤를 곧게 세워 턱이 더욱 뒤로 들어가게 만든다. 더 이상 뒤로 밀어지지 않은 상태에서 손가락 1개가 들어갈 정도로 입을 벌린 후, 다소 강한 강도로 더욱 밀어넣고 5초 동안 지탱한다. 1세트 10~30회씩, 3세트 반복한다.

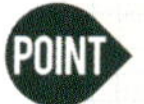
POINT
· 입을 다물면 안 되며, 목과 어깨가 뒤로 밀리지 않아야 한다.
· 갑자기 턱에 무리가 되어 턱 통증, 귀 통증이 발생할 수 있다. 이런 경우에는 1/5~1/10의 강도로 약하게 한다. 그래도 통증이 계속된다면 운동을 중지한다. 턱관절 손상이 심한 상태이다.

균형 잡힌 얼굴이 예쁘다

스페셜 턱 교정 운동 2

돌출 입 교정

턱관절(하악)이 뒤로 밀린 돌출 입(무 턱)은 교정되어야 할 방향인 앞쪽
으로 주기적으로 계속 빼내주게 되면 돌출 입이 확실하게 개선된다.
간혹 심한 돌출 입(무 턱)의 경우 턱관절 손상과 염증으로 인해 본 교정
운동 후 통증을 느낄 수 있다. 이때는 운동 강도를 약하게 하거나 잠시
휴식을 취하면서 실행해야 한다.

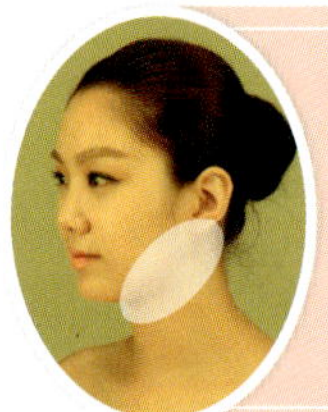

귀밑 턱 라인 앞으로 밀기

지속적으로 하면 밀린 돌출 입 교정에 효과가 있다.

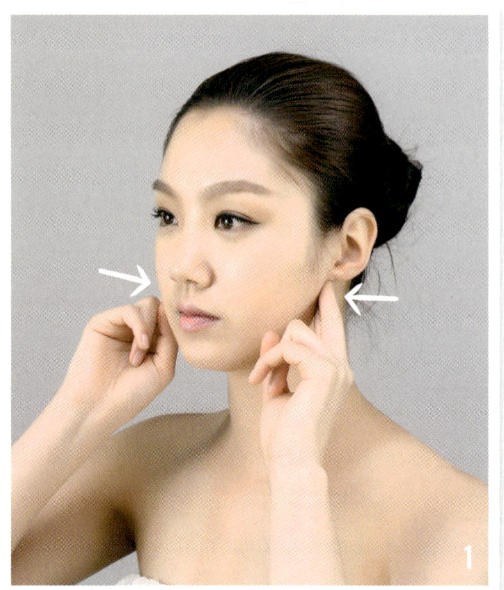

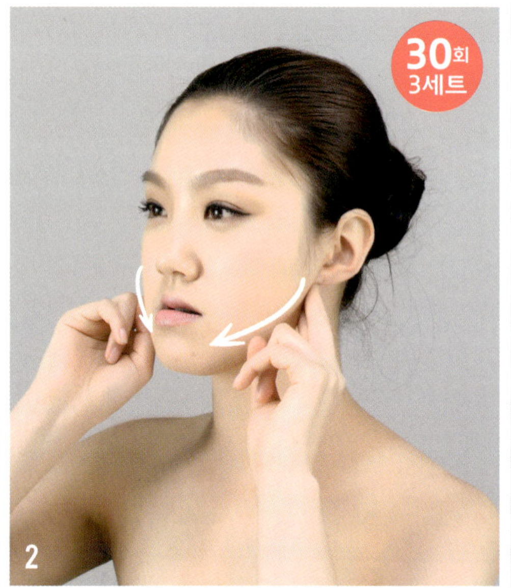

1 척추의 정렬을 바로잡고 허리를 펴고 앉는다. 턱에서 힘을 빼고 입을 약간 벌려준다. 양손 검지와 중지 2개의 손가락을 펴서 귀밑 턱 라인에 갖다 대고 지그시 눌러준다.

2 거울을 보면서 입을 더 벌린 후 턱을 앞으로 지그시 밀어준다. 더 이상 턱이 앞으로 밀어지지 않은 상태에서 손가락 1개가 들어갈 정도로 입을 벌린 후, 다소 강한 강도로 앞으로 더욱 밀어 5초 동안 지탱한다. 1세트 10~30회씩, 3세트 반복한다.

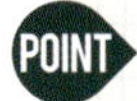 갑자기 턱에 무리가 되어 턱 통증, 귀 통증이 발생할 수 있다. 이런 경우에는 1/5~1/10 강도로 약하게 한다. 그래도 통증이 계속된다면 운동을 중지한다. 턱관절 손상이 심한 상태이다.

턱 밑 쓸면서 턱관절 앞으로 밀기

지속적으로 하면 밀린 돌출 입 교정에 효과가 있다.

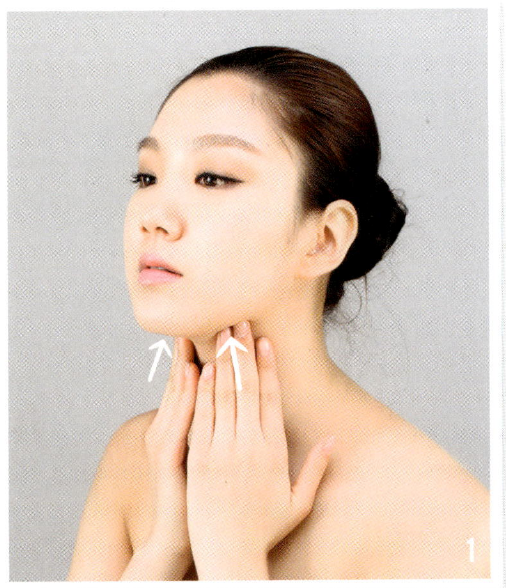

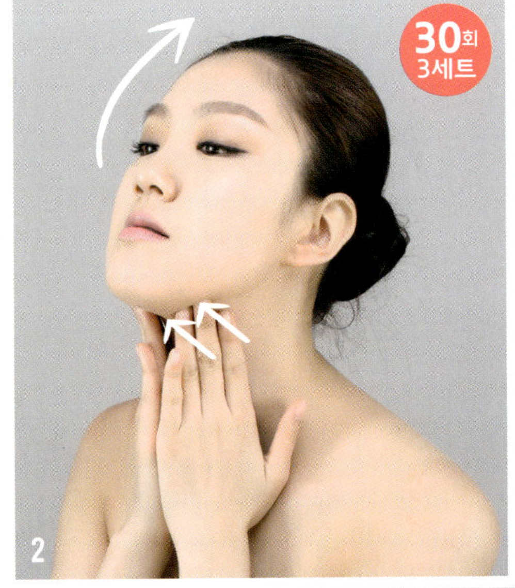

1 척추의 정렬을 바로잡고 허리를 펴고 앉는다. 턱에서 힘을 빼고 입을 약간 벌려준다. 양손 검지, 중지, 약지 3개의 손가락을 펴서 목 기도 바로 옆(편도선 부근)에 갖다 대고 지그시 눌러준다.

2 거울을 보면서 입을 더 벌린 후 턱 밑 라인까지 앞으로 지그시 밀어준다. 더 이상 턱이 앞으로 밀어지지 않은 상태에서 목을 약간 뒤로 젖히며, 다소 강한 강도로 앞으로 더욱 밀어 5초 동안 지탱한다. 1세트 10회~30회씩, 3세트 반복한다.

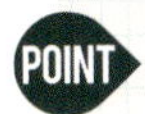
POINT 갑자기 턱에 무리가 되어 턱 통증, 귀 통증이 발생할 수 있다. 이런 경우에는 1/5~1/10 강도로 약하게 한다. 그래도 통증이 계속된다면 운동을 중지한다. 턱관절 손상이 심한 상태이다.

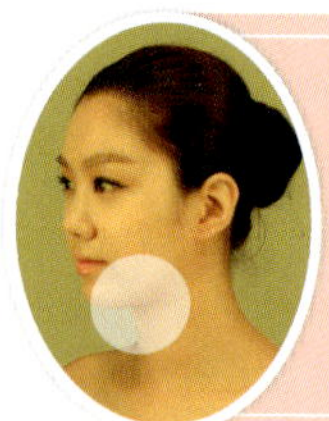

목 뒤로 젖히면서 턱 밑 앞으로 쓸어내기

지속적으로 하면 밀린 돌출 입 교정에 효과가 있다.

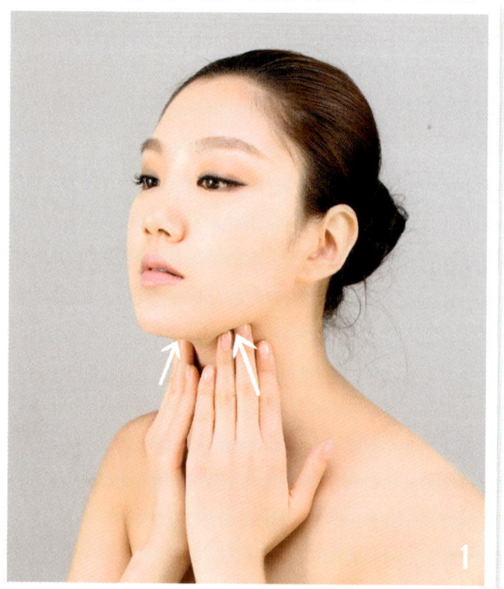

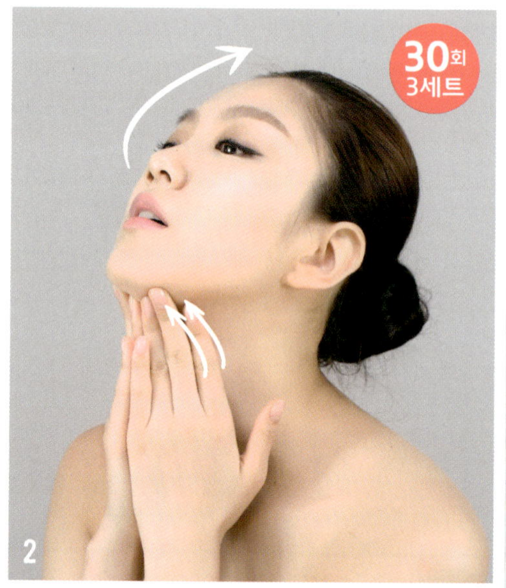

1 척추의 정렬을 바로잡고 허리를 펴고 앉는다. 턱에서 힘을 빼고 입을 약간 벌려준다. 양손 검지, 중지, 약지 3개의 손가락을 펴서 목 기도 바로 옆(편도선 부근)에 갖다 대고 지그시 눌러준다.

2 거울을 보면서 입을 더 벌린 후 목을 뒤로 젖히면서 턱 밑까지 앞으로 지그시 밀어준다. 더 이상 턱이 앞으로 밀어지지 않은 상태에서 목을 약간 뒤로 젖히며, 다소 강한 강도로 앞으로 더욱 밀어 5초 동안 지탱한다. 1세트 10~30회씩, 3세트 반복한다.

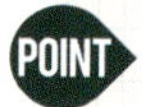
POINT 갑자기 턱에 무리가 되어 턱 통증, 귀 통증이 발생할 수 있다. 이런 경우에는 1/5~1/10 강도로 약하게 한다. 그래도 통증이 계속된다면 운동을 중지한다. 턱관절 손상이 심한 상태이다.

엄지로 입술 밑 근육 턱 잡아빼기

지속적으로 하면 밀린 돌출 입 교정에 효과가 있다.

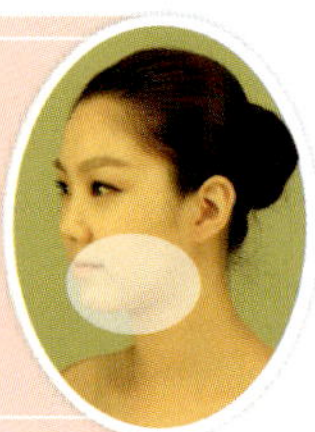

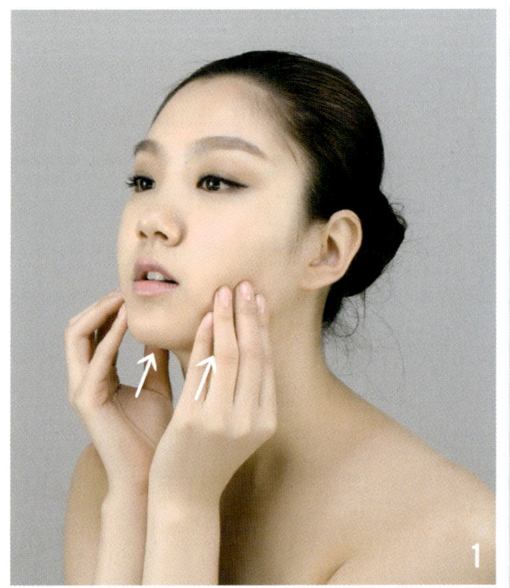

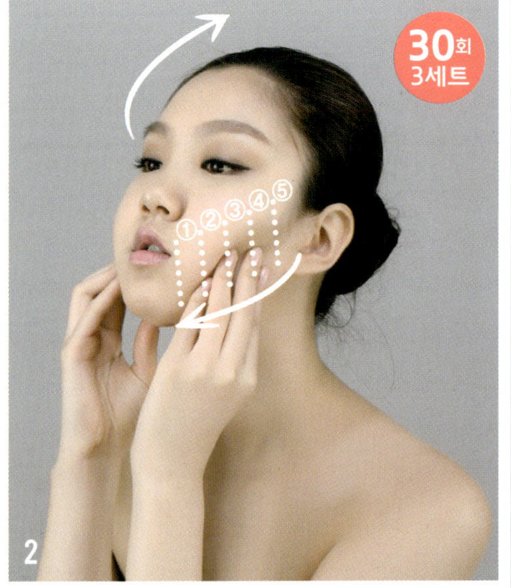

1 척추의 정렬을 바로잡고 허리를 펴고 앉는다. 턱에서 힘을 빼고 입을 약간 벌려준다. 양손 엄지손가락을 제외한 4개의 손가락을 턱 라인 위에 갖다 대고, 엄지손가락은 턱 밑 라인에 갖다 댄 후 찌르듯이 눌러준다.

2 거울을 보면서 입을 더 벌린 후 찔러 넣은 엄지손가락과 나머지 손가락을 이용해 턱관절을 앞으로 지그시 잡아당긴다. 더 이상 턱이 앞으로 밀어지지 않은 상태에서 목을 약간 뒤로 젖히며, 다소 강한 강도로 앞으로 더욱 밀어 5초 동안 지탱한다. 입술 밑에서 턱 위까지 5개 부위로 나눠 엄지손가락을 각각 찔러넣으며 밀어준다. 1세트 10~30회씩, 3세트 반복한다.

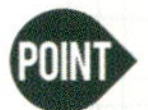

· 턱에 힘을 주면 안 된다.
· 갑자기 턱에 무리가 되어 턱 통증, 귀 통증이 발생할 수 있다. 이런 경우에는 1/5~1/10 강도로 약하게 한다. 그래도 통증이 계속된다면 운동을 중지한다. 턱관절 손상이 심한 상태이다.

스페셜 턱 교정 운동 3

사각 턱 교정

선천적인 뼈 모양으로 인한 사각 턱은 양악 수술을 받아야 한다. 하지만 턱 근육(저작근)이 과도하게 발달되어 나타난 사각 턱은 저작근과 광대 주변 근육을 개운하게 풀어주면서 사각 턱 교정 운동을 해주면 확실하게 개선된다. 간혹 본 교정 운동 후 통증을 느끼는 경우, 운동 강도를 약하게 하거나 잠시 휴식을 취하면서 실행해야 한다.

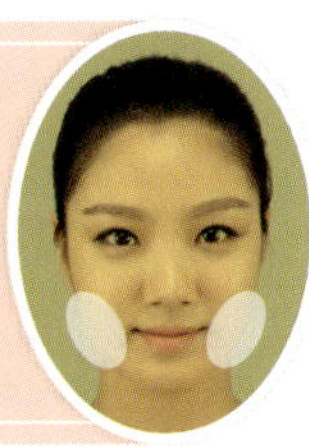

사각 턱 근육 풀어주기

사각 턱 부위가 개운해지고 가벼워지며 얼굴의 혈액 순환에 확실하게 도움이 된다.

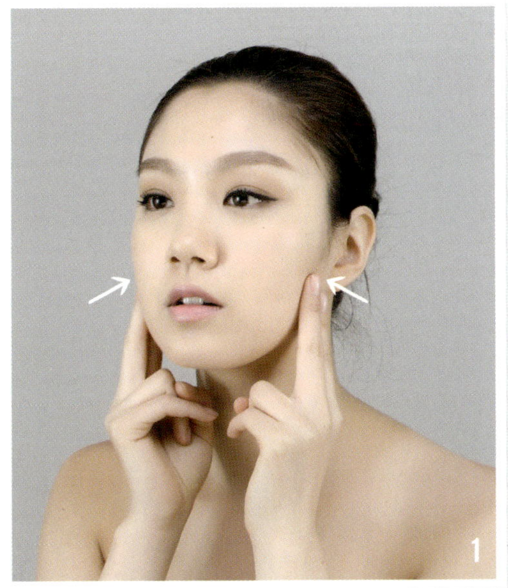

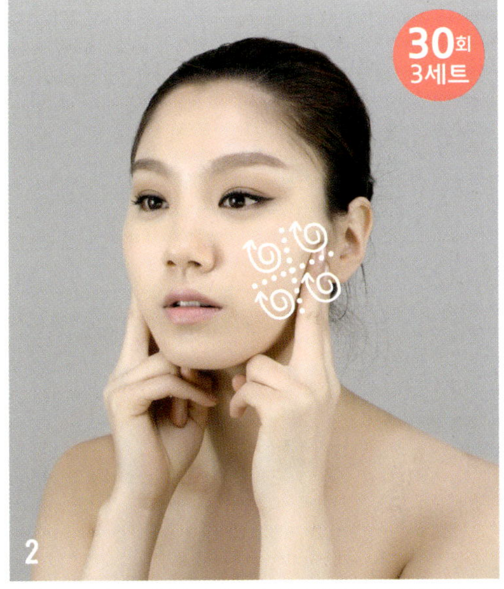

1 척추의 정렬을 바로잡고 허리를 펴고 앉는다. 턱에서 힘을 빼고 입을 약간 벌려준다. 양손 검지와 중지를 펴서 사각 턱 위에 갖다 대고 지그시 눌러준다.

2 튀어나온 사각 턱 부위 전체를 사각형 모양으로 구분해서 좌측 상단, 좌측 하단, 우측 상단, 우측 하단 4개 부위를 손가락으로 지그시 눌러 돌려주며 근육을 개운하게 풀어준다. 1세트 10~30회씩, 3세트 반복한다.

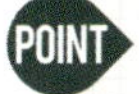 **POINT** 빨리 돌려주면 교정 효과가 적다. 천천히 동그라미를 그리면서 리듬을 타듯 누르면서 돌려준다.

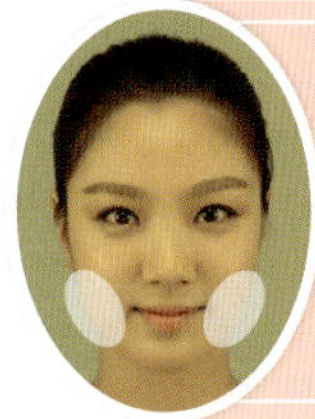

사각 턱 근육 긁어내리기

사각 턱 부위가 개운해지고 가벼워지며 얼굴의 혈액 순환에 확실하게 도움이 된다.

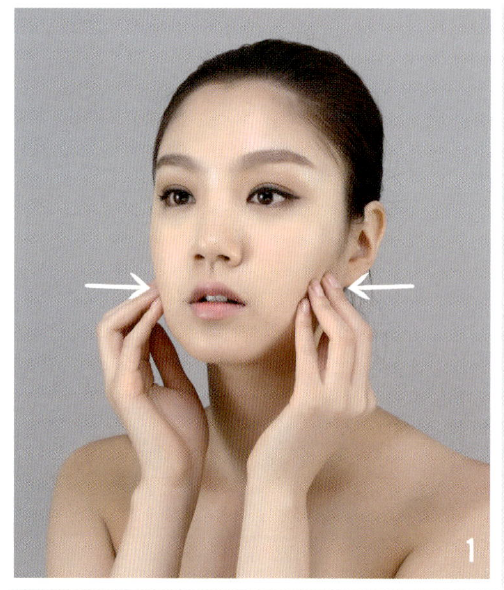

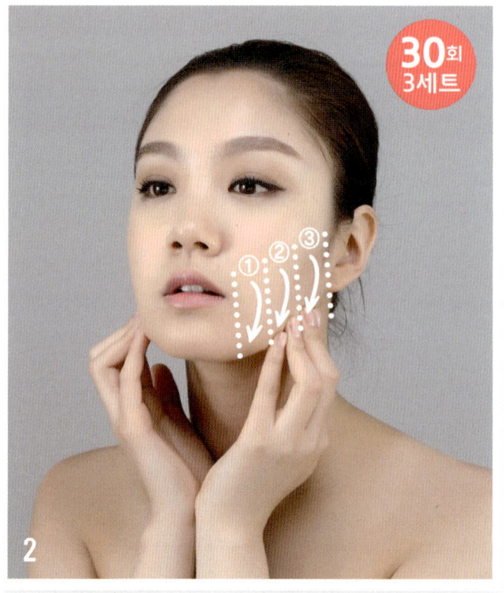

1 척추의 정렬을 바로잡고 허리를 펴고 앉는다. 턱에서 힘을 빼고 입을 약간 벌려준다. 양손 엄지손가락을 제외한 4개의 손가락을 사각 턱 근육 부위에 갈고리 모양으로 갖다 대고 지그시 눌러준다.

2 튀어나온 사각 턱 부위 전체를 입에서 귀 방향으로 3개 부위로 나눈다. 턱 위에서 턱 밑 라인 아래 방향으로 지그시 눌러 긁어내리며 근육 마사지를 한다. 1세트 10~30회씩, 3세트 반복한다.

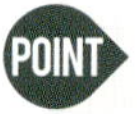

POINT
· 3개 부위를 각각 따로 긁어내린다.
· 빨리 긁어주면 교정 효과가 적다.

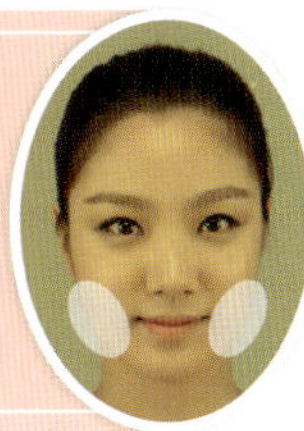

목 젖혀 사각 턱 근육 긁어내리기

사각 턱 부위가 개운해지고 가벼워지며 얼굴의 혈액 순환에 확실하게 도움이 된다.

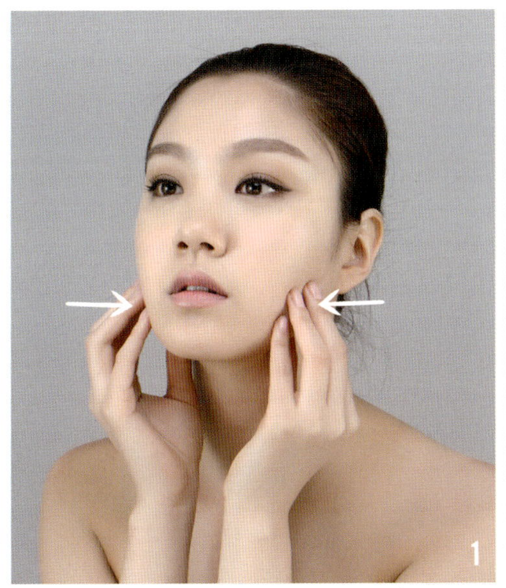

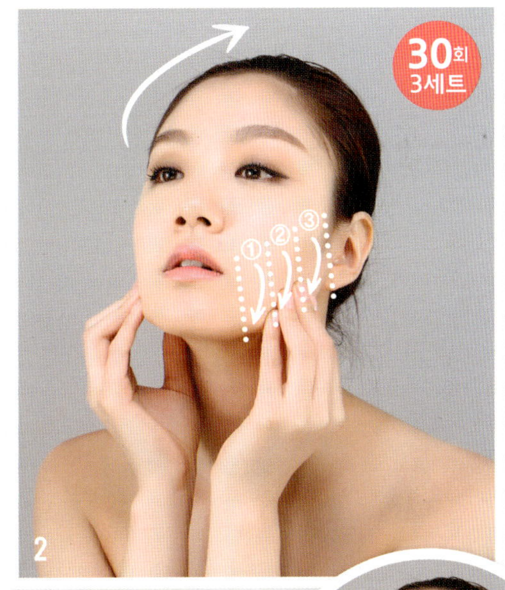

1 척추의 정렬을 바로잡고 허리를 펴고 앉는다. 턱에서 힘을 빼고 입을 약간 벌려준다. 양손 엄지손가락을 제외한 4개의 손가락을 사각 턱 근육 부위에 갈고리 모양으로 갖다 대고 지그시 눌러준다.

2 튀어나온 사각 턱 부위 전체를 입에서 귀 방향으로 3개 부위로 나눈다. 목을 지그시 뒤로 젖히고, 손가락 1개가 들어갈 정도로 입을 벌린 후 턱 위에서 턱 밑 라인 방향으로 지그시 눌러 긁어 내리며 근육 마사지를 한다. 1세트 10~30회씩, 3세트 반복한다.

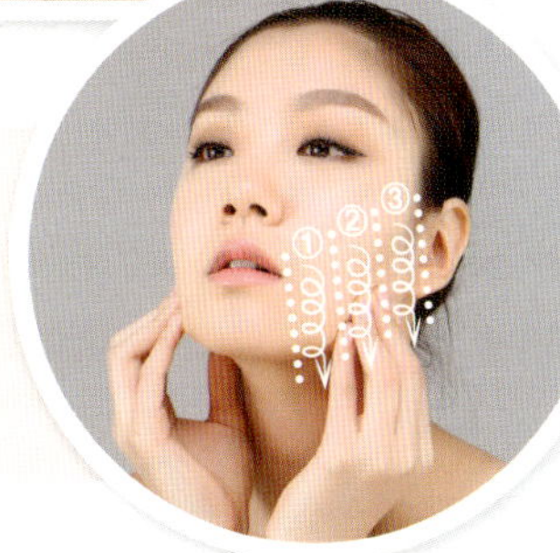

천천히 동그라미를 그리면서 리듬을 타듯 누르면서 돌려줘도 된다.

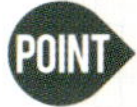

POINT
· 3개 부위를 각각 따로 긁어내린다.
· 빨리 긁어주면 교정 효과가 적다.

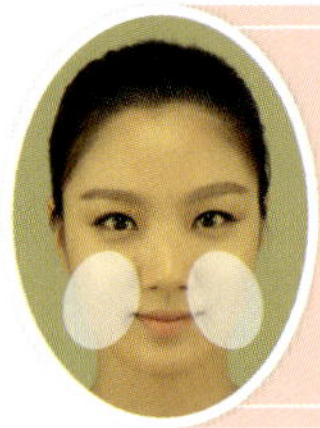

손가락으로 광대뼈&사각 턱 쓸어주기

사각 턱 부위가 개운해지고 가벼워지며 얼굴의 혈액 순환에 확실하게 도움이 된다.

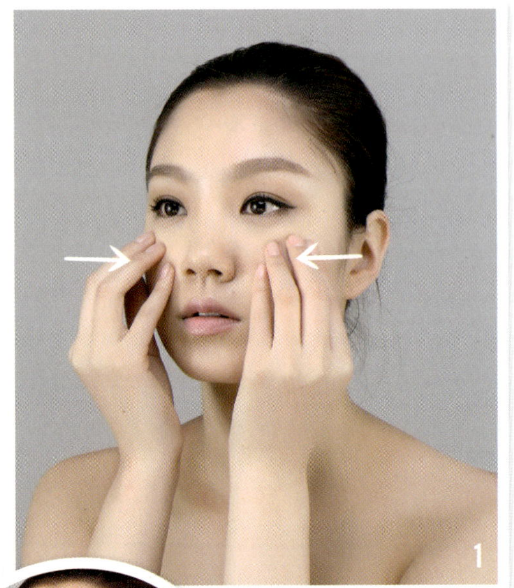

1

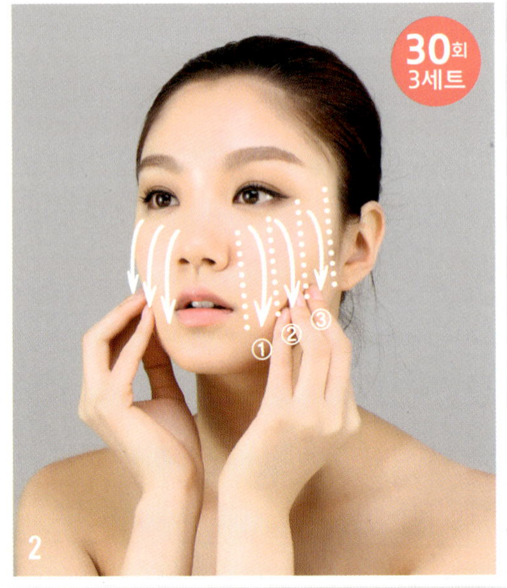

2

응용동작

손가락으로 돌리면서 쓸어줘도 된다. 천천히 동그라미를 그리면서 리듬을 타듯 누르면서 돌려준다.

1 척추의 정렬을 바로잡고 허리를 펴고 앉는다. 턱에서 힘을 빼고 입을 약간 벌려준다. 양손 엄지손가락을 제외한 4개의 손가락을 광대뼈 위에 갖다 대고 지그시 눌러준다.

2 광대 안쪽에서 바깥쪽으로 광대뼈가 끝나는 부분까지 상, 중, 하 3개 부위로 나눠서 각각 지그시 누르며 쓸어준다. 1세트 10~30회씩, 3세트 반복한다.

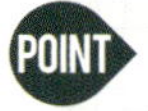 **POINT** 빨리 쓸어주면 교정 효과가 적다.

주먹 쥐고 광대뼈&사각 턱 쓸어주기

사각 턱 부위가 개운해지고 가벼워지며 얼굴의 혈액 순환에 확실하게 도움이 된다.

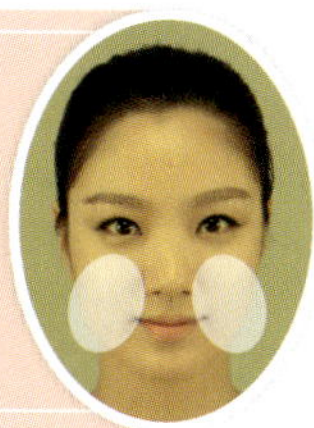

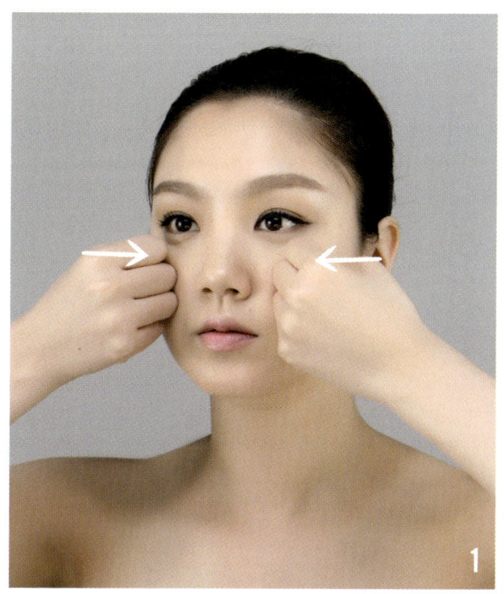

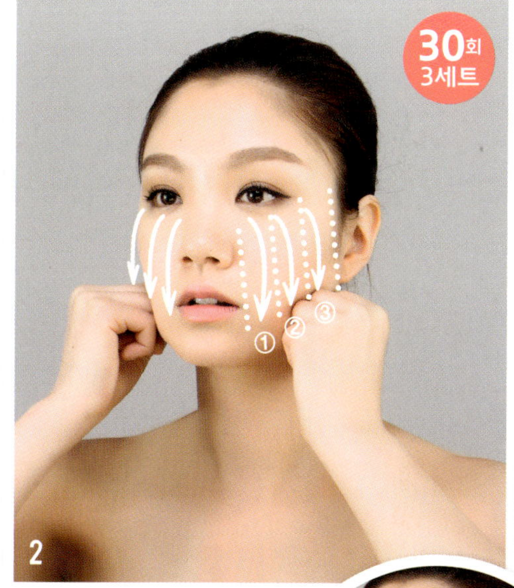

1 척추의 정렬을 바로잡고 허리를 펴고 앉는다. 턱에서 힘을 빼고 입을 약간 벌려준다. 주먹을 쥔 손가락 마디 부분을 광대뼈 위에 갖다 대고 지그시 눌러준다.

2 광대 안쪽에서 바깥쪽으로 광대뼈가 끝나는 부분까지 상. 중. 하 3개 부위로 나눠서 각각 지그시 누르며 쓸어준다. 1세트 10~30회씩, 3세트 반복한다.

응용동작

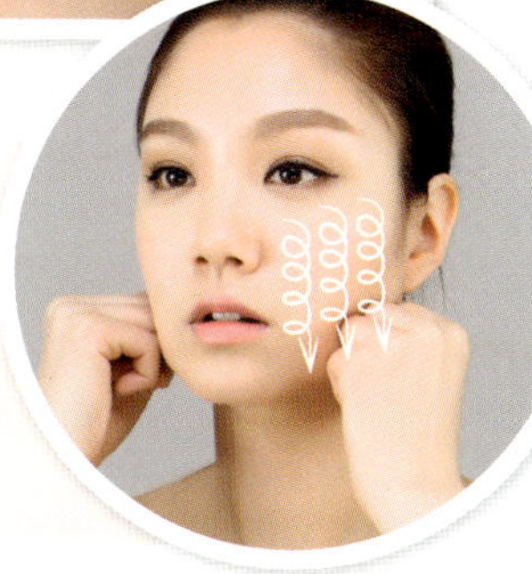

주먹으로 돌리면서 쓸어줘도 된다. 천천히 동그라미를 그리면서 리듬을 타듯 누르면서 돌려준다.

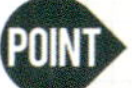

POINT 빨리 쓸어주면 교정 효과가 적다.

수술 없이 예뻐지는 얼굴 근막 마사지

근막이란?

근막은 근육을 둘러싸고 있는 얇은 막이다. 전신의 근육을 둘러싸고 퍼져 있으며 근육과 신경으로 연결되어 근육을 조절한다. 만일 근막이 비틀어지면 근육도 비틀어지게 된다.

근막

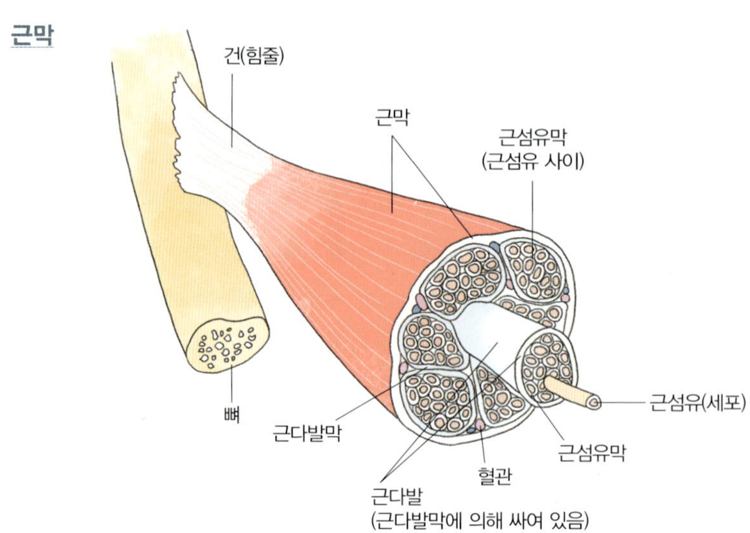

결국 전신(턱, 척추, 골반, 다리, 발)의 근육이 비대칭이 되면서 전신이 비대칭

균형 잡힌 얼굴이 예쁘다

체형(얼굴 비대칭, 일자목, 척추측만, 골반 비틀림, 다리 길이 비대칭, 평발)으로 바뀌게 된다.

턱관절 비대칭과 전신 비대칭의 과정

1. 우리 온몸 근육의 겉표면은 근막이라는 얇은 비닐 같은 막으로 둘러싸여 연결되어 있다. 평소 잘못된 생활 자세로 인해 턱관절, 척추, 골반이 틀어지게 되면 그 부위의 근육이 꼬이게 되면서 근막 또한 동시에 틀어지게 된다.

2. 틀어진 근막은 인접한 근막과 서로 눌러 붙고 다시 틀어지게 되면서, 결국 전신의 근육 근막의 탄성과 밸런스에 영향을 주게 된다. 전신의 체형 관절(턱관절, 척추, 골반, 다리, 발 등)이 구부러지고 비틀어지는 체형 불균형을 초래하게 되는 것이다. 구글 등을 검색해보면 전 세계 근막조절연구단체(Myofascial Release Therapy, MFR)들이 발표한 체형 교정 목적의 전문 이론과 관련 논문, 근막 마사지 테크닉들을 쉽게 찾아볼 수 있다. 비뚤어진 얼굴로 인한 전신 비대칭도 마찬가지다.

3. 얼굴 비대칭 초반의 조그마한 턱 비틀림이 턱 주변의 근육과 턱 근육을 감싸는 근막 비틀림으로 인해 점점 심해지게 된다. 결국 목, 어깨, 척추, 골반 근육에 영향을 주면서 거북목, 일자목, 척추 휘어짐과 비틀어진 골반, 좌우 다리 길이 비대칭 등 전신의 비틀림이 유발된다. 특히 턱관절의 비틀림으로 인한 근막 비틀림이 전신 비틀림을 유발시키는 것은 필자의 15년 경험상 당연한 결과이다.

근막 마사지 방법

1. 근육 마사지 시작 부위에 손을 갖다 댄 후, 처음 강도 그대로 마지막까지 손을 떼지 않고 밀어준다.

2. 뻑뻑하게 튀어나온 근육 부위를 보다 세게 마사지한다.

3. 특히 아픈 부위는 약하게 지그시 마사지한다.

4. 근육이 아프거나 심하게 굳고 뭉쳐 있다면, 얼굴 근육 그림을 보고 어떤 근육인지
   를 확인한다.

5. 근육이 어디서부터 시작되어 어떤 뼈에 붙어 있는지 확인해서 좀 더 집중적으로 시
   행한다.

6. 뼈에 붙어 있는 부분을 좀 더 지그시 눌러준다.

7. 뼈에 붙어 있는 부분이 아닌 가운데 볼록한 부분은 근막 마사지 후, 엄지손가락으
   로 세게 눌러 뭉쳐 있는 부분을 좀 더 집중적으로 풀어준다.

*운동 시 안내 사항

1. 정해진 시간에 규칙적으로 하면 교정 효과가 더 좋다.
2. 아침, 점심, 저녁으로 나눠서 최소 1회씩 해주면 효과가 더 좋다.
3. 정해진 횟수를 반복적으로 시행하며, 중간에 운동을 중지하지 말아야 한다.
4. 시간이 없을 때는 각각의 운동과 마사지를 1회 최소 3~5분 정도 시행한다.
5. 시간이 지나면서 점점 강도를 높인다. 운동과 마사지를 하면 근육과 관절이 점점 적응되
   기 마련이다. 초기엔 무리하지 않도록 약한 강도로 하며 턱관절이 교정되고 굳은 근육이
   풀리게 되면 강도를 높여준다.
6. 사람마다 체질과 상태가 다르기 때문에 교정 효과와 적응에 차이가 날 수 있다. 간혹 운
   동과 근막 마사지 초기에 통증을 더 느낄 수 있다. 이 경우 강도를 약하게 하여 시행한 후
   그래도 통증이 지속되면 잠시 운동을 멈추고 2~3일 쉬는 것이 좋다.
7. 자신의 상태에 맞춰 강도와 횟수를 찾아 시행해야 한다. 운동과 마사지를 강하게 해도 괜
   찮다는 자신감이 생기면 점점 강도를 늘려 나가며, 약하게 했는데도 통증과 불편을 느낀
   다면 더욱 약하게 하거나 중지한 후 휴식을 취하기 바란다.
8. 거울을 보면서 몸이 비뚤어지지 않게 균형을 잡고 정확한 동작으로 해야 한다. 목이 비뚤
   어지거나 턱이 기울어지고 한쪽 어깨가 들린 상태로 운동과 마사지를 하면 안 된다.

운동 목차

1. 얼굴 근막 마사지
2. 두개골 근막 마사지
3. 목 라인 근막 마사지

얼굴 근막 마사지

성공적인 얼굴 비대칭 교정을 위해서는 비뚤어진 얼굴 근육을 바르게
교정시키는 동시에, 얼굴 근육 전체의 근막을 판판하게 펴줘야 한다.
무엇보다도 얼굴 근육 전체의 근막을 펴주게 되면, 근육의 노폐물을
제거해줘 얼굴과 몸이 개운해지고 편안해지는 효과를 얻게 된다. 안면
근막 마사지를 계속 시행하여 비뚤어진 얼굴이 확연히 교정되는 효과
를 눈으로 확인해보고 개운한 몸을 만들어보자.

이마 쓸기

얼굴의 혈액 순환이 개선되고, 이마 부위가 판판하게 펴지고 개운해진다.

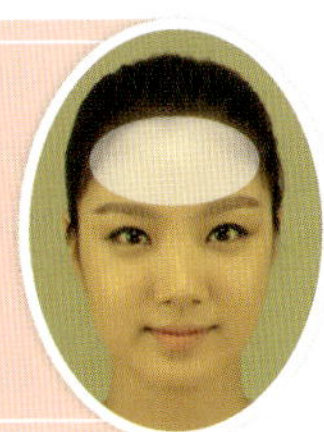

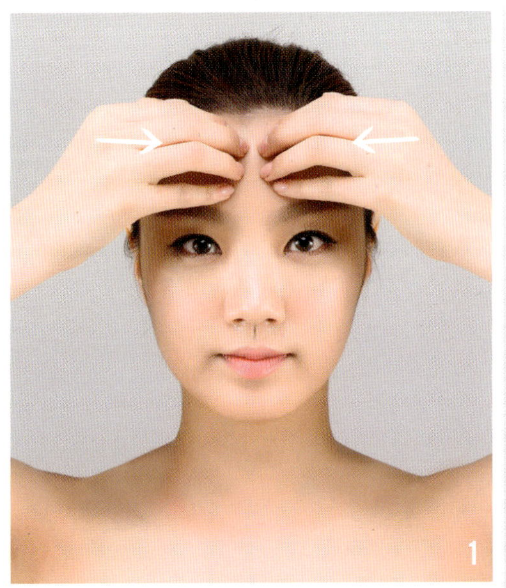

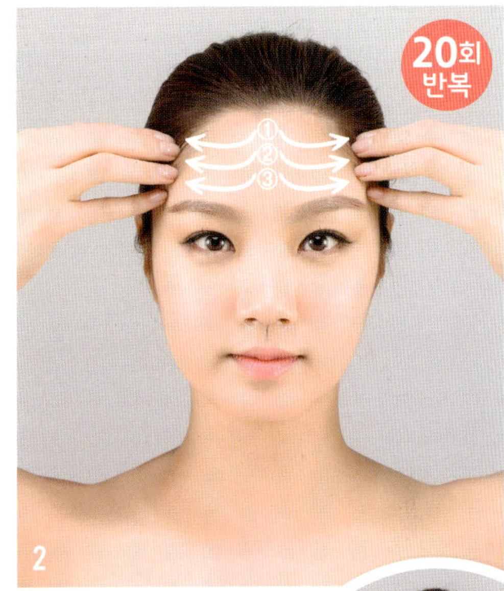

1 척추의 정렬을 바로잡고 허리를 펴고 앉는다. 손가락 1개가 들어갈 정도만큼만 턱에서 힘을 빼준다. 양손 엄지손가락을 제외한 4개의 손가락을 이마에 갖다 대고 지그시 눌러준다.

2 이마 중심에서 양쪽 귀 방향으로 누르면서 천천히 쓸어준다. 이마의 상, 중, 하 3개 부위를 나눠서 각각 쓸어준다. 1회 5~10초씩, 10~20회 반복한다.

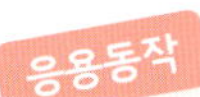

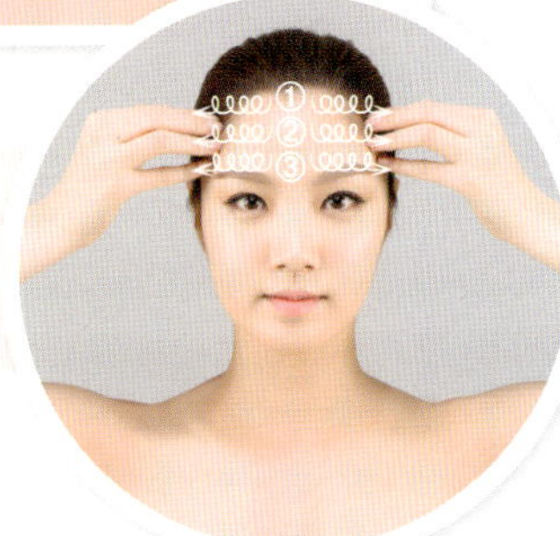

손가락으로 돌리며 쓸어줘도 된다.

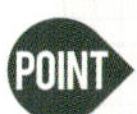 **POINT** 빨리 쓸어주면 교정 효과가 적으며, 중간에 손을 떼면 절대 안 된다.

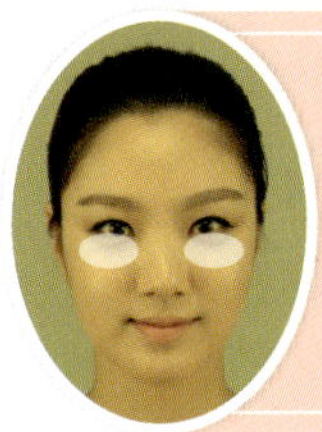

눈 밑 쓸어주기

눈 밑 부위가 판판하게 정돈되며 개운해진다.

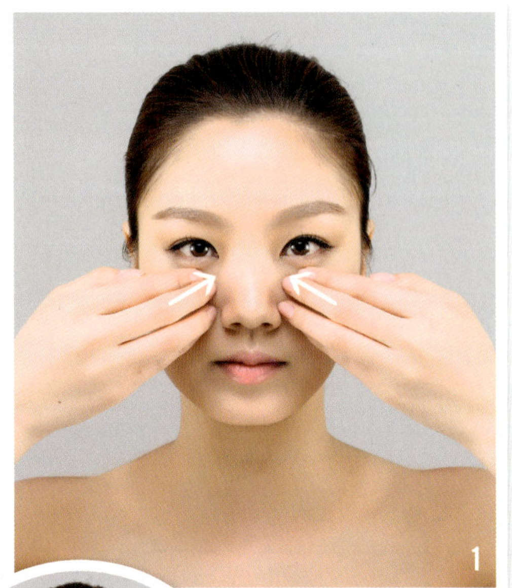

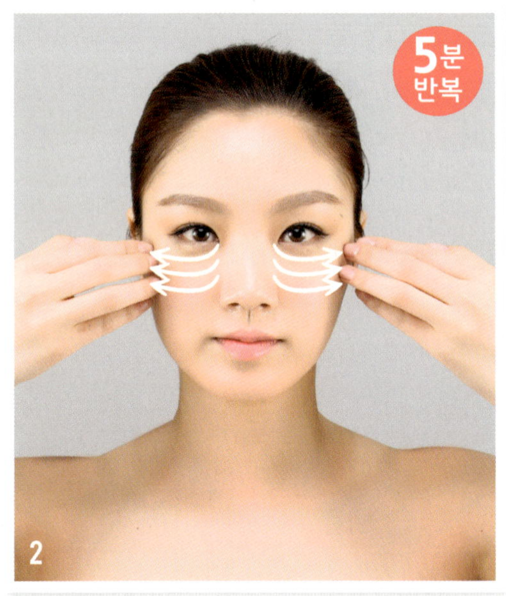

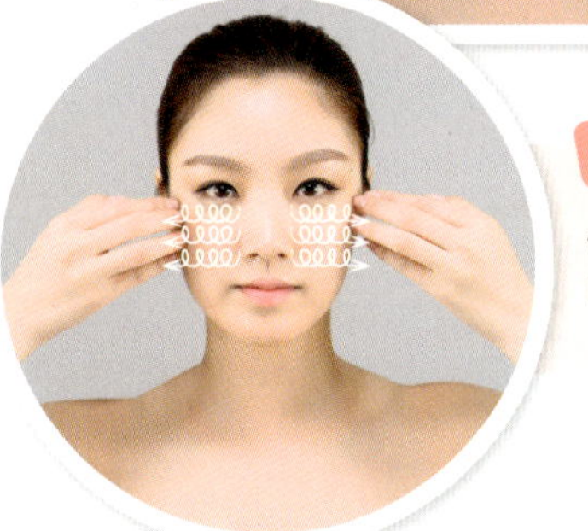

손가락으로 돌리며 쓸어줘도 된다.

1 척추의 정렬을 바로잡고 허리를 펴고 앉는다. 얼굴 근육의 긴장이 풀리도록 턱에서 힘을 빼준다. 양손 검지, 중지, 약지 3개의 손가락을 지그시 눈 밑, 콧대 바로 옆 부위에 갖다 대고 지그시 눌러준다.

2 콧대 바로 옆 부위에서 바깥쪽으로 천천히 누르면서 옆으로 쓸어준다. 1회 5~10초씩, 1~5분 반복한다.

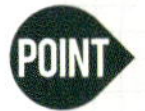 **POINT** 빨리 쓸어주면 교정 효과가 적으며, 중간에 손을 떼면 절대 안 된다.

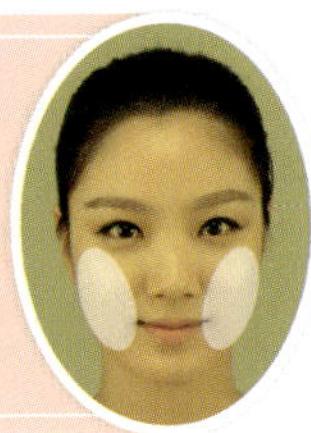

턱관절 동그라미 그리며 쓸어내리기

긴장된 턱관절 주변이 풀리는 것을 느낀다.

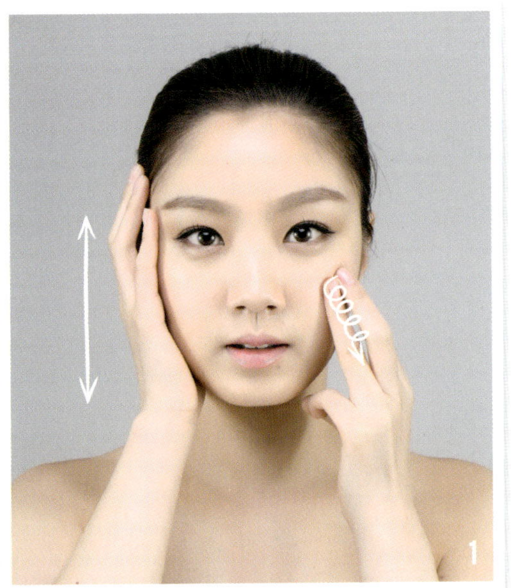

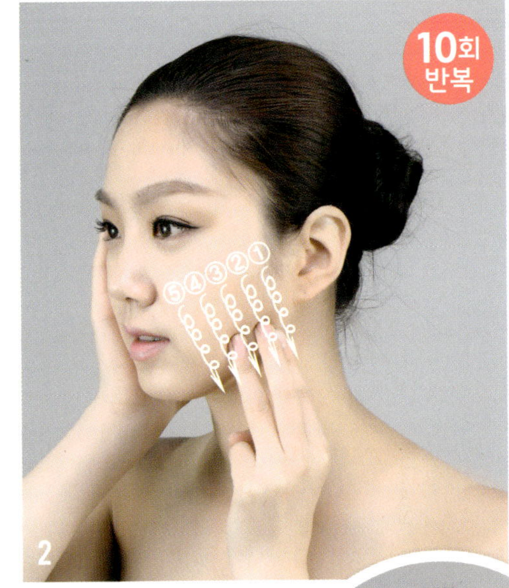

1 턱에서 힘을 빼고 손가락 1개가 들어갈 정도만큼만 입을 약간 벌려준다. 검지, 중지, 약지 3개의 손가락을 갈고리 모양으로 만들어 비뚤어진 방향의 턱관절에 갖다 댄다. 4~5회 동그라미를 그리면서 마사지하듯 지그시 눌러준다. 반대쪽 손바닥으로 얼굴을 지탱한다.

2 턱관절부터 아래쪽 턱 라인까지 5개 부위로 나눠서, 위에서 아래로 같은 방식으로 동그라미를 그리며 내려온다. 5~10회 반복한다.

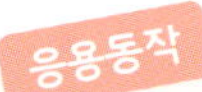

양손으로 동시에 해도 된다.

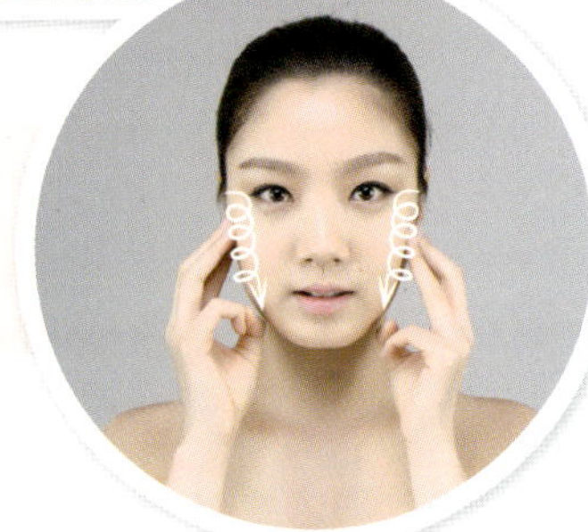

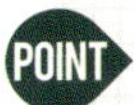

POINT
· 얼굴이 비뚤어지지 않은 상태에서 턱 근육을 풀어줘야 하며 운동 후 통증이 생기면 약하게 한다.
· 중간에 손을 떼지 말고 같은 강도로 끝까지 돌려준다.

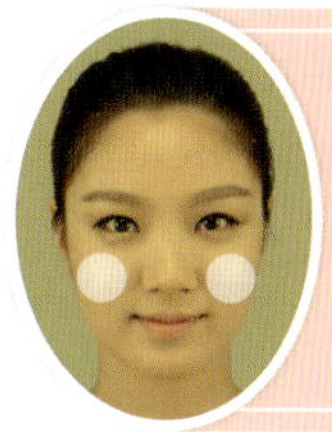

손가락으로 광대뼈 쓸어주기

광대 부위가 판판하게 정돈되어 개운해지고 가벼워진다.

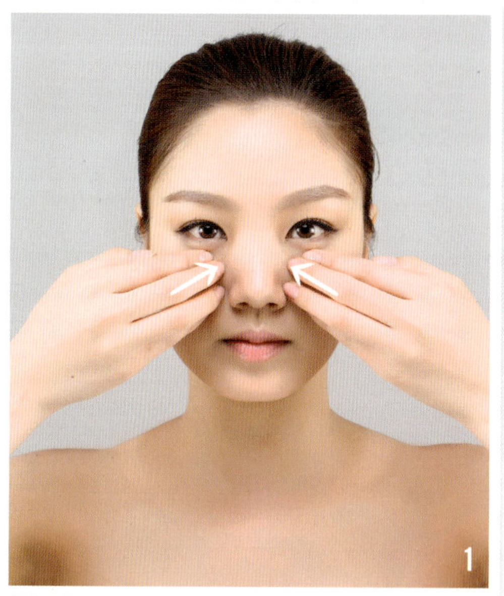

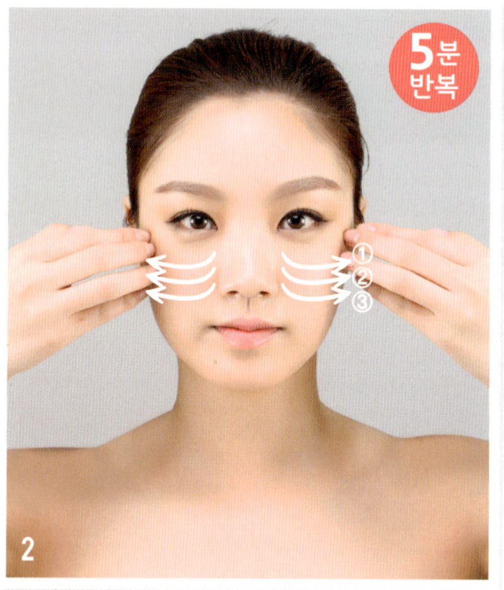

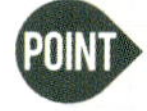

손가락으로 돌리며
쓸어줘도 된다.

1 척추 정렬을 바로잡고 허리를 펴고 앉는다. 얼굴 근육의 긴장이 풀리도록 턱에서 힘을 빼준다. 양손 검지, 중지, 약지, 새끼손가락을 광대뼈 위에 갖다 대고 지그시 눌러준다.

2 광대 안쪽에서 바깥쪽으로 상, 중, 하 3개 부위로 나눠서 각각 쓸어준다. 1회 5~10초 씩, 1~5분 반복한다.

POINT 빨리 쓸어주면 교정 효과가 적다. 중간에 손을 떼지 말고 같은 강도로 끝까지 지그시 밀어준다.

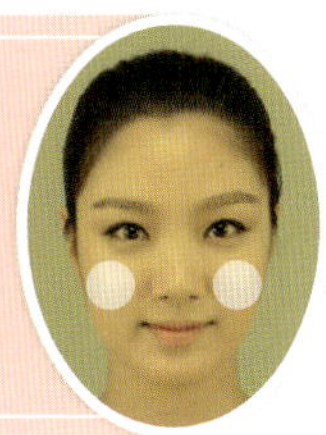

주먹 쥐고 광대뼈 쓸어주기

광대 부위가 판판하게 정돈되어 개운해지고 가벼워진다.

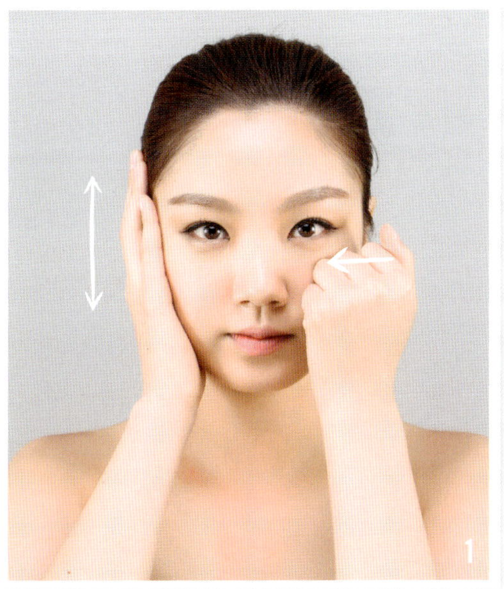

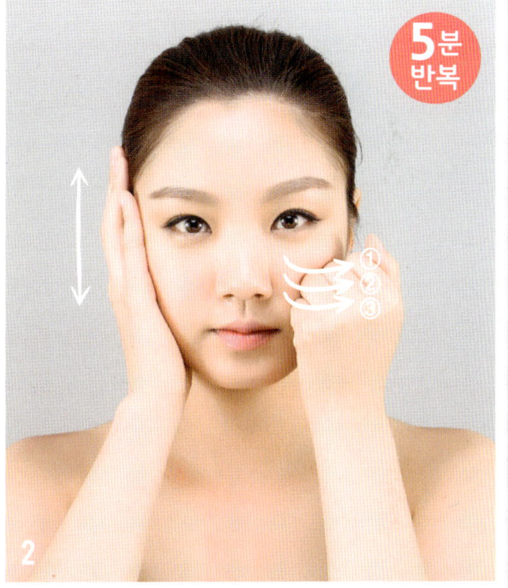

1 척추의 정렬을 바로잡고 허리를 펴고 앉는다. 손가락 1개가 들어갈 정도만큼만 턱에서 힘을 빼고 입을 약간 벌려준다(살짝 다물어도 된다). 주먹 쥔 손가락 마디 부분을 광대뼈 위에 갖다 대고 지그시 눌러준다.

2 광대 안쪽에서 바깥쪽 방향으로 상, 중, 하 3개 부위로 나눠서 각각 눌러 쓸어준다. 1회 5~10초씩, 1~5분 반복한다.

응용동작

양손으로 해주면 좋고, 손가락으로 돌리며 쓸어줘도 된다.

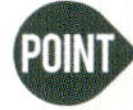

POINT
· 얼굴과 목이 한쪽으로 기울어지지 않도록 잘 지탱해줘야 한다.
· 중간에 손을 떼면 절대 안 된다.

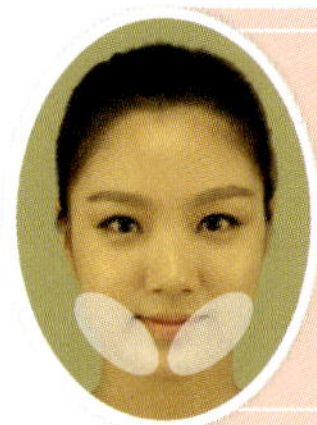

주먹 쥐고 동그라미 그리며 쓸어내리기

강한 강도의 운동으로 좌우 비대칭의 턱관절이 교정된다.

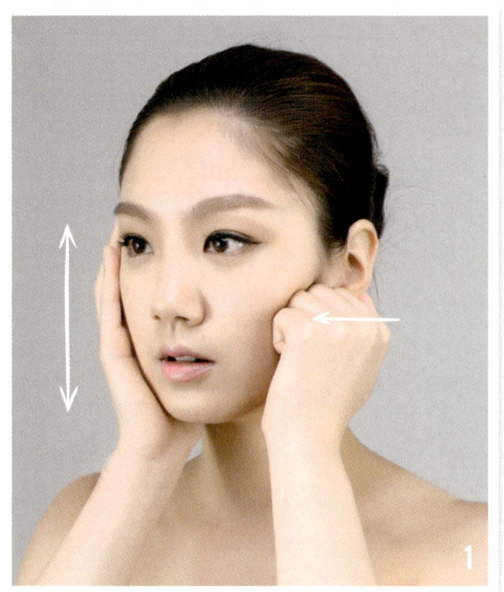

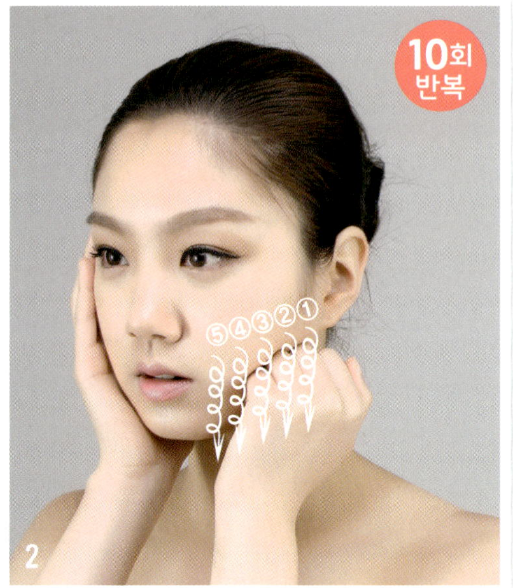

1 턱에서 힘을 빼고 손가락 1개가 들어갈 정도만큼만 입을 약간 벌려준다. 주먹을 쥐고 비뚤어진 턱관절에 갖다 댄다. 주먹
쥔 손가락 마디 부분을 턱관절에 갖다 대고 지그시 누른다. 반대쪽 손바닥으로 얼굴을 지탱한다.

2 아래로 내려오면서 턱관절 근육을 마사지하듯 4~5회 동그라미를 그리면서 쓸어내린다. 턱관절부터 아래쪽 턱 라인까지
5개 부위로 나눠서 위에서 아래로 같은 방식으로 동그라미를 그리며 쓸어내린다. 5~10회 반복한다. 반대쪽도 같은 방식
으로 해준다.

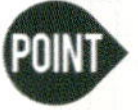

POINT
· 운동 후 통증이 생기면 약하게 한다.
· 중간에 손을 떼지 말고 같은 강도로 끝까지 돌려준다.

균형 잡힌 얼굴이 예쁘다

두개골 근막 마사지

두개골 근육 판판하게 정돈시키기

비뚤어진 얼굴은 20개의 두개골 뼈를 동시에 틀어지게 만들면서, 연결된 머리 전체의 근육을 긴장시키는 동시에 두개골 전체의 근막을 틀어지게 만든다. 따라서 긴장된 두개골의 근막 전체를 개운하게 풀어주고 판판하게 정돈시켜줘야 두개골과 연결된 비뚤어진 턱관절의 교정이 원활하게 된다. 특히 두개골 근막을 펴서 정돈시켜주면 머리 전체가 개운하게 뻥 뚫리는 것을 느낀다.

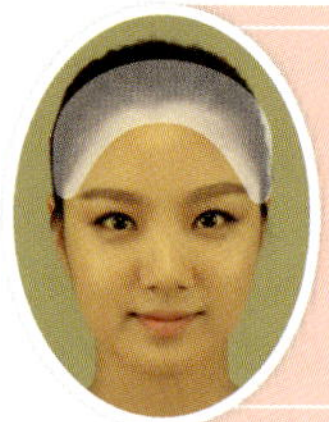

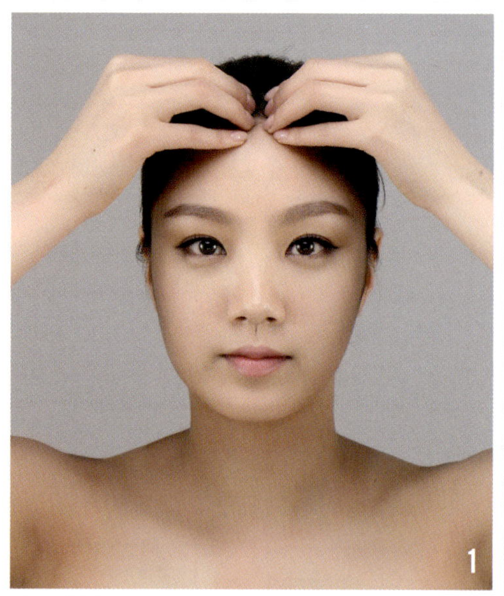

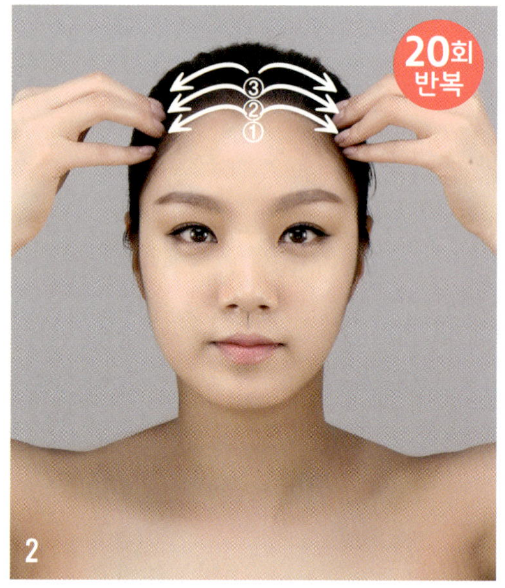

1 척추의 정렬을 바로잡고 허리를 펴고 앉는다. 얼굴 근육의 긴장이 풀리도록 턱에서 힘을 빼준다. 양손 엄지손가락을 제외한 손가락 4개를 갈고리 모양으로 만들어 이마 윗부분에 갖다 댄다.

2 이마 위에서 귀 윗부분까지 옆 방향으로 지그시 쓸어내린다. 정수리부터 이마 부분을 가로로 3개 부위로 나눠서 머리 중심에서 아래로 쓸어주듯이 마사지를 해야 한다. 1회 5~10초씩, 10~20회 반복한다.

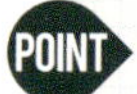 빨리 쓸어주면 교정 효과가 적다. 중간에 손을 떼지 말고 같은 강도로 끝까지 밀어준다.

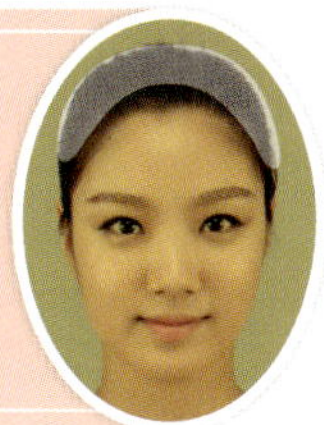

두정골 지그시 눌러 쓸어내리기

두정골 전체가 판판하게 정돈되어 부드럽고 개운해진다.

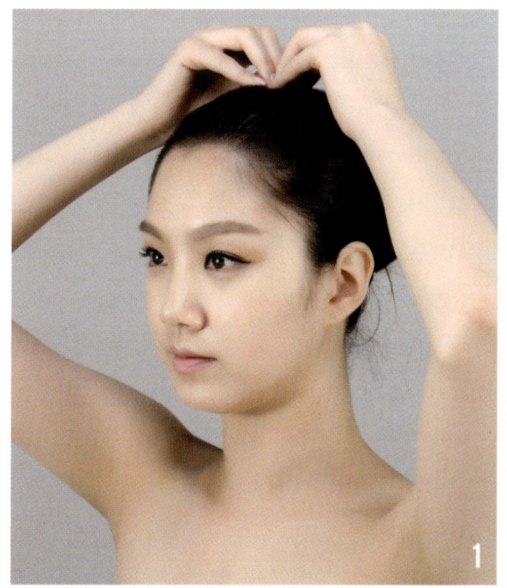

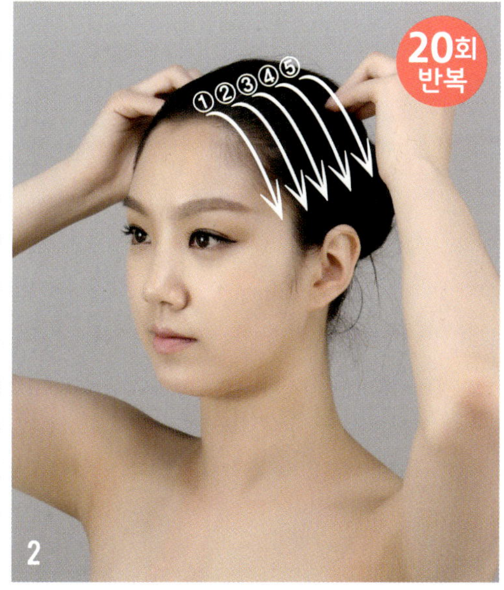

1 척추의 정렬을 바로잡고 허리를 펴고 앉는다. 얼굴 근육의 긴장이 풀리도록 턱에서 힘을 빼준다. 양손 엄지손가락을 제외한 손가락 4개를 갈고리 모양으로 만들어 정수리 윗부분에 갖다 댄다.

2 정수리 위에서 귀 윗부분까지 옆 방향으로 지그시 쓸어내린다. 정수리부터 두정골(옆통수) 윗부분을 가로로 5개 부위로 나눠서 머리 중심에서 귀 방향으로 쓸어주듯이 마사지를 해야 한다. 1회 5~10초씩, 10~20회 반복한다.

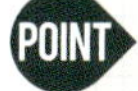 빨리 쓸어주면 교정 효과가 적다. 중간에 손을 떼지 말고 같은 강도로 끝까지 밀어준다.

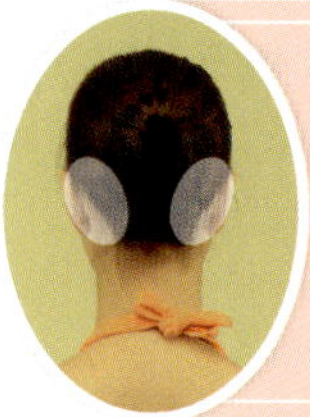

후두골 눌러 쓸어내리기

후두골 전체가 판판하게 정돈되어 부드럽고 개운해진다.
동시에 두통 진정 효과가 있다.

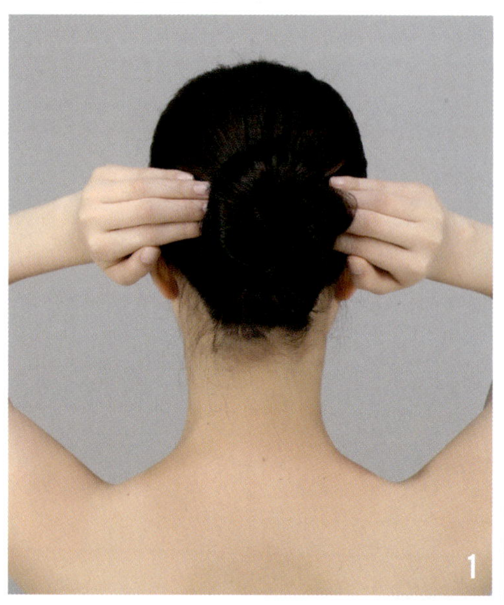

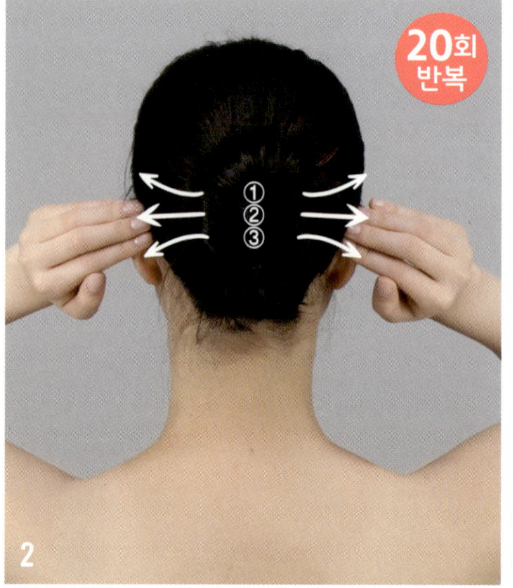

1 척추의 정렬을 바로잡고 허리를 펴고 앉는다. 얼굴 근육의 긴장이 풀리도록 턱에서 힘을 빼준다. 양손 엄지손가락을 제외한 손가락 4개를 갈고리 모양으로 만들어 뒤통수에 갖다 댄다.

2 뒤통수의 가장 튀어나온 부분 위에서 귀 옆 부위까지 옆 방향으로 지그시 쓸어내린다. 뒤통수의 가장 튀어나온 부분부터 후두골 전체를 가로로 3개 부위로 나눠서 머리 중심에서 바깥으로 쓸어주듯이 마사지를 해야 한다. 1회 5~10초씩, 10~20회 반복한다.

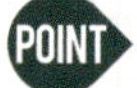 **POINT** 빨리 쓸어주면 교정 효과가 적다. 중간에 손을 떼지 말고 같은 강도로 끝까지 밀어준다.

균형 잡힌 얼굴이 예쁘다

측두골 긁어내리기

측두골 전체가 판판하게 정돈되어 부드럽고 개운해진다.
동시에 편두통 진정 효과가 있다.

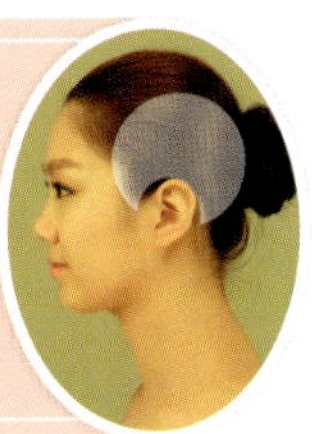

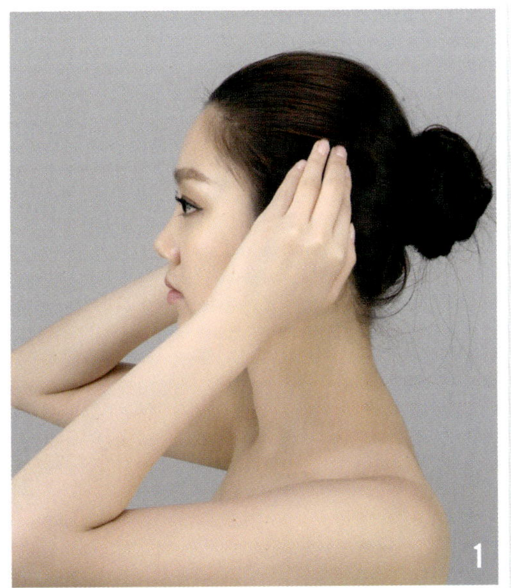

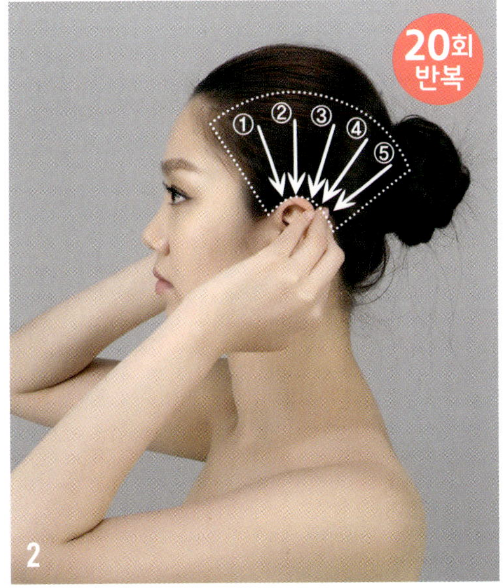

1 척추의 정렬을 바로잡고 허리를 펴고 앉는다. 얼굴 근육의 긴장이 풀리도록 턱에서 힘을 빼준다. 양손 엄지손가락을 제외한 손가락 4개를 갈고리 모양으로 만들어 귀 위 옆 이마(측두골) 부분에 갖다 댄다.

2 귀 위에서 귀 방향으로 지그시 긁어내린다. 귀 위 측두근을 귀 앞쪽에서 뒷부분까지 부채꼴 모양으로 5개 부위로 나눠서 아래로 긁어주듯이 마사지를 해야 한다. 1회 5~10초씩, 10~20회 반복한다.

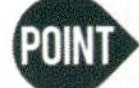
POINT 빨리 쓸어주면 교정 효과가 적다. 중간에 손을 떼지 말고 같은 강도로 끝까지 밀어준다.

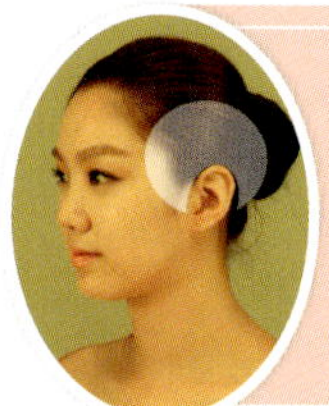

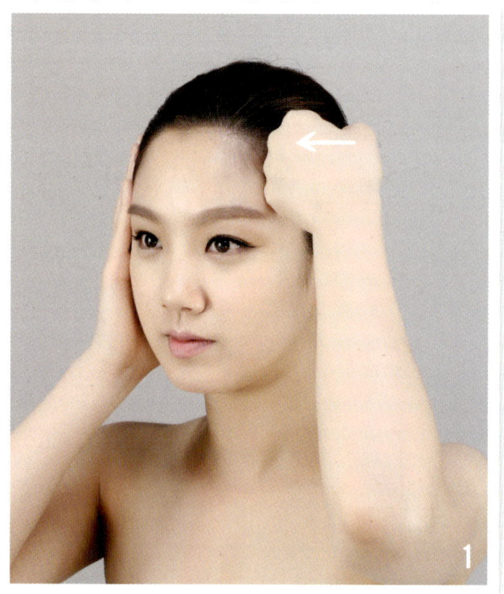

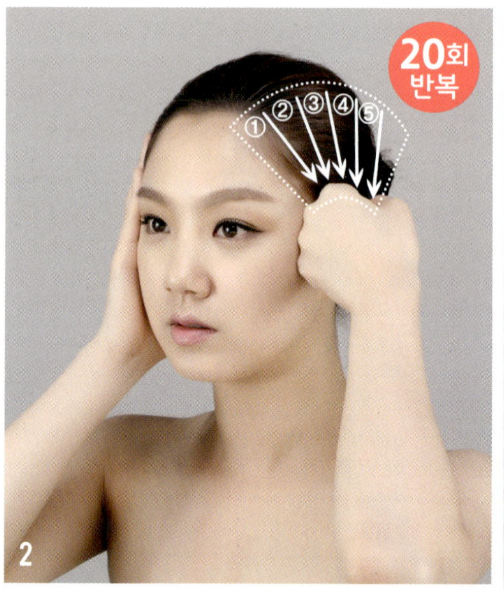

1 척추의 정렬을 바로잡고 허리를 펴고 앉는다. 얼굴 근육의 긴장이 풀리도록 턱에서 힘을 빼준다. 주먹을 쥐어 귀 위 옆 이마에 갖다 댄다.

2 귀 위에서 귀 방향으로 지그시 쓸어내린다. 귀 위 측두근을 귀 앞쪽에서 뒷부분까지 부채꼴 모양으로 5개 부위로 나눠서 아래로 쓸어주듯이 마사지를 해야 한다. 1회 5∼10초씩, 10∼20회 반복한다. 반대쪽도 똑같이 해준다.

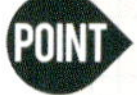 **POINT** 빨리 쓸어주면 교정 효과가 적다. 중간에 손을 떼지 말고 같은 강도로 끝까지 쓸어준다.

목 라인 근막 마사지

턱관절(하악골)이 한쪽 방향으로 어긋나 비뚤어지면 연결된 경추(목뼈) 1번과 2번이 시계 방향, 반시계 방향으로 비틀어지게 되면서 두통을 유발시킨다. 동시에 정상적인 C형 목 커브가 일자목과 거북목 자세로 변형되면서 목 앞 주름이 자글자글하게 늘어지게 된다. 심한 경우 굽은 등, 새우등 증상까지 생기면서 가슴 근육이 아래로 쳐지고 늘어지게 된다. 턱 밑에서 목 라인 근막 마사지를 지속적으로 해주면 처진 목 앞 주름과 비대칭된 목 앞 근육이 균형 잡히도록 정돈시켜준다.

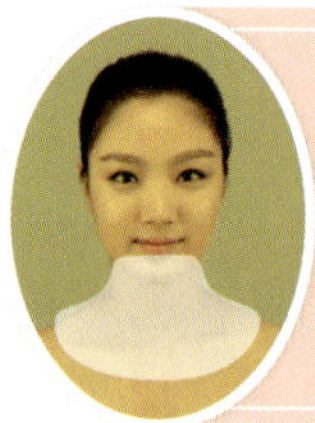

입술 밑에서 턱 밑 라인까지 쓸어내리기

입술 밑에서 턱 라인 전체 부위를 판판하게 정돈해주어 부드럽고 개운해진다.

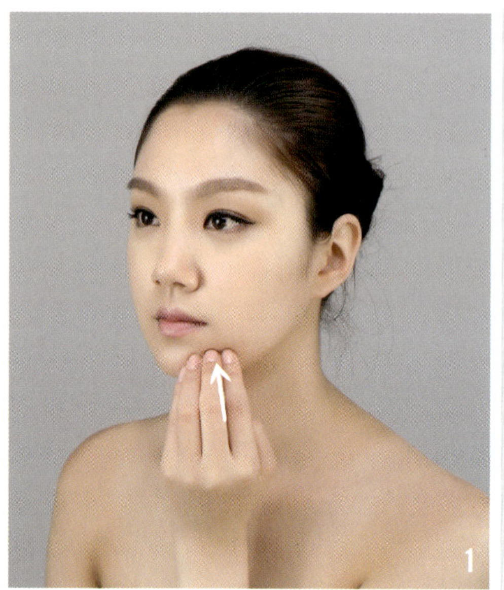

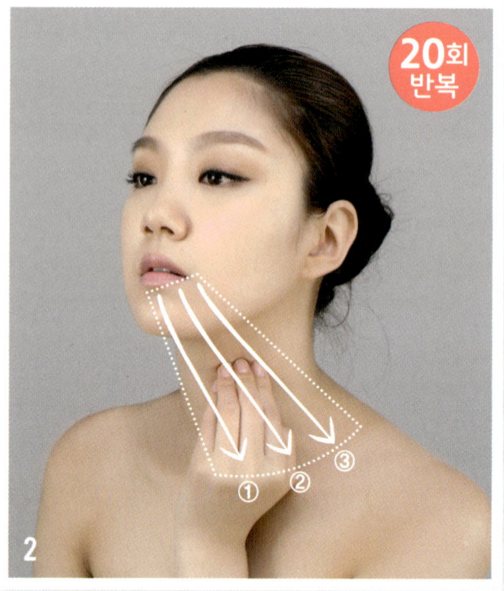

양손으로 동시에 해줘도
된다.

1 척추의 정렬을 바로잡고 허리를 펴고 앉는다. 얼굴 근육의 긴장이 풀리도록 턱에서 힘을 빼준다. 입술 밑에 한쪽 엄지손가락을 제외한 4개의 손가락을 갈고리 모양으로 지그시 갖다 댄다.

2 입술 밑에서 턱 밑 라인까지 천천히 같은 강도로 누르면서 쓸어내린다. 입술 밑 라인부터 쇄골까지 부채꼴 모양으로 3개 부위로 나눠서 아래로 지그시 쓸어주듯이 마사지를 해야 한다. 1회 5~10초씩, 10~20회 반복한다. 반대쪽도 똑같이 해준다.

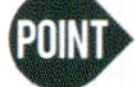 빨리 쓸어주면 교정 효과가 적다. 중간에 손을 떼지 말고 같은 강도로 끝까지 밀어준다.

목 뒤로 젖히면서 턱 밑 쓸어내리기

목 앞이 개운해지면서 축 늘어진 목주름이 판판하게 펴진다.

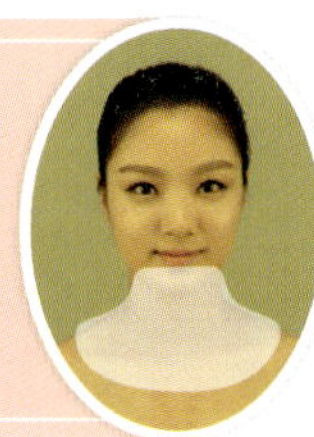

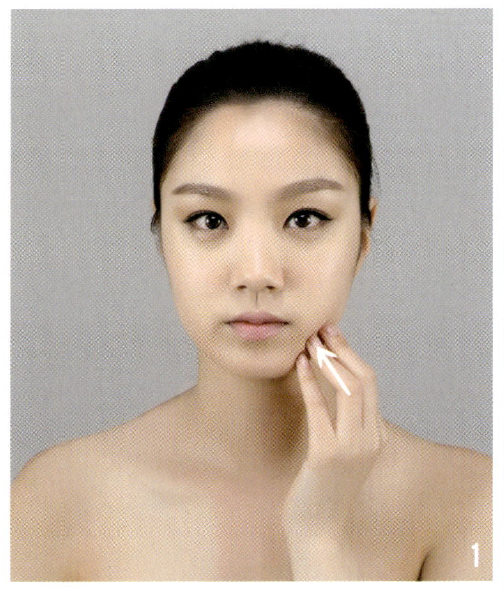

1

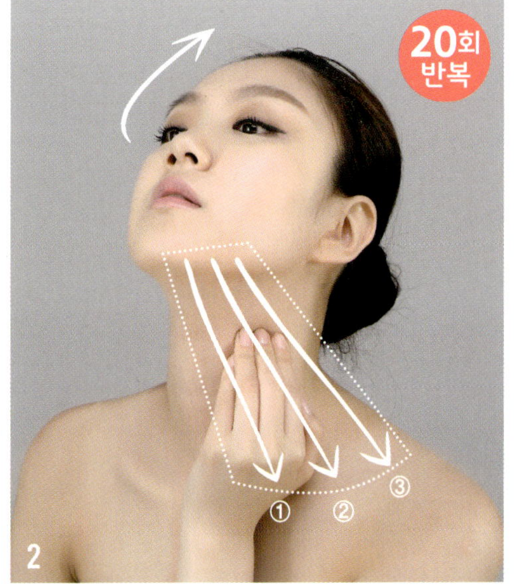

1 척추의 정렬을 바로잡고 허리를 펴고 앉는다. 얼굴 근육의 긴장이 풀리도록 턱에서 힘을 빼준다. 턱 밑에 한쪽 엄지손가락을 제외한 4개의 손가락을 갈고리 모양으로 갖다 대고 지그시 누른다.

2 목을 뒤로 천천히 젖혀주면서 지그시 누른 손가락으로 목 아래 쇄골 라인까지 같은 강도로 쓸어내린다. 턱 밑부터 쇄골까지 부채꼴 모양으로 3개 부위로 나눠서 아래로 지그시 쓸어주듯이 마사지를 해야 한다. 시선은 최대한 뒤를 향한다. 1회 5〜10초씩, 10〜20회 반복한다. 반대쪽도 똑같이 해준다.

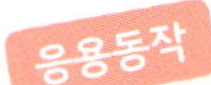
응용동작

양손으로 동시에 해줘도 된다.

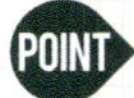
POINT 빨리 쓸어주면 교정 효과가 적다. 중간에 손을 떼지 말고 같은 강도로 끝까지 밀어준다.

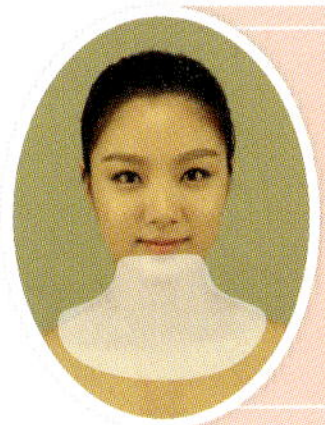

목 좌우 45도 젖히면서 턱 밑 쓸어내리기

목 앞이 개운해지면서 축 늘어진 목주름이 판판하게 펴진다.

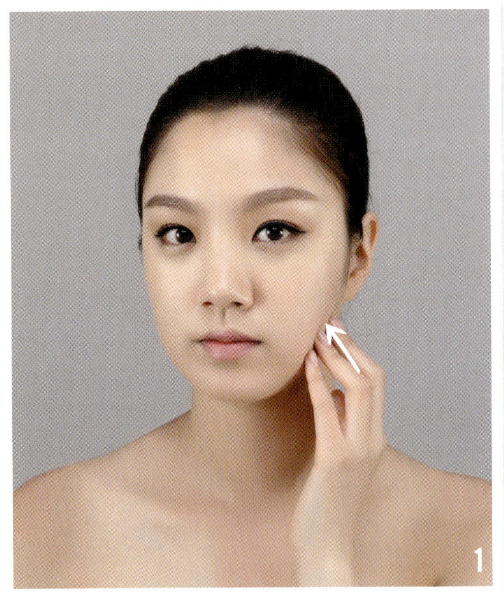

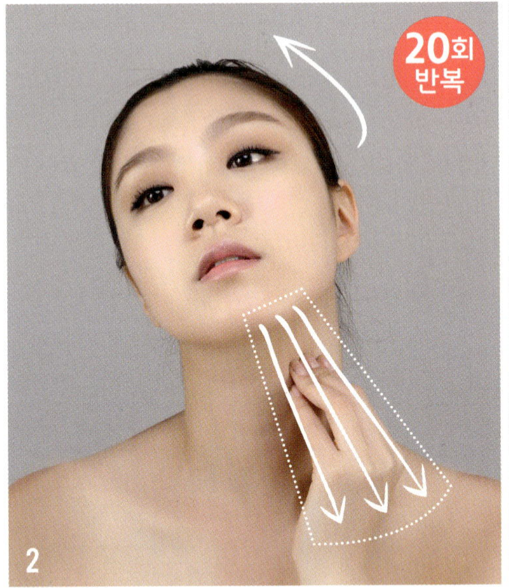

1 척추의 정렬을 바로잡고 허리를 펴고 앉는다. 얼굴 근육의 긴장이 풀리도록 턱에서 힘을 빼준다. 턱 밑에 한쪽 엄지손가락을 제외한 4개의 손가락을 갈고리 모양으로 갖다 대고 지그시 누른다.

2 목을 반대쪽 45도 뒤로 천천히 젖혀주면서 지그시 누른 손가락으로 목 아래 쇄골라인까지 같은 강도로 쓸어내린다. 턱 밑부터 쇄골까지 부채꼴 모양으로 3개 부위로 나눠서 아래로 지그시 쓸어주듯이 마사지를 해야 한다. 시선은 최대한 뒤를 향한다. 1회 5~10초씩, 10~20회 반복한다. 반대쪽도 똑같이 해준다.

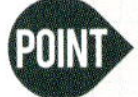 **POINT**   빨리 쓸어주면 교정 효과가 적다. 중간에 손을 떼지 말고 같은 강도로 끝까지 밀어준다.

균형 잡힌 얼굴이 예쁘다

얼굴이 비뚤어지면 턱관절 비대칭, 안면 근막 꼬임까지!

근막은 근육과 신경으로 연결되어 근육을 조절한다. 만일 근막이 비틀어지면 근육도 비틀어지게 된다. 결국 전신(턱, 척추, 골반, 다리, 발)의 근육이 비대칭이 되면서 전신이 비대칭 체형(얼굴 비대칭, 일자목, 척추측만, 골반 비틀림, 다리 길이 비대칭, 평발)으로 바뀌는 것이다.

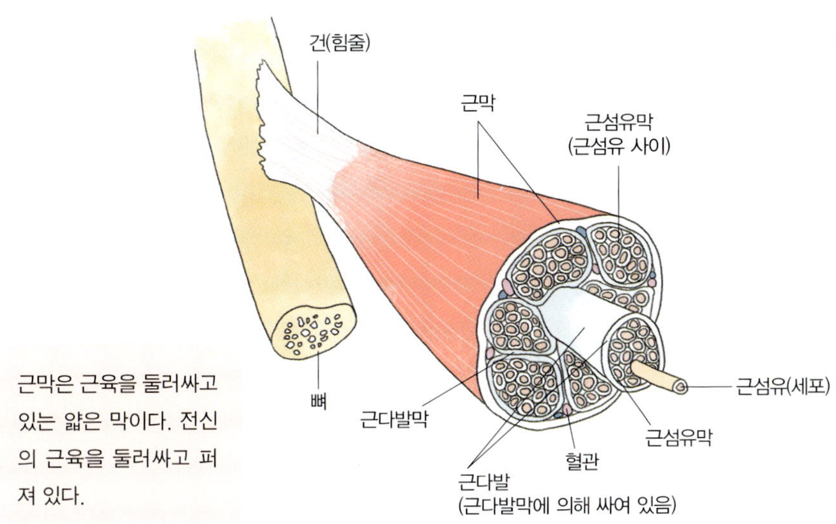

근막은 근육을 둘러싸고 있는 얇은 막이다. 전신의 근육을 둘러싸고 퍼져 있다.

얼굴 비대칭 증상은 우리가 평소 수없이 무심코 하는 동작, 예를 들어 씹기, 말하기, 하품하기와 같은 개구 운동(입을 벌리고 닫는 동작)과 턱 괴기, 엎드리기, 머리 숙여 스마트폰 들여다보기 등 턱과 목뼈를 휘어지고 비뚤어지게 만드는 불량 자세 습관 등으로 인해 발생된다.

심지어 심각한 축농증으로 인해 코로 정상적인 호흡이 불가해 입으로만 호흡

하는 불균형 습관도 턱관절을 비뚤어지게 만든다. 결국 촘촘하게 톱니바퀴처럼 연결된 상악과 얼굴뼈(두개골)까지 영향을 끼쳐 눈, 코, 입 등 얼굴 전체가 좌우로 비뚤어지게 된다.

동시에 비뚤어진 턱관절 구조에서는 턱관절과 얼굴뼈(두개골) 전체에 연결된 얼굴 근육(일명 안면 근육)과 턱 근육의 모양이 좌우 비대칭이 된다. 근육이 비대칭이 되면 근육의 가장 겉을 감싸는 근막도 동시에 꼬이면서 틀어지게 된다.

문제는 앞서 근막 마사지 학파의 주장에서 설명드린 바와 같이, 근육을 감싸

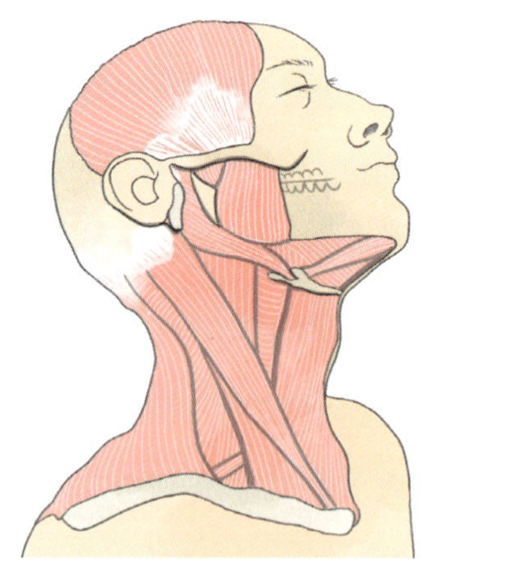
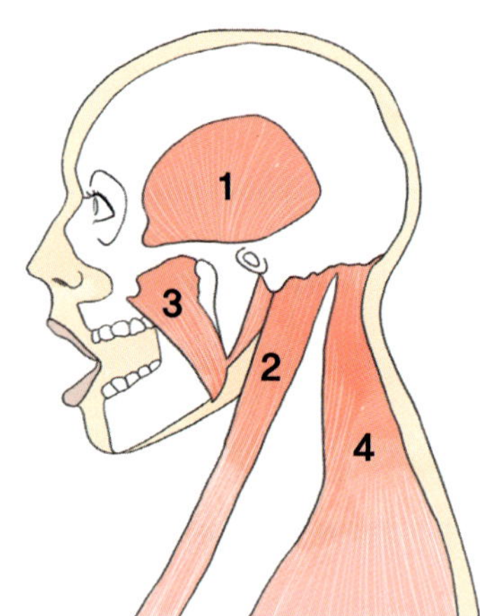

얼굴 근육의 종류

1. 측두근　　　2. 턱 밑 근육　　　3. 저작근　　　4. 목 근육

*얼굴 교정 운동&근막 마사지 시 턱 근육 그림을 참고해야 한다.

는 근막이 꼬이거나 비대칭이 되면 관절이 동시에 비대칭으로 어긋나게 된다는 것이다. 예를 들어 한쪽 턱 근육과 반대쪽의 턱 근육이 비대칭으로 발달되면,

한쪽은 약해지고 다른 쪽은 단단해진다는 얘기다. 동시에 얼굴뼈 전체의 근육도 한쪽은 약해지고, 다른 쪽은 단단해지는 것이 당연하다.

입을 벌리게 만들고, 닫게 만들고, 내밀고, 집어넣는 턱 근육뿐만 아니라 두개골 전체에 감싸 붙어 있는 얼굴 근육까지 전체적으로 비대칭이 된다. 얼굴뼈(두개골)와 턱관절(하악) 모두 톱니바퀴처럼 연결되어 있기 때문이다.

결국 뼈와 근육 모두 밸런스가 깨진 상태가 된다. 뼈가 먼저 틀어지고 근육이 비대칭이 되면서 근막이 꼬이는 것이 먼저인지, 근육이 비대칭이 되어 근막이 꼬여 뼈를 비뚤어지게 하는 것이 나중인지는 순서의 차이일 뿐이지 항상 동시에 발생되는 것은 자명하다.

즉 턱관절과 두개골이 전체적으로 좌우 비뚤어져 연결되는 동시에, 한쪽 얼굴과 두개골 근육은 굳게 되고 반대쪽 근육은 과도하게 약해지거나 늘어나 있게 되어, 결국 전체 모양이 한쪽으로 비뚤어진다는 얘기다.

턱관절이 비뚤어지는 초기에는 턱은 비뚤어져 있지 않고 가볍게 좌우 턱과 얼굴 근육만 비대칭인 경우도 많다. 한쪽으로만 오징어, 쥐포, 껌 등 질기고 단단한 음식을 오랜 기간 씹은 사람들은 자주 씹는 방향의 턱관절 근육만 과도하게 뭉치게 되면서, 근육의 길이가 단축되는 비대칭 현상이 발생되는 이치다. 심각한 얼굴 비대칭에서는 한쪽 얼굴 근육(특히 저작근과 측두근)은 함몰되어 거의 사라지게 된다.

따라서 근본적인 얼굴 비대칭 교정을 위해서는 턱관절(하악) 근육과 동시에 두개골, 얼굴 전체 근육의 좌우 밸런스를 잡아주는 근육 교정 운동과 함께 근막 마사지를 필수적으로 해줘야 재발되지 않고 장기간 유지된다. 심지어 얼굴뼈를 깎아내는 수술 후에도 근육 밸런스 근막 마사지를 해야 재발되지 않는 이유가 이러한 이유 때문이다.

왜 턱에서 소리가 날까?

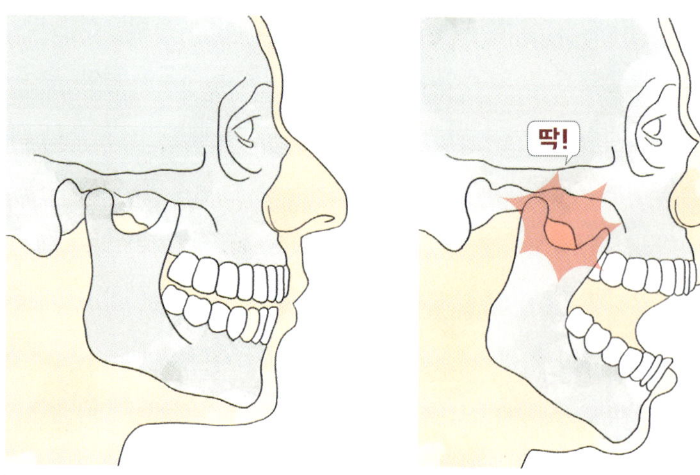

턱에서 '딱딱' 소리가 나는 경우가 많다. 갑자기 딱딱한 음식을 씹다가 '뚝' 하면서 턱이 빠질 때 소리가 나는가 하면, 말을 하거나 밥을 먹는 등 평소 입을 벌리고 다무는 일상적인 동작에서도 계속 '뚝뚝' 소리가 나는 경우도 있다.

또 소리가 나면서 턱 통증을 유발시키는 경우가 있는 반면에, 통증 없이 소리만 나는 경우도 많다. 그렇다면 턱 소리는 왜 나는 것이며 그냥 방치해도 되는 것일까?

결론을 먼저 얘기하면 턱에서 소리가 나는 이상 증상은 턱관절 디스크(물렁뼈)가 제 위치에서 과도하게 앞, 뒤로 빠지면서(아탈 현상) 발생하는 증상이다. 일명 관절 잡음이라고 한다.

이러한 관절 잡음 현상은 편측저작(한쪽으로만 음식을 씹는 습관), 전신 비대칭 불량 자세 습관(다리 꼬기, 옆으로 눕기, 머리 숙여 스마트폰 사용, 벽에 짝다리로 기

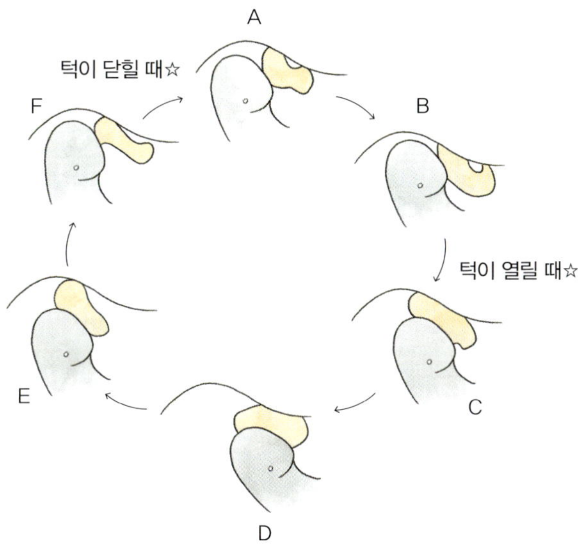

대기 등)으로 인해 시간이 지나면서 점점 심해진다. 더불어 입을 벌리고 다무는 가벼운 동작에서 턱 통증이 유발되면서 종국에는 가벼운 하품, 말하기 등의 입 벌리는 동작에도 손쉽게 턱 소리가 나면서 턱 디스크 증상으로 악화된다.

턱이 비뚤지어지면 턱관절(하악)과 측두골(상악)을 연결해주는 사이의 연골(디스크)이 마모되어 닳게 된다. 턱관절의 연결이 약해지면서 턱이 빠지는 아탈 현상이 유발되어 더 이상 입을 벌리거나 다물 수 없는 턱 비틀림 상태로 악화되는 것이 증상의 종착점이다.

턱관절 잡음 현상은 턱관절(하악)이 앞이나 뒤로 틀어지는 경우 턱 소리와 턱 통증의 심각성이 다르기 때문에 각각의 경우에 대해 구분하여 철저하게 예방해야 한다.

1. 정상적인 턱관절&턱관절 디스크 Normal TMJ

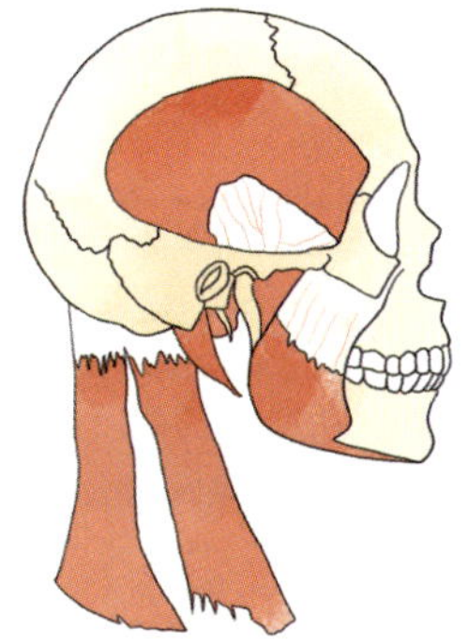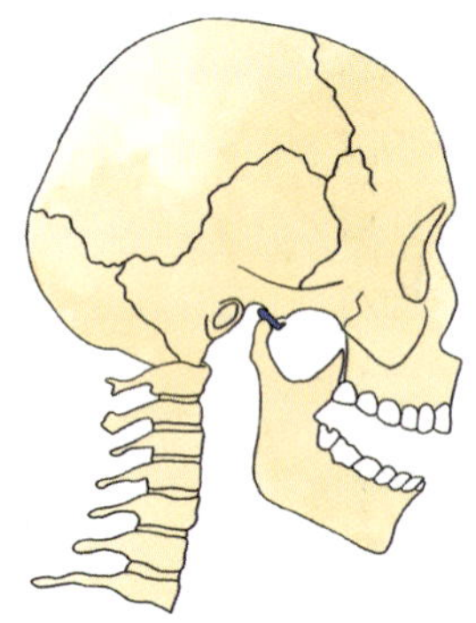

2. 앞으로 턱관절 디스크 돌출 Anterior TMJ Disc Displacement

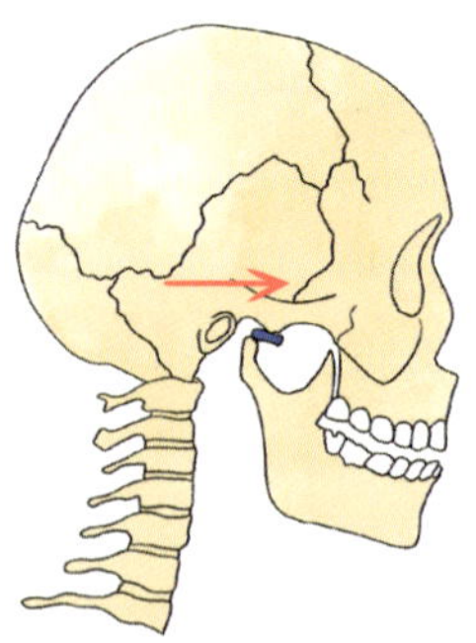

· 보통 소리 나지 않음
· 턱이 빠지거나 입이 다물어지지 않는 경우
  없음

3. 뒤로 턱관절 디스크 돌출 Posterior TMJ Disc Displacement

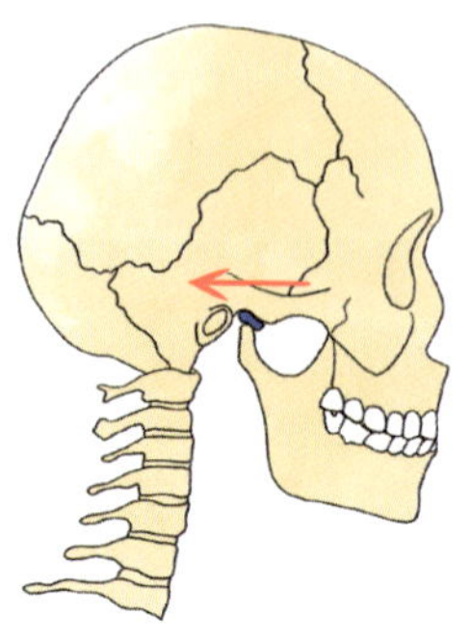

· 입을 벌릴 때 턱에서 소리가 발생함

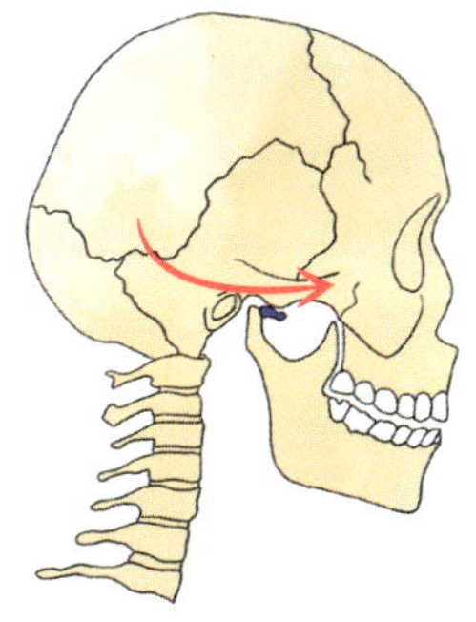

· 대부분 턱에서 뚝 소리 발생함
· 입을 다물 때 입이 다물어지지 않음
· 턱 통증 호소함

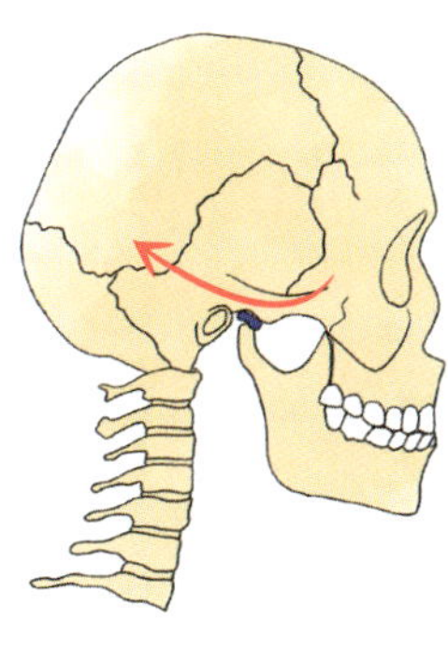

· 턱에서 소리가 나지 않음
· 입을 어금니가 닿도록 완전히 다물지 못함
· 어금니 윗니와 아랫니가 서로 맞닿지 않음
· 입을 절반 정도 벌릴 때 더 이상 벌려지지
　않음
· 입을 최대한 벌리려 할 때와 어금니가 닿도
　록 다물 때 턱 통증을 호소함

턱관절이 비뚤어지면 왜 몸이 아플까?

왜 이렇게 아픈 건가요?

구글, 유투브 등을 검색하면 해외의 많은 턱관절 증상에 대한 체형 교정법과 의학 자료를 쉽게 볼 수 있다. 나는 가까운 친척, 가족, 직원들에게 항상 강조한다. 턱 조심하고, 바르게 해야 한다고. 특히 친구들에게는 이렇게 당부하곤 한다. "아이들 바른 자세 꼭 유지시켜! 나중에 키 안 크고 몸이 비뚤어져서 후회 말고!" 사실 몸이 망가지면서까지 입시에 열중하는 것보다 크고 반듯한 체형을 가지는 것이 중요하지 않을까 한다.

얼굴 비대칭으로 고민하는 사람들은 외모상의 콤플렉스로 고민할 뿐만 아니라 두통, 턱 통증, 목, 어깨, 허리 통증 등 전신의 통증으로 고생한다. 또 척추와 골반은 동시에 비뚤어져 온몸이 비대칭으로 바뀌게 된다. 심지어 이명증(귀에서 삐 소리)으로 고통 받는 사람들까지 정말 많다. 자신의 턱에 대해 큰 신경을 쓰지 않는 일반인들은 턱 하나 틀어져서 얼마나 많은 이상 증상이 발생되는지 모르고 있다.

매일 이런 사람들을 만나는 내 입장에서는 왜 어린 나이부터 습관을 바로 해야 성인이 되어서 건강하게 생활할 수 있는지, 턱관절의 심각한 증상을 서둘러 알려드리고 싶은 마음에 이 부분을 강조하여 설명해보았다.

우리의 몸은 정해진 패턴처럼 한치의 오차 없이 같은 반응을 신호로 보낸다. 상대방을 기분 나쁘게 하면 자연스럽게 사이가 나빠지듯이 우리 몸의 정해진 반응이라 보면 된다. 다음 원리와 증상들을 찬찬히 읽어보고 이해한다면 분명 턱 건강을 유지할 수 있으리라 생각된다.

비뚤어진 얼굴 = 턱관절 장애

얼굴 비대칭으로 유발되는 턱 통증과 그로 인한 신체 이상 증상을 '턱관절 장애'라 한다. 턱관절 장애의 대표적인 증상과 원인은 다음과 같다.

턱 신경 압박

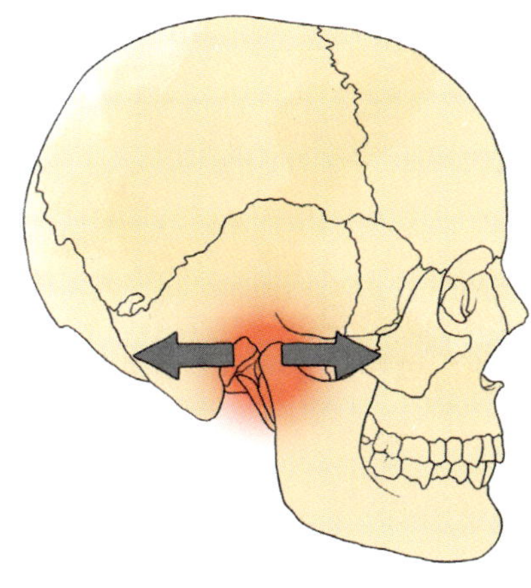

턱관절이 비뚤어지면 턱뼈 사이의 디스크가 빠져나오면서 신경과 혈관을 압박한다.

제 위치에 있어야 할 턱관절이 한쪽으로 뒤틀어지게 되면, 턱관절 뼈 사이를 지나가는 턱 신경과 혈관이 눌리게 되어 신경 통증과 혈관 압박이 발생한다. 자세하게 설명하면, 얼굴 비대칭 구조에서는 틀어진 턱관절로 인해 턱관절 사이를 관통하는 중추뇌신경 중 9개의 신경 가닥이 눌리게 된다. 특히 5번 뇌신경(Trigeminal Nerves)이 압박되면서 눈, 코, 입, 귀 및 턱관절 부위의 통증과 이상 증상을 심하게 유발시키게 된다.

이명증 유발

동시에 턱 바로 뒤에 위치한 귓구멍을 압박시켜 이명증(귀에서 삐 소리)을 유발시켜 일상을 황폐화시킨다. 무엇보다 두개골 내 뇌신경 12개 중 9개 뇌신경 가지의 압박을 유발시켜 중추신경의 좌우 균형 기능이 고장난다. 또한 전신이 비뚤어지며 만성적인 편두통을 유발시킨다. 장시간의 이명증이 생활이 불가능할 정도의 우울증으로 악화되는 것이 바로 턱관절 장애의 가장 큰 문제다.

축농증 유발

얼굴뼈가 비뚤어지면 얼굴뼈 안쪽에 위치한 코 옆, 눈 주변의 부비강(sinus)이 꽉 막히게 되어 답답한 축농증과 눈 통증으로 고생하는 경우가 대부분이다.

턱 뼈, 얼굴뼈 지탱 안면 근육 비대칭 유발

좌우 턱관절 주변을 지탱하는 턱 근육이 한쪽은 돌처럼 뻣뻣해진 목, 한쪽은 스폰지처럼 물컹물컹해진 얼굴 근육 비대칭 현상으로 장시간 방치되면 결국 턱관절을 지탱하는 턱 인대가 느슨해지면서 염증으로 손상된다. 실제 턱관절 부위를 수술하듯 뜯어보면 오염된 인대와 연골이 너덜너덜해진 것을 보게 된다.

목뼈 비대칭, 일자목, 거북목 유발

동시에 틀어진 턱관절은 목뼈(경추) 1~2번을 시계 방향, 반시계 방향으로 틀어지게 만든다. 따라서 목 구조는 정상적인 C형 목 구조에서 일자목으로 변형되는데, 이는 목과 두개골(머리)을 지탱해주는 목 근육을 과도하게 긴장시켜 심한 두통과 얼굴 통증을 유발시키는 원인이 된다.

전신 척추 비대칭 유발

턱관절 비대칭은 턱관절을 지탱하는 턱관절 근육 근막의 꼬임을 유발시킨다.

얼굴 비대칭 교정 운동

이 근막은 전신에 연결되어 상호 유기적인 기능으로 작동된다. 시계 톱니바퀴와 같은 원리이다. 따라서 턱관절이 틀어지면 연결관절인 목뼈가 휘어지면서 일자목으로 변형될 뿐만 아니라 어깨 비대칭, 척추측만(척추 휘어짐), 골반 틀어짐, 좌우 다리 길이 비대칭으로 악화되는 것이 증상의 패턴이다.

관절 디스크

턱관절 장애의 마지막 단계인 턱관절 디스크 증상이다. 턱관절이 비뚤어지면서 악화되면, 마지막 단계에서는 턱관절 사이의 턱 디스크가 마모(닳아 없어짐)되어 입을 열고 닫을 수 없는 개구 장애 단계로 악화되면서 턱 주변의 심각한 통증과 감각이 사라지는 신경 이상 증상을 유발시키며 증상은 종착점에 도달하게 된다.

심한 얼굴 비대칭은 턱관절 사이의 물렁뼈(턱 디스크)를 앞 또는 뒤로 튀어나오게 만들어 딱딱 소리(관절 잡음)를 유발시키는 동시에 중추신경이 눌려 일상생활을 마비시키는 삼차 신경 턱관절 통증을 유발시켜 턱관절 디스크 수술을 받아야 하는 단계로 악화되는 것이 심각한 문제다.

턱관절 장애는 어떤 순서로 발생할까?

턱관절 장애 증상(턱 소리, 턱 통증, 삼차 신경 통증)은 근본적인 발생 원인을 제대로 이해해야 해결 방법을 찾을 수 있다. 현재 심한 얼굴 비대칭, 턱관절 장애로 고생하는 분들을 위해 결론 먼저 자세하게 알려드린다.

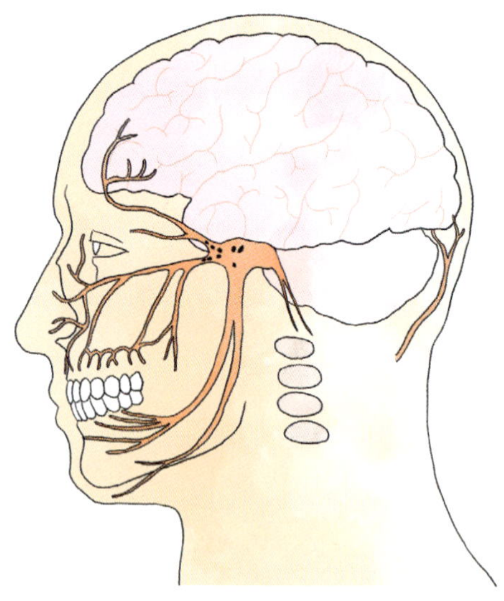

턱관절 장애의 발생 순서

1. 잘못된 습관을 무심코 계속 한다(껌, 고기 등 질긴 음식 한쪽으로 씹기, 이쑤시개 물고 있기, 턱 괴기, 다리 꼬기, 벽에 기대 서기, 옆으로 누워 자기 등).

2. 한쪽 턱관절 틀어지기 시작함

3. 한족 턱관절 주변을 감싸고 있는 근육, 인대 등이 느슨해지고 약해짐. 염증 발생함

4. 한쪽 턱관절 연골 마모

5. 턱관절 디스크 빠져나옴(앞으로, 뒤로)

6. 턱에서 소리남(딱딱, 사각사각, 슥슥)

7. 턱관절 속을 관통하는 뇌신경 눌리게 됨

8. 턱관절 장애 발생(통증, 신경 이상 증상)

9. 경추(목뼈) 1번, 2번 신경 이상 증상 발생

10. 중추신경(뇌신경, 척추) 이상 증상 유발

11. 신경 이상 증상 유발(감각 이상–눈, 코, 입, 귀 감각 떨어지기 시작)

12. 이명증 유발(귀 속에서 바람 소리, 삐 소리 나기 시작함)

13. 일자목(정상적인 목은 C자 모양) 발생

14. 척추 비틀어짐 발생

15. 어깨 비대칭 발생

16. 골반 비틀어짐 발생

17. 좌우 다리 길이 비대칭 발생

18. 발목 한쪽이 더욱 약해지고 잘 삠

19. 편측 통증 발생(몸 한쪽에서만 통증이 생김–목, 어깨, 허리 한쪽만 아픔)

20. 좌골 신경통 발생

21. 편측 관절염 발생(한쪽 관절에서 관절염 심해짐–한쪽 무릎, 엄지발가락 변형, 휘어짐)

턱관절 장애로 인한 신체 이상 증상들

턱관절 장애로 인한 두개골, 얼굴, 목, 목구멍 등에 유발되는 이상 증상 리스트는 다음과 같다. 대부분 검사 후에도 특별한 이상을 발견하지 못하며 평생 고생하는 증상들인 경우가 많다. 특히 진통제를 장기간 복용해도 낫지 않는 경우가 대부분이다. 모든 문제에는 원인이 있기 마련이다. 해당되는 증상이 10개 이상이면 턱관절 장애, 일자목, 거북목으로 인한 신체 불균형 증상을 의심해야 한다.

턱 부위

1. 입을 벌릴 때, 한쪽 방향으로 비틀어져 벌린다.

2. 입을 벌리거나 다무는 것이 힘들고 아프다(손가락을 세로로 펴 입에 집어넣을 때, 손가락 2개 이하로 벌어진다).

3. 입을 벌릴 때 '딱딱' '뚝뚝' '사각사각' 소리가 난다(관절 잡음).

4. 입을 벌렸다가 다시 다물어지지 않는다.

5. 씹을 때 치아 교합이 맞지 않아 음식물이 제대로 씹히지 않는다.

6. 광대뼈 부위가 아프다.

7. 턱과 혀를 움직이는 것이 어렵거나 아프다.

8. 턱관절이 자주 빠진다(턱관절이 약하고 빠질까 봐 불안함을 느낀다).

9. 음식을 씹거나 입을 벌릴 때마다 턱관절이 빠졌다, 끼워졌다 하는 느낌이 든다.

10. 하품하는 것이 겁난다(하품을 입을 다물고 한다).

11. 턱관절 부위가 아파서 손으로 누른다.

12. 씹거나 삼키거나 말할 때마다 항상 아프다.

13. 얼굴 한쪽만 찌릿찌릿 아프다.

입 부위

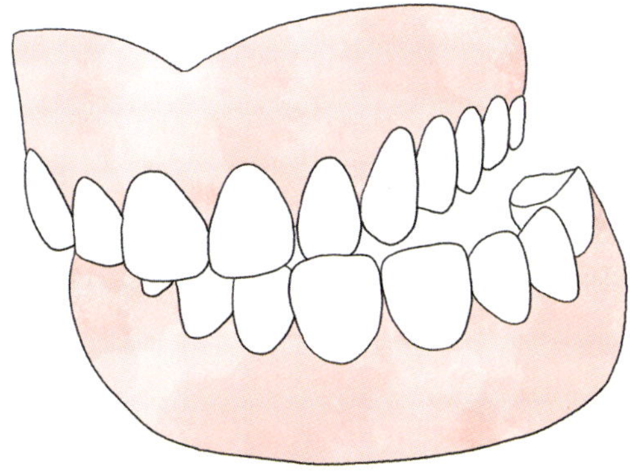

1. 잠들었을 때 이를 간다(이갈이).

2. 이가 수평으로 갈려져 있다(앞니 아랫니 표면이 톱니바퀴처럼 생겨야 한다).

3. 잇몸과 이가 욱신거리며 아프다.

4. 이가 계속 빠진다(특히 어금니).

목구멍

1. 삼키기가 대단히 힘들다.

2. 염증이 없는데도 목이 너무 아프다.

3. 목소리가 갑자기 쉬면서 갈라지고 변한다.

4. 기침을 갑자기 많이 하기 시작한다.

5. 목구멍 안에 뭔가 있는 느낌이다.

얼굴 부위–머리, 눈, 코

1. 눈 뒤(동공 뒷부위)가 아프다.

2. 갑자기 눈이 충혈된다.

3. 눈알이 점점 튀어나온다.

4. 갑자기 눈이 번쩍하며 불빛을 본다.

5. 눈이 민감해져 햇빛을 보기도 힘들다.

6. 눈밑 샘과 코밑 샘이 심하게 막혀 축농증에 시달린다(만성 비염).

7. 귀에서 '윙' '삐' 하는 소리가 난다.

8. 청력이 점점 약해진다.

9. 염증은 없다는데 귀가 욱신욱신 아프다.

10. 귀가 가렵다.

11. 현기증이 나며 어지럽다.

12. 안면 통증으로 고생한다.

13. 눈알 뒷부분이 아프다.

14. 심한 우울증으로 고생한다.

목, 어깨 부위

1. 심한 편두통으로 고생한다.

2. 두개골 전체에 심한 압박감을 느낀다(머리 앞부분, 옆부분, 콧대 옆부분).

3. 목이 뻐근하고 아프다.

4. 머리, 목, 어깨 부분이 묵직하고 피곤함을 느낀다.

5. 목 돌리기가 힘들다.

6. 어깨와 견갑골 사이가 뻐근하고 아프다.

“시연아! 턱 괴지 말고! 허리 펴고 바른 자세로 있어야지.”

“여기서 누가 구부정하게 앉아 있는 꾸부리(자세가 ET같이 구부정한 사람을 부르는 나와 딸과의 은어다)인지 알아맞혀보자.”

난 항상 10살짜리 내 딸과 어디를 가서도 바른 자세 게임을 한다. 아마 내 생각에는 말을 알아듣기 시작할 때부터 이 게임을 하지 않았나 싶다. 대한민국 아빠들 중 아니, 전 세계 어느 아빠들 중 이런 게임을 하는 사람은 아마 내가 처음이자 유일하지 않을까 한다.

“누가 꾸부리지? 왜 꾸부리가 안 좋지?” 하고 물으면, 시연이는 한결같이 대답한다. “키가 안 크고 온몸이 틀어지니까” “그렇지! 네가 왜 반에서 키가 제일 큰지 알아?” “자세가 똑바르니까!”

물론 아이가 전교에서 키가 가장 큰 축에 속하게 만든 건 엄마가 지극정성으로 건강한 음식을 먹인 것이 가장 중요했다. 하지만 나 또한 아이가 어릴 때부터 열심히 바른 자세를 인식시켜준 것이 아이의 체형과 큰 키에 많은 영향을 주었다고 아내도 인정하는 바다.

나는 학교, 집, 학원 등 아이가 어디에서든 항상 바르게 앉고, 똑바로 정면을 응시하게 하고, 똑바로 걷게 한다. 아이에게 그 흔한 스마트폰도 사주지 않았다. 불량 자세로 신체 기둥인 척추를 휘게 만들고 골반이 뒤틀어지는 것을 알기 때문이다. 언제나 바른 자세에 흥미를 갖도록 옆에서 게임으로라도 자세의 중요성을 항상 인식시켜주고 있다. 여학생이니 사춘기가 지나 초경이 시작되고 성장판이 닫히는 중학교 2~3학년까지도 지속적으로 게임을 해볼 생각이다.

다섯 권째 체형 교정 운동 책을 쓰면서 참 많은 사람들을 만났다. 전국 각지, 해외교포, 외국인들(특히 중국인)까지 많은 사람들이 문의를 해오고 직접 찾아와 검사와 상담을 한다. 그리고 지금까지 한 가지 결론을 내리고, 그것을 본능적으로 실행한다. 바로 내가 15년 동안 체형 교정을 하면서 실제 경험한 사실만을 전해준다는 것이다.

내가 항상 연구하고 임상에서 적용하면서 믿는 것이 있다. 내가 경험하지 않은 것, 그것은 아직까지 검증되지 않은 것이라는 점이다. 다른 전문가가 아무리 얘기해도 내가 그 사례를 직접 경험하고 난 후에야 얘기하고자 한다. 지금은 글로벌, 실시간 소통 시대가 아닌가. 내가 경험한 사실이 저 멀리 대한민국 반대편 브라질, 칠레까지 전달될 수 있다는 점을 인식하고 항상 내 경험만을 전달하고자 한다.

결론적으로 앞서 설명한 바와 같이 내 딸은 학교에서 가장 큰 편에 속한다. 다리도 곧고, 자세도 참 바르다. 제자식이 남의 자식보다 예쁘게 보이는 건 당연한 일이겠지만 체형만큼은 누구보다 바르고 곧다고 자신한다. 그만큼 나는 대한민국의 모든 아이들 또한 성장판이 열려 있는 시기에 정상적인 성장을 위해서 바른 자세 습관을 생활화시키는 것이 대단히 중요하다고 생각한다. 특히 요즘 같이 초등학교 때부터 일류대학을 보내기 위해 아이들을 하루 종일 책상 앞에 앉혀서 척추와 골반을 비롯한 자세 관련 근육을 혹사시키는 것이 얼마나 심각한 일인지 말씀드리고 싶다. 한창 성장기에 전신의 골격을 뒤틀어지게 만드는 불량 자세로 수험 생활을 하게 된다면 체형은 물론이고 얼굴 비대칭과 턱관절 장애로 악화되어 건강한 성인으로 생활하기 어려울 수 있기 때문이다.

인간이든 움직이지 않는 물건이든 오래가려면 건강한 뼈대와 균형 잡힌 구조여야 한다. 찬찬히 둘러봐라. 비뚤어져 있는 것이 얼마나 오래가는지.

멀쩡하던 삼풍백화점이 갑자기 무너진 것이나 멀쩡해 보이는 새 차가 갑자기 고장 나는 이유를 생각해보자. 모두 한결같이 구조가 비뚤어져 있고 부속품들이 제대로 맞물려 있지 않기 때문에 발생하는 것이다.

아이들이 걷는 그 순간부터 척추와 골반이 틀어지지 않도록, 엄마와 아빠는 아이의 바른 자세 중요성을 인식시켜줘야 한다. 그래야 쓸데없는 시간과 돈 낭비를 줄일 수 있다. 애가 운다고 갓 돌 지난 아이에게 스마트폰을 쥐어줘 몸과 마음을 망치지 말아야 한다. 특히 턱관절이 비틀어지지 않도록 절대 어린 나이에 스마트폰을 만지게 하면 안 된다. 참 많은 학생들이 유치원 시절부터 휘어진 척추, 비틀어진 골반, 마치 외계인 ET 같은 볼품없는 체형으로 고민하고 또 고생하고 있다. 돈은 돈대로, 시간은 시간대로 정신적, 물질적으로 피해를 많이 보고 있으니 참 안타까울 따름이다.

다시 한 번 당부드리고 싶다. 집에서는 꼭 바른 자세 게임을 해보시기 바란다. 아이들에게 줄 수 있는 최고의 선물인 '예쁘고 곧은 체형'이 마법같이 만들어지니까 말이다. 이 글을 읽은 모든 독자분들이 균형 잡힌 얼굴을 갖고 긍정적이고 행복해지기를 바란다. 아이를 키우는 대한민국의 모든 부모님들에게 드리는 간절한 바람을 함께 담고 싶다.

2015년 6월

황상보

전신 체형 관리 프로그램

01 체형 검사 (설문지, 팰페이션, 등고선)

몸의 자세 상태에 대해서 체크하는 과정입니다. 등고선을 통해 신체의 비대칭 정도를 파악하고 프랑스의 포디아텍 P–CAM으로 신체의 밸런스 상태를 확인합니다.

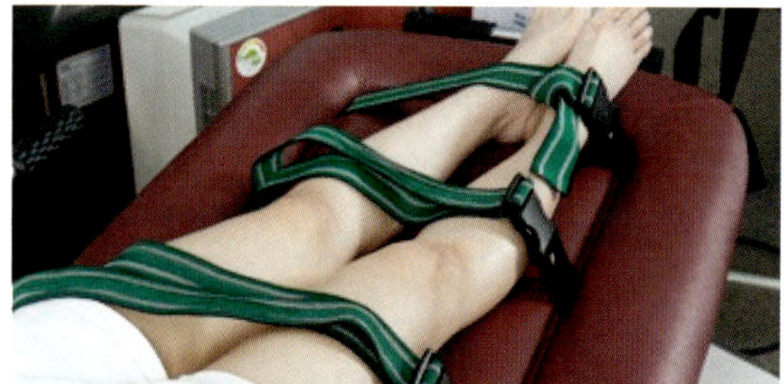

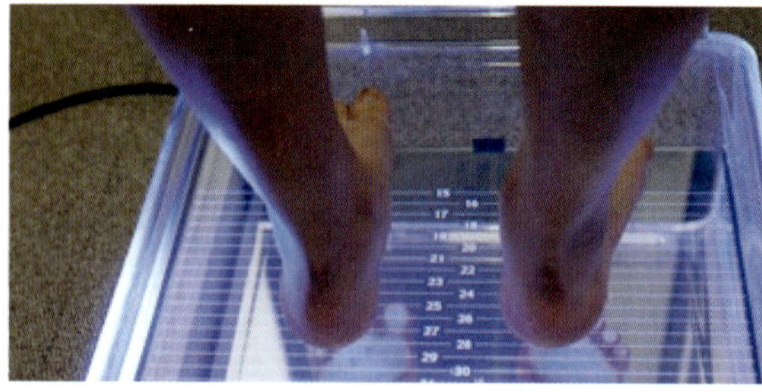

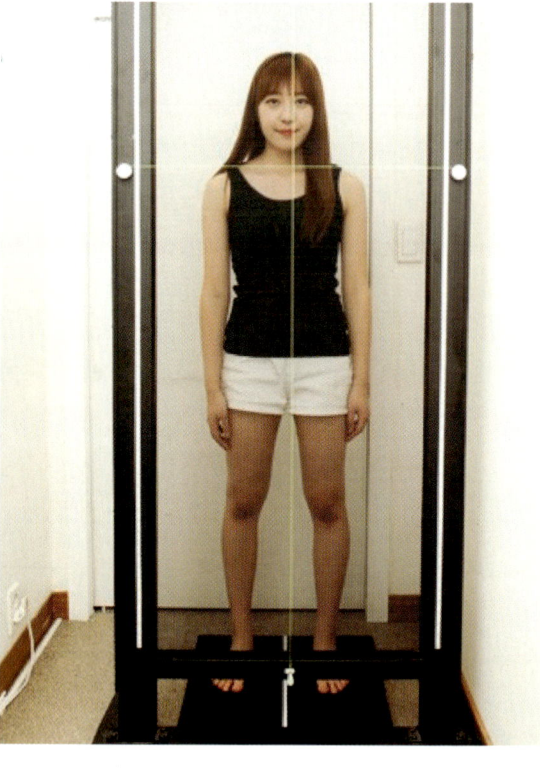

02 맞춤형 수기 관리

휘어지고 비뚤어진 몸을 바로잡는 과정으로 굳은 근육을 풀어줍니다. 전신 각 부위별로 전문 관리사가 꼼꼼하고 안전하게 수기로 진행됩니다.

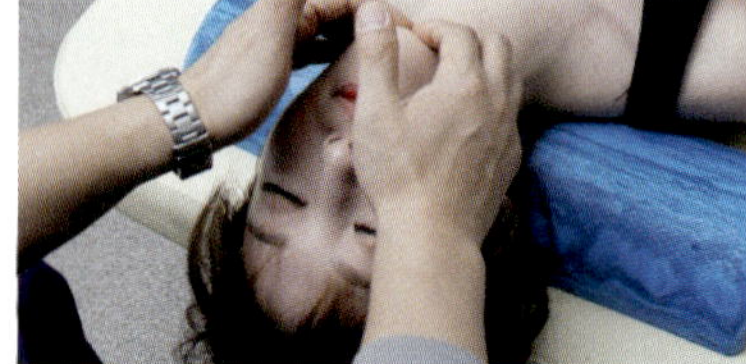

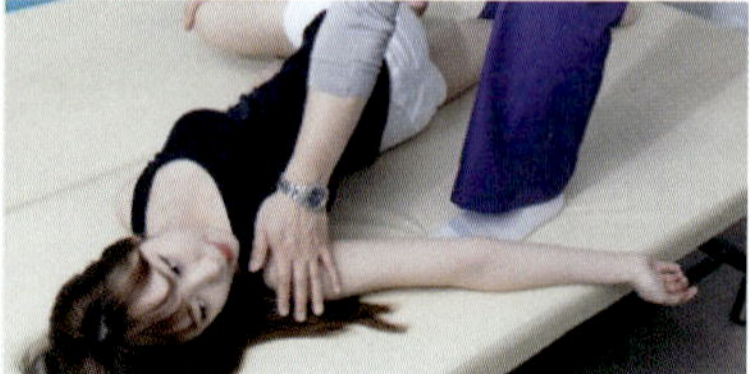

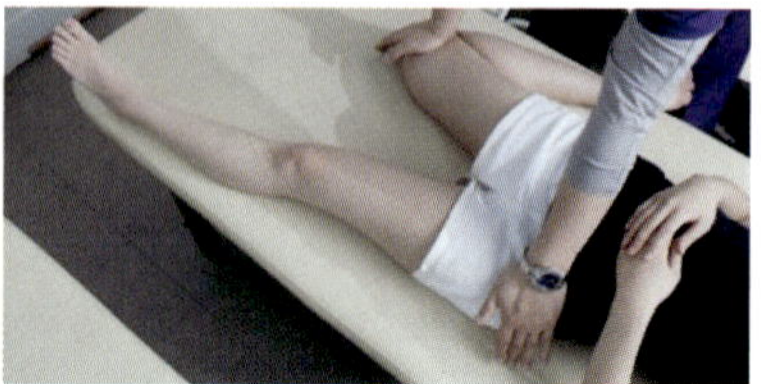

목 · 어깨 변형관리

각종 사무기기와 스마트폰으로 무리가 가해져 변행이 일어난 목과 어깨 부분을 바로잡는 단계입니다. 거북목과 어깨 결림 등을 해소시켜드립니다.

등 · 허리 변형관리

몸의 중심축인 척추와 골반이 비뚤어지면 근육 결림은 물론 신체 순환에 무리가 생길 수 있으므로, 등과 허리 라인을 안전한 수기로 교정하여 신체의 불균형을 바로잡고 근육을 안정화시킵니다.

골반 및 하체관리

다리를 자주 꼬거나 나쁜 자세로 인한 골반 뒤틀림과 휜 다리를 수기를 통해 바로잡아주는 단계입니다. 몸을 지탱해주는 하체와 발의 피로까지 해소해드립니다.

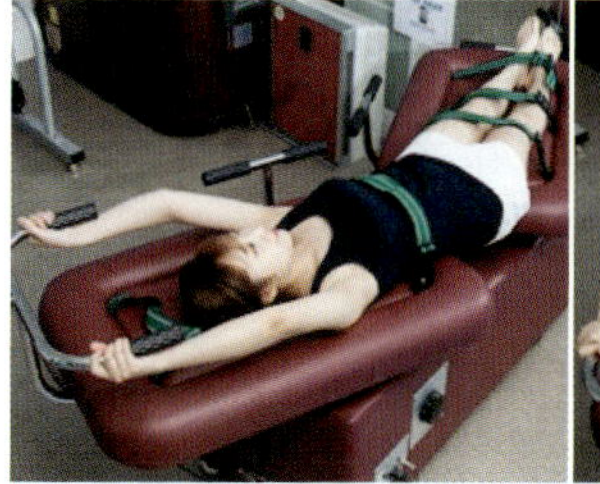
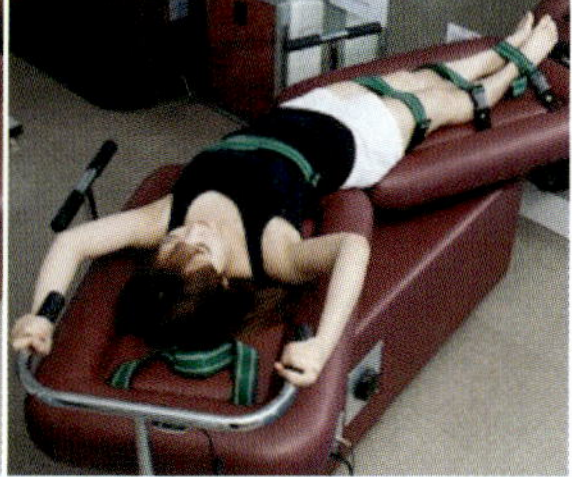
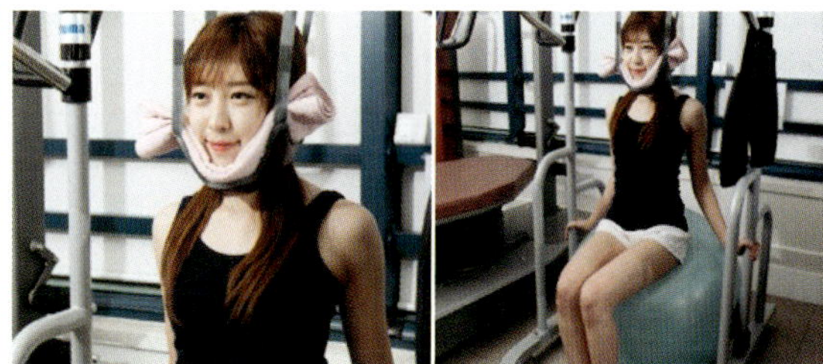

그로스 트렉
물구나무 서기와 같은 효과를 가진 운동 기구로 온몸의 혈액 순환의 흐름을 도와줍니다.

목트렉션
목 부위를 집중적으로 관리해주는 운동 기구로 굳어진 목 근육의 긴장을 완화시키며 유연하게 만들어줍니다.

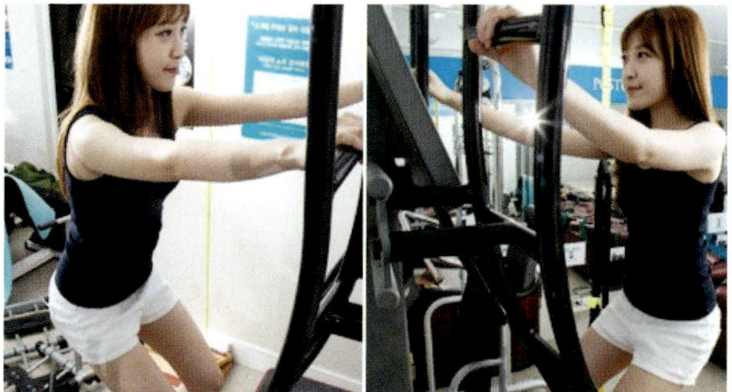
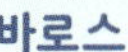
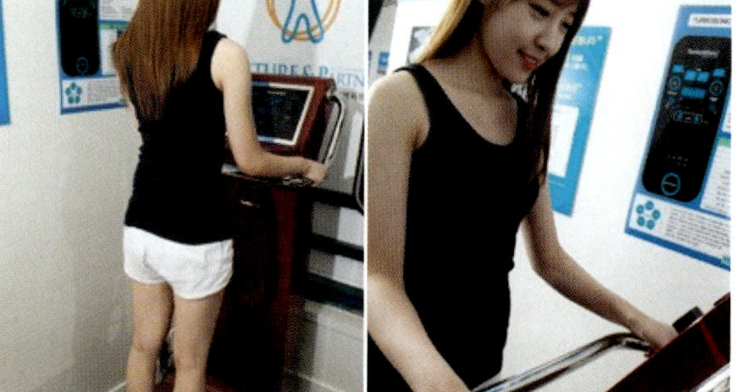

바로스
하체에 힘을 줘 전신의 균형을 맞추는 운동 기구로 몸매 라인은 물론 탄탄하게 관리해줍니다.

진동기
몸에 무리가 가지 않는 강도의 진동을 주어 전체적인 근육의 긴장을 풀어주며 군살 관리에 효과적입니다.

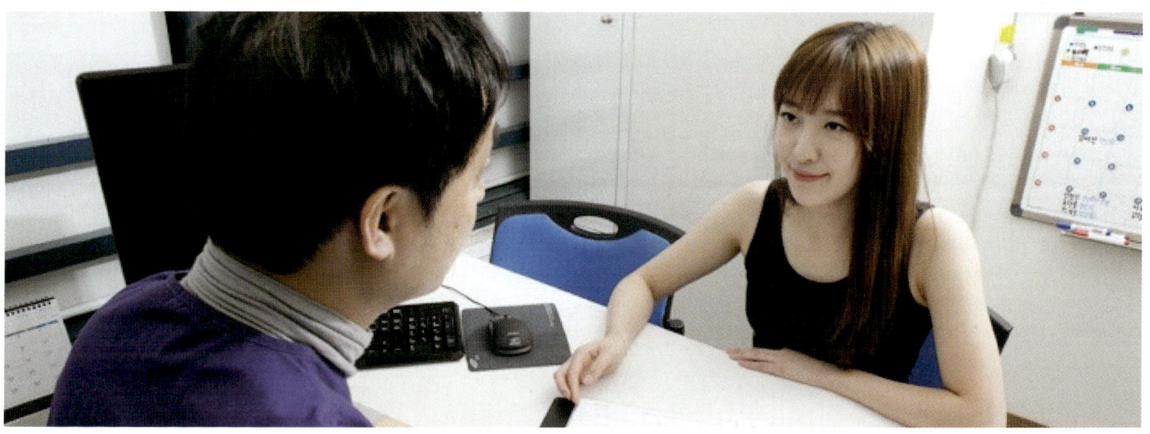

균형 잡힌
얼굴이 예쁘다

1판 1쇄 발행 2015년 6월 30일
1판 3쇄 발행 2019년 8월 16일

지은이 황상보
펴낸이 고병욱

기획편집실장 김성수 **책임편집** 이새봄 **기획편집** 양춘미 김소정
마케팅 이일권 송만석 현나래 김재욱 김은지 이애주 오정민 **디자인** 공희 진미나 백은주
외서기획 이슬 **제작** 김기창 **관리** 주동은 조재언 **총무** 문준기 노재경 송민진

펴낸곳 청림출판(주)
등록 제1989-000026호

본사 06048 서울시 강남구 도산대로 38길 11 청림출판(주) (논현동 63)
제2사옥 10881 경기도 파주시 회동길 173 청림아트스페이스 (문발동 518-6)
전화 02-546-4341 **팩스** 02-546-8053
홈페이지 www.chungrim.com **이메일** life@chungrim.com
블로그 cr_life.blog.me **페이스북** www.facebook.com/chungrimlife
트위터 @chungrimlife

ⓒ 황상보, 2015

포토 필립 **모델** 서설희 **일러스트** 송진욱

ISBN 978-89-97195-66-4 (13510)

※ 이 책은 저작권법에 따라 보호를 받는 저작물이므로 무단전재와 무단복제를 금합니다.
※ 책값은 뒤표지에 있습니다. 잘못된 책은 구입하신 서점에서 바꾸어 드립니다.
※ 이 도서의 국립중앙도서관 출판시도서목록(CIP)은 서지정보유통지원시스템 홈페이지(http://seoji.
nl.go.kr)와 국가자료공동목록시스템(http://www.nl.go.kr/kolisnet)에서 이용하실 수 있습니다.
(CIP제어번호: CIP2015016468)